顾问 皮持衡 ■

主编 付勇 李琳慧

中医外治适宜技术

中国妇女发展基金会 华润医药集团 江西中医药大学合作项目

『岐黄乡村行－基层中医能力提升工程』基层医生培训专用教材

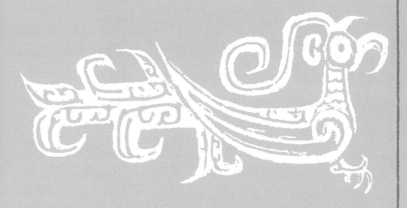

CS K 湖南科学技术出版社·长沙

国家一级出版社 全国百佳图书出版单位

《中医外治适宜技术》编写委员会

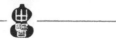

顾　　问：皮持衡

主　　编：付　勇　李琳慧

副 主 编：刘　海　饶印保　罗国顺　丁浩颖　熊　伟

委　　员：李小琴　周娟娟　姜　凡　章　甜　宣逸尘

喻　文　肖东赟　余　倩　江佳静　曾钰琳

胡　玲　施　熠　方　园

习近平总书记指出："没有全民健康，就没有全面小康。"立足国情，紧扣需求，尊重规律，制定实施新时代中国特色社会主义的基层医生教育规划，强化素质能力培养培训，提高整体服务水平，逐步缩小城乡基层卫生服务水平的差距，已经成为当前和今后一段时期深化医改、加强基层卫生工作、推进基层建设、保障和改善民生的一项重要而紧迫的任务。

为全面落实党中央重要决策部署，中国妇女发展基金会、华润医药集团和江西中医药大学共同策划了《中医外治适宜技术》的编写出版工作。旨在通过编写规范化教材，以面授讲座和临床辅导教学相结合等方式，提升基层医生专业理论水平和临床操作技能，以满足广大基层医生的专业需求和人民群众的健康需求。

中医外治适宜技术是在中医理论指导下，运用中医特色临床诊疗思维，安全有效、简便易学、应用广泛的中医临床技术的总称，涵盖中医传统疗法、中医保健技能、中医特色疗法、中医民间疗法等。为传承中国文化，弘扬国医国粹，挖掘和整理临床中简便效廉的中医外治适宜技术，《中医外治适宜技术》编委会在全国中医药行业高等教育"十三五""十四五"规划教材内容的基础上，搜集、整理了临床常用的中医外治适宜技术，以继承创新为原则，突出实用性，编写了本教材。

本教材从理论、操作方法、临床应用及现代研究等方面对中医外治适宜技术进行了详细的介绍，重点突出、图文清晰、操作规范。本教材可供广大中医药临床工作者及中医药爱好者学习使用。

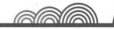

本教材分为上、中、下篇三部分。上篇介绍了中医外治适宜技术的概念、理论基础、临床治疗观与诊断手段；中篇分别从概述、操作方法、适应范围及注意事项等方面对毫针疗法、热敏灸技术、电针疗法、推拿疗法、拔罐疗法、穴位贴敷疗法、穴位埋线疗法、穴位注射疗法、刮痧疗法、拔罐疗法等进行了介绍；下篇分别从概述、临床表现、治疗及按语等方面对神经系统、运动系统、心血管系统、呼吸系统、消化系统、内分泌系统、泌尿生殖系统、精神情志类等系统的常见疾病，进行了中医外治适宜技术临床应用的讲解。

　　本教材的编写分工如下：在国医大师皮持衡的指导下，付勇、李琳慧的带领下，上篇由李琳慧、丁浩颖、施熠编写，罗国顺负责审稿；中篇由姜凡、章甜、宣逸尘、肖东赟、余倩、曾钰琳编写，刘海负责审稿；下篇由李小琴、周娟娟、喻文、江佳静编写，饶印保、熊伟负责审稿；图片模特均由肖东赟与王钰担任，丁浩颖进行了本教材的统稿和修稿工作。

　　本教材的编写，得到了江西省内同行的高度重视和积极参与，参考和引用了其他相关教材和部分专家的研究成果，在此一并表示诚挚的感谢！国医大师皮持衡教授提出了宝贵意见，拟于本书修订之时增添肾病相关内容，以臻至善。我们也恳请使用本教材的广大师生对教材中的不足、疏漏或错误之处提出宝贵意见和建议，以便今后修订完善。

《中医外治适宜技术》编委会
于江西中医药大学

目录

| 中篇　适宜技术篇 |

下篇　临床篇

上篇

SHANG PIAN

基础知识篇

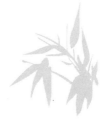

绪　　论

第一节　中医外治适宜技术的概念

一、基本概念

中医外治适宜技术是指中医特色突出，疗效确切，经济简便，可操作性强，且经过长期临床验证，安全可靠的中医诊疗技术，涵盖"中医传统疗法""中医保健技能""中医特色疗法""中医民间疗法"，是中医学的重要组成部分。

二、形成

自从有了人类就有医疗活动，我们的祖先为了生存和繁衍，在与疾病做斗争中，在寻找食物的同时，发现并认识了治病的植物药，前人把这一探索过程称为"神农尝百草"或"医食同源"。到新石器时代，人类掌握了对石器的打磨工艺，古代人发明了砭石和石针等作为医疗工具。用"砭石""砭针"切开脓肿、排出脓液，出现了最初的"砭石疗法"。据《山海经》载："高氏之山，有石如玉，可以为针。"《说文解字》注曰："砭，以石刺病也。"历次出土的远古文物中，均有砭石发现，此时也出现了采用动物的角，进行类似今日的拔罐疗法之"角法"。这些都属于最早的医疗手术器械，可谓传统特色疗法的起源。

春秋战国时期，"诸子蜂起，百家争鸣"，促进了医学的发展，传统特色疗法也有了很大的进步。1973年湖南长沙马王堆出土的古书《五十二病方》，是我国最早的临床医学文献，所记载的外治法有敷药、药浴、熏蒸、按摩、熨、砭、灸、腐蚀及多种手术。首创酒洗伤口，开外科消毒之源。《黄帝内经》的出现为外科治疗学的发展奠定了坚实的理论基础，系统确立了传统外治法的治疗原则，提出针、灸、砭、按摩、熨贴、敷药等外治法。

东晋时期，著名医药学家葛洪所著的《肘后备急方》偏重临床急救，其中医外治法的内容占全书的1/3之多。该书共有29篇论述灸法，多见于急症救

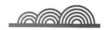

治，其中救卒病篇有 22 篇，包括灸法条文 82 条，占全书灸法条文的 78%，其所治的急症包括卒死、尸厥、卒心腹痛、卒霍乱吐泻、卒发癫狂、卒中风、卒腰胁痛、卒阴肿痛、卒为狂犬所咬、卒短气及卒中虫毒等 20 余种，涉及内、外、男科等诸多疾病。该书有时还将灸方列于首位，如"治卒中五尸方"一节中，就将"灸乳后三寸十四壮""灸心下三寸六十壮""灸乳下一寸"和"灸指下际数壮"一并列于诸方之前。又如"救卒客忤死方""治卒得鬼击方"及"治卒为猘犬所咬毒方"中，也分别将"灸鼻人中三十壮""灸鼻下人中一壮"和"先嘬却恶血，灸疮中十壮"等列于诸方之前。《肘后备急方》还是我国记载隔物灸法的最早文献，书中记载了隔蒜灸、隔盐灸、隔瓦甑灸、隔椒面饼灸等隔物灸法。其中隔蒜灸运用最多，如"灸肿令消法：取独颗蒜横截厚一分，安肿头上，炷如梧桐子大，灸蒜上百壮，不觉消，数数灸，唯多为善，勿令大热，但觉痛即擎起蒜，蒜焦更换用新者，不用灸损皮肉，如有体干，不须灸"。该书还记载了其他外治方法，如救卒死者用"半夏末如豆大，吹鼻中"；治卒中五尸，以商陆根"熬，以囊贮，更番熨之"等。《肘后备急方》中"令爪其病患人中取醒"以治卒中的方法和用生地黄或瓜蒌根捣烂外敷治伤，至今仍被群众掌握应用。

唐代孙思邈的《备急千金要方》，全书共 30 卷，其中将外治法列入每卷之后或列于某病内治法后进行专门介绍的就有 23 卷。书中首论妇科诊治在卷二、卷三出现了 57 首外治方药、11 种外治方法，丰富了妇科疾病的治疗内容；卷五少小婴孺篇中有 190 余首外治方药，采用了 22 种外治方法，给小儿的疾病治疗提供了有效的给药途径。据不完全统计，《备急千金要方》全书计有 50 余种外治方法，涉及内、妇、儿、五官、皮肤科及备急的各种病证。

明代杨继洲的《针灸大成》是一部内容丰富、方便实用的医学著作，对临床有极高的价值。书中介绍了 359 个穴位（单穴 51 个，双穴 308 个）及其所治疗的相关疾病，论述了全身经穴、制针方法、针刺补泻手法、治症总要等，此外还引有历代医家编的针灸歌赋，以及自己的医学案例。书中绘制有"阳掌八卦图"和"阴掌八卦图"，其将掌心、手背按八卦易理分成"九宫八卦图"与人体的五脏六腑相联系，是临床诊治疾病很有价值的参考图例。他还将针法的基本操作步骤总结为"十二针法"，并编成歌诀："总歌曰：针法玄机口诀多，手法虽多亦不过，切穴持针温口内，进针循摄退针搓，指捻泻气针留豆，摇令穴大拔如梭，医师穴法叮咛说，记此便为十二歌。"同时他又把进

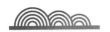

针时的一些基本操作归纳为"下手八法",即揣、爪、搓、弹、摇、扪、循、捻。清代著名医药学家赵学敏将铃医赵柏云的经验汇集、整理成《串雅内外编》,使在民间流传简、便、廉、验的外治法登上了大雅之堂。书中五倍子研末敷脐止盗汗、吴茱萸末敷贴足心医治咽喉肿痛等,至今仍为临床医生所采用。

新中国成立 70 余年来,中医外治法以前所未有的速度进行创新融合、开拓发展,从理论到临床均得到了全面复兴。在党和政府的正确领导下,中医工作得到应有的重视,中医外治法也得到广泛应用和较快发展,反映中医外治的理论与临床研究不断深入,与此同时,我国民族医药中的外治法也得到整理、开发和应用。在中医理论的指导下,中医外治法所治之病种也在不断扩大,在临床应用上,外治法所治病种涉及内、外、妇、儿、皮肤、五官等科,防治咳喘的"冬病夏治"在全国乃至许多国家开展。阳虚证畏寒怕冷,女性围绝经期综合征,以及小儿肺炎啰音不消等均有了相应的外治方法。外治法不仅可以应用于慢性病、常见病、多发病,而且对危重急症的治疗也有良好疗效。

中医外治法在诸多疑难病症的治疗方面也取得了较好的疗效,如应用艾盒灸治疗乳腺癌等体表肿瘤、创面经久不愈合等;耳穴压豆防治失眠、焦虑、预期性胃肠道反应等心因性疾病;刺络放血和火针治疗难治性高热;江西中医药大学陈日新教授应用热敏灸治疗恶性肿瘤患者放疗、化疗所致的各种慢性症状;黄金昶教授应用火针疗法治疗低位直肠癌;眼针加温针灸治疗术后胃肠瘫痪、肠粘连、尿闭、尿失禁等并发症;穴位埋线等外治法治疗慢性肠炎、溃疡性结肠炎、克罗恩病、慢性萎缩性胃炎等。中医外治适宜技术与现代物理科技相结合的外治产品更是日新月异,如磁疗、针刺后连接电针治疗仪的电刺激毫针治疗法、西药的穴位注射疗法,发挥现代物理作用、西药药理作用。这些方法在有机地融合光、电、磁能量的同时,均突显中医外治法的特点,达到了物理、药理等和经穴的治疗叠加作用,以促进药物、能量由外而内直达病所,提高了外治法的疗效。

总之,中医外治法历史悠久,源远流长,历经不同时代医家的不断实践创新,逐步形成了特色鲜明的传统疗法,其特点是"简、便、效、廉",为中医治疗精髓的体现。如今,中医特色外治法在现代也得到了创新和发展,其丰富的治疗方式能满足现代人不同医疗保健的需要,故称为"中医外治适宜技术"。

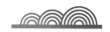

第二节 中医外治适宜技术的主要内容和特点

中医外治适宜技术属于中医传统疗法，它有着深厚的理论基础，与中医脏腑学说、经络学说、中医体质辨识理论等有着密切的联系，以针灸、推拿为主，刮痧、拔罐、敷贴等为辅。

一、中医外治法

（一）针法类

"针"是指"针刺"，是一种利用各种针具刺激穴位来治疗疾病的方法。常用体针、头针、梅花针、火针、电针、穴位注射等。针刺疗法，重在分清虚实，补泻适宜，手法有提插捻转，以得气为要。

（二）灸法类

"灸"是指艾灸，艾灸疗法简称灸法，是运用艾绒或其他药物点燃后直接或间接在体表穴位上熏蒸、温熨，借艾火的热力以及药物的作用，通过经络的传导，达到防病治病的一种方法。

艾灸不但可以预防疾病，而且也能够延年益寿。在日常生活中，人于无病时常灸足三里、三阴交、关元、气海、命门、中脘、神阙等穴，能达到保健延年的作用。

（三）推拿类

推拿又属于"手法类"，是利用手法在人体体表上的操作与运动人体肢体，以疏通经络、理筋整复、调和气血的一种治疗方式。常用手法包括滚法、推法、擦法、拿法、按法、摇法、揉法、扳法等。

（四）其他中医外治疗法

其他中医外治疗法主要包括刮痧疗法、拔罐疗法、敷贴疗法等。

二、治疗作用

中医外治适宜技术虽疗法各异，但从根本上说，都以中医基础理论为指导，治疗原理有异曲同工之妙。在诊治疾病的过程中优化组合，针对疾病选择适宜的方法、何种疗法对于某种疾病效果最佳、在疾病的某一阶段采用何种疗法最适宜，体现了整体性和阶段性的完美结合，有助于达到治愈疾病的目的。

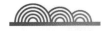

下面就以针法、灸法、推拿为例，简单介绍一下：

（一）针刺治疗作用

针刺治疗是恰当地运用针刺的各种方法，通过刺激腧穴以调整经络、气血、营卫，达到调和阴阳、扶正祛邪与疏通经络的目的。其治疗作用如下：

1. 疏通经络　经络"内属于腑脏，外络于肢节"，运行气血是其主要生理功能之一。经络功能正常时，气血运行通畅，脏腑器官、体表肌肤及四肢百骸得以濡养，发挥着"内溉脏腑，外濡腠理"的生理功能。针刺疏通经络作用就是可使瘀阻的经络通畅而发挥其正常生理功能，是针灸最基本和最直接的治疗作用。正如《灵枢·经脉》所云："经脉者，所以能决死生，处百病，调虚实，不可不通。"《灵枢·刺节真邪》亦云："用针者，必先察其经络之实虚……一经上实下虚而不通者，此必有横络盛加于大经，令之不通，视而泻之，此所谓解结也。""解结"就是疏通经络的意思。

2. 调和气血，扶正祛邪　气血是构成人体和维持人体生命活动的基本物质。人之生以气血为本，人之病无不伤及气血，而经络是运行气血的道路，穴位和经络也是邪气入侵和传变的重要部位与途径，此即《灵枢·九针十二原》所云之"神客在门"。《灵枢·小针解》释云："神客者，正邪共会也。神者，正气也。客者，邪气也。在门者，邪循正气之所出入也。"针刺相关的经络、穴位，通过补虚泻实，既可以调和人体自身的气血，又可以祛除入侵的病邪，起到扶正祛邪的作用。所以，《灵枢·九针十二原》云："以微针通其经脉，调其血气，营其逆顺出入之会。令可传于后世。"

3. 调和阴阳　阴阳失调是疾病发生发展的根本原因，调和阴阳是针刺治病的最终目的，故《灵枢·根结》云："用针之要，在于知调阴与阳，调阴与阳，精气乃光。"《素问·至真要大论》亦云："调气之方，必别阴阳。""谨察阴阳所在而调之，以平为期。"如阴虚阳亢所致的眩晕，当针补肾俞、太溪以滋阴，针泻风池、太冲以潜阳，使阴阳调和，则眩晕自止。

（二）灸法治疗作用

灸法古称"灸焫"，又称艾灸，指以艾绒为主要材料，点燃后直接或间接熏灼体表穴位的一种治疗方法。其治疗作用如下：

1. 温通经络，驱散寒邪　灸法以温热性刺激为主，灸火的热力能透达组织深部，温能助阳通经，又能散寒逐痹。因此，凡阳虚导致的虚寒证或寒邪侵袭导致的实寒证，都是灸法的治疗范围，这也是灸法作用的重要特点之一。

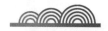

2. 补虚培本，回阳固脱　灸能增强脏腑的功能，补益气血，填精益髓。因此，凡先天不足、后天失养及大病、久病导致的脏腑功能低下、气血虚弱、中气下陷皆为灸法的适宜病症。许多慢性疾病适宜灸法治疗，也正是基于灸法的这种补虚培本作用，通过扶正以祛邪而起到治疗与保健作用。另外，灸法对阳气虚脱而出现的大汗淋漓、四肢厥冷、脉微欲绝的脱证有显著的回阳固脱的作用，是古代中医急救术之一。

3. 行气活血，消肿散结　气为血之帅，血随气行，气得温则疾，气行则血行。灸之温热刺激，可使气血调和，营卫通畅，起到行气活血、消肿散结的作用。因此，凡气血凝滞及形成肿块者均是灸法的适宜病症，如乳痈初起、瘰疬、瘿瘤等。特别是疮疡阴证之日久不溃、久溃不敛者，使用灸法治疗，更显示出独特的治疗效果。

4. 预防保健，益寿延年　灸法不仅能治病，而且还可以激发人体正气，增强抗病能力，起到预防保健作用。对于中老年人，于无病时或处于亚健康的状态下，长期坚持灸关元、气海、神阙、足三里、曲池等穴不仅可以预防常见的中老年疾病，如高血压、中风、糖尿病、冠心病等的发生，还可延缓衰老，达到益寿延年的目的。因此，灸法又有"保健灸法""长寿灸法"之称。

（三）推拿治疗特点

推拿疗法是指运用手法作用于人体体表的皮部、经络、腧穴、经筋等特定部位来防治疾病的一种中医外治疗法。其治疗作用如下：

1. 平衡阴阳　推拿治疗疾病遵循"谨察阴阳所在而调之，以平为期"的原则，根据辨证分型，术者采用或轻，或重，或缓，或急，或刚，或柔等不同刺激量的手法，使虚者补之，实者泻之，热者寒之，寒者热之，壅滞者通之，结聚者散之，邪在皮毛者汗而发之，病在半表半里者和而解之，以调整人体阴阳失调的病理状态，从而恢复阴阳的相对平衡，达到邪去正复的目的。

2. 疏通经络　推拿手法作用于人体体表的经络穴位上，首先引起局部经络反应，进而激发和调整局部经气运行，再通过经络影响所连属的脏腑组织、肢节的生理活动，以调节机体的生理病理状态，达到百脉疏通，五脏安和，使人体恢复正常生理功能的目的。

3. 调整脏腑　脏腑是气血生化之源，脏腑的生理功能正常，则气血化生有源，气血旺盛，精力充沛，维持人体的功能活动正常。推拿一方面可通过手法的局部治疗作用，对受术部位的病变脏腑起到直接的治疗作用，如受寒、饮

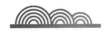

食不节引起的胃肠痉挛及胃脘闷胀等病证，均可通过手法的局部治疗作用而得到调治。另一方面，由于手法的刺激可激发经穴乃至整个经络系统的特异作用，使手法操作产生的信息波沿着经络传导至所属的脏腑及其所过之处的组织、器官，如脑、髓、胞宫等，从而改善、恢复这些脏腑、组织、器官的生理功能，达到治疗疾病的目的。

4. 理筋整复　筋肉、骨骼、关节组成人体的外在架构，具有支撑人体、保护人体内部脏腑及组织器官、维持人体各种运动功能正常发挥的作用。一旦人体受到外来暴力或劳损，筋骨关节最易受到损伤，从而造成人体的功能活动障碍。筋骨关节局部受损，必累及气血，致脉络损伤，气滞血瘀，为肿为痛，从而影响肢体关节的活动，甚至引起一系列的全身反应。正如《正体类要·序》所云："肢体损于外，则气血伤于内，营卫有所不贯，脏腑由之不和。"推拿可以通过疏通经络，理筋整复，滑利关节，来达到治疗筋骨损伤之目的。

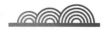

第一章 中医外治适宜技术理论基础

第一节 针灸基础知识

一、经络腧穴概述

经络腧穴是针灸的基础理论和核心内容，是学习针灸必须掌握的基本知识。经络是经脉和络脉的总称，是人体内运行气血、联络脏腑、沟通内外、贯穿上下的通路。经，有路径的含义，经脉贯通上下，沟通内外，是经络系统中的主干，深而在里。络，有网络的含义，络脉是经脉别出的分支，较经脉细小，纵横交错，遍布全身。络脉又包括浮络、孙络，浮而在表，难以计数。

（一）经络系统的组成

经络系统由经脉和络脉组成的，其中经脉包括十二经脉、奇经八脉，以及附属于十二经脉的十二经别、十二经筋、十二皮部；络脉包括十五络脉和难以计数的浮络、孙络等。

1. 十二经脉 是手三阴经（肺、心包、心）、手三阳经（大肠、三焦、小肠）、足三阳经（胃、胆、膀胱）、足三阴经（脾、肝、肾）的总称，是经络系统的主体，故又称"正经"。

（1）十二经脉的名称：是根据手足、阴阳、脏腑来命名的。首先用手、足将十二经脉分成手六经和足六经。凡属六脏及循行于肢体内侧的经脉为阴经，属六腑及循行于肢体外侧的经脉为阳经。根据阴阳消长变化的规律，阴阳又划分为三阴三阳，三阴为太阴、少阴、厥阴，三阳为阳明、太阳、少阳。按照上述命名规律，十二经脉的名称分别为手太阴肺经、手阳明大肠经、足阳明胃经、足太阴脾经、手少阴心经、手太阳小肠经、足太阳膀胱经、足少阴肾经、手厥阴心包经、手少阳三焦经、足少阳胆经、足厥阴肝经。

（2）十二经脉的分布规律：十二经脉左右对称地分布于人体体表的头面、躯干和四肢。正立姿势、两臂自然下垂、掌心向内、拇指向前为标准体位。十二经脉中六条阳经分布于四肢外侧和头面、躯干，其中上肢外侧的是手三阳经，下肢外侧的是足三阳经，其分布规律是阳明在前，少阳在中（侧），太阳

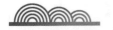

在后。六条阴经分布于四肢内侧和胸腹，其中上肢内侧是手三阴经，下肢内侧是足三阴经；手三阴经的分布规律是太阴在前、厥阴在中、少阴在后。足三阴在内踝上8寸以下分布规律是厥阴在前、太阴在中、少阴在后，在内踝上8寸以上，太阴交出厥阴之前，分布规律为太阴在前、厥阴在中、少阴在后。

（3）十二经脉属络表里关系：十二经脉在体内与脏腑相连属，脏腑有表里相合的关系，十二经脉之阴经与阳经亦有明确的脏腑属络和表里关系。阴经属脏络腑，阳经属腑络脏，阴阳配对，这样就在脏腑阴阳经脉之间形成了六组表里属络关系。如手太阴肺经属肺络大肠，与手阳明大肠经相表里；手阳明大肠经属大肠络肺，与手太阴肺经相表里。

（4）十二经脉的循行走向与交接规律：

1）十二经脉的循行走向总的规律是：手三阴经从胸走手，手三阳经从手走头，足三阳经从头走足，足三阴经从足走腹胸。

2）十二经脉循行交接规律是：①相表里的阴经与阳经在手足末端交接，如手太阴肺经与手阳明大肠经交接于示指端。②同名的阳经与阳经在头面部交接，如手阳明大肠经与足阳明胃经交接于鼻旁。③相互衔接的阴经与阴经在胸中交接，如足太阴脾经与手少阴心经交接于心中。

（5）十二经脉的气血循环流注：从肺经开始逐经相传，至肝经而终，再由肝经复传于肺经，流注不已，从而构成了周而复始、如环无端的循环传注系统。

2. 奇经八脉　是指别道奇行的经脉，包括督脉、任脉、冲脉、带脉、阴维脉、阳维脉、阴跷脉、阳跷脉共8条，故称为奇经八脉。

奇经八脉中的督脉、任脉、冲脉皆起于胞中，同出于会阴后，别道而行，称为"一源三歧"。督脉循行于腰背正中，上至头面，诸阳经均与其交会，故有"阳脉之海"之称，可调节全身阳经经气；任脉循行于胸腹正中，上抵颏部，诸阴经多与其交会，故有"阴脉之海"之称，可调节全身阴经经气；冲脉与足少阴肾经并行，上至目下，并与足阳明胃经、督脉、任脉均有联系，有"十二经之海"之称，可涵蓄调节十二经气血，又称"血海"；带脉起于季胁，环腰一周，状如束带，有约束诸经的功能；阴维脉起于下肢内侧，上循腹胸，会任脉于颈，主一身之里，阳维脉起于下肢外侧，经胁肋，会督脉于项，主一身之表，二脉分别调节阴阳经脉之气，以维持阴阳经之间的协调与平衡；阴跷脉起于足跟内侧，随足少阴肾经上行，阳跷脉起于足跟外侧，伴足太阳膀胱经

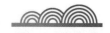

上行，会合于目内眦，共同调节肢体的运动和眼睑的开合功能。

奇经八脉的主要作用体现在两方面：其一，沟通十二经脉之间的联系，将部位相近、功能相似的经脉联系起来，起到统摄有关经脉气血、协调阴阳的作用；其二，对十二经脉气血有着蓄积和渗灌的调节作用。

奇经八脉中的任脉和督脉，各有其所属的腧穴，故与十二经相提并论合称为"十四经"。其他六脉腧穴皆寄附于十二经脉和任、督二脉中。

3. 十五络脉　十二经脉和任、督脉各自别出一络，加上脾之大络，总计15条，称为"十五络脉"，分别以其所别出处的腧穴命名。

十二经脉别络在四肢肘膝关节以下本经络穴分出后，均走向其相表里的经脉；任脉的别络，从鸠尾分出后，散布于腹部；督脉的别络，从长强分出后，散布于头部，并走向背部两侧的足太阳经；脾的大络，从大包穴，散布于胸胁部。络脉中浮行于浅表部位的称为"浮络"。络脉最细小的分支称为"孙络"，遍布全身，难以计数。

十二经别络加强阴阳表里两经之间联系；任脉别络沟通了腹部的经气；督脉的别络沟通了背部的经气；脾之大络沟通了侧胸部的经气。孙络细小密布，输布气血，濡养全身。

4. 十二经别　是十二正经离入出合的别行部分，是正经深入体腔的支脉。

十二经别的循行分布具有离、入、出、合的特点，多从四肢肘膝关节附近正经别出（离），经过躯干深入体腔与相关的脏腑联系（入），再浅出体表上行头项部（出），在头项部，阳经经别合于本经的经脉，阴经的经别合于其相表里的阳经经脉（合），由此十二经别按阴阳表里关系汇合成六组，称为"六合"。

十二经别离、入、出、合的循行分布，有加强表里两经联系的作用，使十二经脉表里两经之间增加了联系；加强了脏腑之间联系；加强了十二经别与头部联系的作用，也扩大了阴经腧穴的主治作用。

5. 十二经筋　是十二经脉之气结、聚、散、络于筋肉关节的体系，是附属于十二经脉的筋肉系统。

十二经筋的循行分布，与十二经脉体表通路基本一致，其循行走向均从四肢末端走向头身，行于体表，不入内脏，结聚于关节、骨骼部。

经筋的作用主要是约束骨骼，利于关节屈伸活动，以保持人体正常的运动功能。

6. 十二皮部　是十二经脉功能活动反映于体表的部位，也是络脉之气在皮肤所散布的部位。

十二皮部的分布区域，是以十二经脉体表的分布范围为依据的，是十二经脉在皮肤上分属的部位。

十二皮部居于人体最外层，与经络气血相通，是卫气散布之处，所以是机体的卫外屏障，有保卫机体、抗御外邪和反映病证的作用。

（二）经络的生理功能和经络学说的临床运用

1. 经络的生理功能

（1）联系脏腑、沟通内外：人体的五脏六腑、四肢百骸、五官九窍、皮肉筋骨等组织器官，之所以能保持相对的协调与统一，完成正常的生理活动，是依靠经络系统的联络沟通而实现的。经络中的经脉、经别与奇经八脉、十五络脉，纵横交错，入里出表，通上达下，联系人体各脏腑组织；经筋、皮部联系肢体筋肉皮肤；加之细小的浮络和孙络联系人体各细微部分。这样，经络将人体联系成了一个有机的整体。

（2）运行气血、营养全身：气血是人体生命活动的物质基础，全身各组织器官只有得到气血的温养和濡润才能完成正常的生理功能。经络是人体气血运行的通道，能将营养物质输布到全身各组织脏器，使脏腑组织得以营养，筋骨得以濡润，关节得以通利。

（3）抗御病邪、保卫机体：营气行于脉中，卫气行于脉外。经络"行血气"而使营卫之气密布周身，在内和调于五脏，洒陈于六腑，在外抗御病邪，防止内侵。外邪侵犯人体由表及里，先从皮毛开始。若卫气充实于络脉，络脉散布于全身而密布于皮部，当外邪侵犯机体时，卫气首当其冲发挥其抗御外邪、保卫机体的屏障作用。

2. 经络学说的临床应用

（1）说明病理变化：经络是人体通内达外的一个联络系统，在生理功能失调时，其又是病邪传注的途径，具有反映病候的特点。如在有些疾病的病理过程中，常可在经络循行通路上出现明显的压痛，或结节、条索状等反应物，以及相应的部位皮肤色泽、形态、温度等变化。通过望色、循经触摸反应物和按压等，可推断疾病的病理状况。

（2）指导辨证归经：辨证归经是指通过辨析患者的症状、体征以及相关部位发生的病理变化，以确定疾病所在的经脉。辨证归经在经络学说指导下进

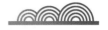

行。如头痛一症，痛在前额者多与阳明经有关，痛在两侧者多与少阳经有关，痛在后项者多与太阳经有关，痛在巅顶者多与督脉、足厥阴经有关。这是根据头部经脉分布特点辨证归经。临床上还可根据所出现的证候，结合其所联系的脏腑，进行辨证归经。如咳嗽、鼻流清涕、胸闷，或胸外上方、上肢内侧前缘疼痛等与手太阴肺经有关；脘腹胀满、胁肋疼痛、食欲不振、嗳气吞酸等与足阳明胃经和足厥阴肝经有关。

（3）指导针灸治疗：针灸治病是通过针刺和艾灸等刺激体表经络腧穴，以疏通经气，调节人体脏腑气血功能，从而达到治疗疾病的目的。针灸临床通常根据经脉循行和主治特点进行循经取穴，如《四总穴歌》所载"肚腹三里留，腰背委中求，头项寻列缺，面口合谷收"就是循经取穴的具体体现。由于经络、脏腑与皮部有密切联系，故经络、脏腑的疾患可以用皮肤针叩刺皮部或皮内埋针进行治疗，如胃脘痛可用皮肤针叩刺中脘、胃俞穴，也可在该穴皮内埋针；经络闭阻、气血瘀滞，可以刺其络脉出血进行治疗，如目赤肿痛刺太阳穴出血、软组织挫伤在其损伤局部刺络拔罐等。经筋疾患，多因疾病在筋膜肌肉，表现为拘挛、强直、弛缓，可以"以痛为腧"，取其局部痛点或穴位进行针灸治疗。

二、腧穴概述

腧穴是人体脏腑经络之气输注于体表的特殊部位。腧，本写作"输"，有转输、输注的含义；穴，即孔隙的意思，言经气所居之处。

人体的腧穴既是疾病的反应点，又是针灸的施术部位。腧穴与经络、脏腑、气血密切相关。针灸腧穴后，通过疏通经脉、调理气血，达到治疗疾病的目的。

（一）腧穴的分类

人体的腧穴总体上可归纳为十四经穴、奇穴、阿是穴3类。

1. 十四经穴　是指具有固定的名称和位置，且归属于十四经脉（十二正经和任脉、督脉）系统的腧穴。这类腧穴具有主治本经病证的共同作用，简称"经穴"。十四经穴是腧穴的主要部分。

2. 奇穴　是指既有一定的名称又有明确的位置，但尚未归入或不便归入十四经脉系统的腧穴。这类腧穴对某些病证有特殊的治疗作用，又称"经外奇穴"。

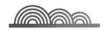

3. 阿是穴　是指既无固定名称，亦无固定位置，而是以压痛点或病变局部或其他反应点等作为针灸施术部位的一类腧穴，又称"天应穴""不定穴""压痛点"等。

(二) 特定穴

特定穴是指十四经中具有特殊治疗作用，并按特定称号归类的腧穴。

1. 五输穴　十二经脉分布在肘、膝关节以下的井、荥、输、经、合穴，称为"五输穴"。古人把经气在经脉中的运行比作自然界之水流，认为具有由小到大、由浅入深的特点。五输穴从四肢末端向肘膝方向依次排列。《灵枢·九针十二原》指出的"所出为井，所溜为荥，所注为输，所行为经，所入为合"是对五输穴经气流注特点的概括。

2. 原穴　脏腑原气输注、经过和留止于十二经脉四肢部的腧穴，称为原穴。阴经以输为原，阳经的原穴位于五输穴中的输穴之后。

3. 络穴　十五络脉从经脉分出处各有 1 个腧穴，称为络穴，又称"十五络穴"。十二经脉的络穴位于四肢肘膝关节以下；任脉络穴鸠尾位于上腹部；督脉络穴长强位于尾骶部；脾之大络大包穴位于胸胁部。

4. 郄穴　十二经脉和奇经八脉中的阴跷、阳跷、阴维、阳维脉之经气深聚的部位称为"郄穴"。郄穴共有 16 个。

5. 背俞穴　脏腑之气输注于背腰部的腧穴，称为"背俞穴"。背俞穴均位于背腰部足太阳膀胱经第 1 侧线上，大体依脏腑位置的高低而上下排列，并分别冠以脏腑之名。

6. 募穴　脏腑之气汇聚于胸腹部的腧穴，称为"募穴"。募穴均位于胸腹部有关经脉上，其位置也与其相关脏腑所处部位相近。

7. 下合穴　六腑之气下合于足三阳经的六个腧穴，称为"下合穴"。其中胃、胆、膀胱的下合穴位于本经，大肠、小肠的下合穴位于胃经，三焦的下合穴位于膀胱经。

8. 八会穴　脏、腑、气、血、筋、脉、骨、髓等精气会聚的 8 个腧穴，称为八会穴。八会穴分散在躯干部和四肢部。

9. 八脉交会穴　十二经脉与奇经八脉之气相通的 8 个腧穴，称为"八脉交会穴"。八脉交会穴均位于腕踝部的上下。

10. 交会穴　两经或数经相交会的腧穴，称为"交会穴"。交会穴多分布于头面、躯干部。

第二节　腧穴定位方法

针灸临床中，取穴是否准确直接影响针灸的疗效。因此，针灸治疗强调准确取穴。为了准确取穴，必须掌握好腧穴的定位方法。常用的腧穴定位方法有以下4种。

一、体表解剖标志定位法

体表解剖标志定位法，是以人体解剖学的各种体表标志为依据来确定腧穴位置的方法，又称自然标志定位法。

（一）固定的标志

固定的标志是指各部位由骨节、肌肉所形成的凸起、凹陷及五官轮廓、发际、指（趾）甲、乳头、肚脐等，是在自然姿势下可见的标志，可以借助这些标志确定腧穴的位置。如以足内踝尖为标志，在其上3寸，胫骨内侧缘后方定三阴交；以脐为标志，脐中即为神阙等。

（二）活动的标志

活动的标志是指各部的关节、肌肉、肌腱、皮肤随着活动而出现的空隙、凹陷、皱纹、尖端等，是在活动姿势下才会出现的标志，据此亦可确定腧穴的位置。如在耳屏与下颌关节之间，微张口呈凹陷处取听宫。

二、骨度分寸定位法

骨度分寸定位法是指主要以骨节为标志，将两骨节之间的长度折量为一定的分寸，用以确定腧穴位置的方法。不论男女、老少、高矮、胖瘦，均可按一定的骨度分寸在其自身测量。

三、手指同身寸定位法

手指同身寸定位法是指依据患者本人手指为尺寸折量标准来量取腧穴的定位方法，又称"指寸法"。常用的手指同身寸有以下3种。

（一）中指同身寸

中指同身寸是以患者中指中节桡侧两端纹头（拇、中指屈曲成环形）之间的距离作为1寸。

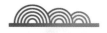

（二）拇指同身寸

拇指同身寸是以患者拇指的指间关节的宽度作为 1 寸。

（三）横指同身寸

横指同身寸是令患者将示指、中指、环指和小指并拢，以中指中节横纹为标准，其四指的宽度作为 3 寸。用横指同身寸量取腧穴，又称"一夫法"。

四、简便定位法

简便定位法是临床中一种简便易行的腧穴定位方法。如立正姿势，手臂自然下垂，其中指端在下肢所触及处为风市；两手虎口自然平直交叉，一手示指压在另一手腕后高骨的上方，其示指尽端到达处取列缺等。此法是一种辅助取穴方法。

第三节　腧穴主治规律

腧穴的治疗作用主要表现在 3 个方面，即近治作用、远治作用和特殊作用。

一、近治作用

近治作用是指腧穴均具有治疗其所在部位局部及邻近组织、器官病证的作用。这是一切腧穴主治作用所具有的共同的和最基本的特点，是"腧穴所在，主治所在"规律的体现。如眼区周围的睛明、承泣、攒竹、瞳子髎等经穴均能治疗眼疾；胃脘部周围的中脘、建里、梁门等经穴均能治疗胃痛；膝关节周围的鹤顶、膝眼等奇穴均能治疗膝关节疼痛；阿是穴均可治疗所在部位局部的病痛等。

二、远治作用

远治作用是指腧穴具有治疗其远隔部位的脏腑、组织器官病证的作用。腧穴不仅能治疗局部病证，而且还有远治作用。十四经穴，尤其是十二经脉中位于四肢肘膝关节以下的经穴，远治作用尤为突出。如合谷穴不仅能治疗手部的局部病证，还能治疗本经所过处的颈部和头面部病证，这是"经脉所过，主治所及"规律的反应。

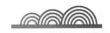

三、特殊作用

特殊作用是指某些腧穴具有双向的良性调整作用和相对的特异治疗作用。所谓双向良性调整作用，是指同一腧穴对机体不同的病理状态，可以起到两种相反而有效的治疗作用。如腹泻时针天枢穴可止泻，便秘时针天枢穴可以通便；内关可治心动过缓，又可治疗心动过速；又如实验证明，针刺足三里穴既可使原来处于弛缓状态或处于较低兴奋状态的胃运动加强，又可使原来处于紧张或收缩亢进状态的胃运动减弱。此外，腧穴的治疗作用还具有相对的特异性，如大椎穴退热、至阴穴矫正胎位、阑尾穴治疗阑尾炎等。

第四节　常用腧穴

一、头面部腧穴

（一）头面部腧穴分布规律

头面部是同名的阳经与阳经的交接处，如手阳明大肠经和足阳明胃经于鼻旁交接，手太阳小肠经与足太阳膀胱经交接于目内眦，手少阳三焦经与足少阳胆经则于目外眦相通。因此，头面部分布的经脉主要是十二经脉中的阳经，包括手阳明大肠经、手太阳小肠经、手少阳三焦经、足阳明胃经、足太阳膀胱经、足少阳胆经，分布显示为头前部、前额为手足阳明经，头侧部为手足少阳经，头后部为手足太阳经，头顶部、巅顶部为督脉、足厥阴经。奇经八脉中的任脉和督脉也直接与头面部相联系。

（二）头面部腧穴主治概要

1. 头面五官病证　头痛、眩晕、眼睑𥆧动、近视、目翳、鼻衄、齿痛、咽喉肿痛、口眼㖞斜、耳鸣耳聋等。

2. 神志病　癫狂、癔症等。

3. 腧穴所在部位的局部病证。

（三）头面部常用腧穴（图1-1、图1-2、图1-3）

1. 印堂（yìn táng，GV29）

［归经］督脉。

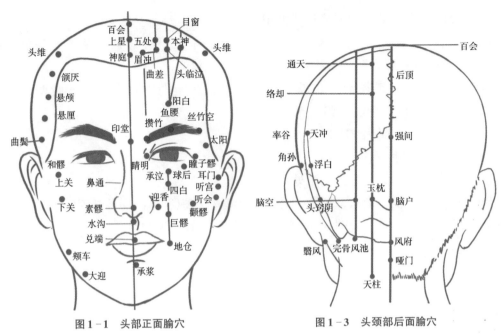

图1-1 头部正面腧穴

图1-3 头颈部后面腧穴

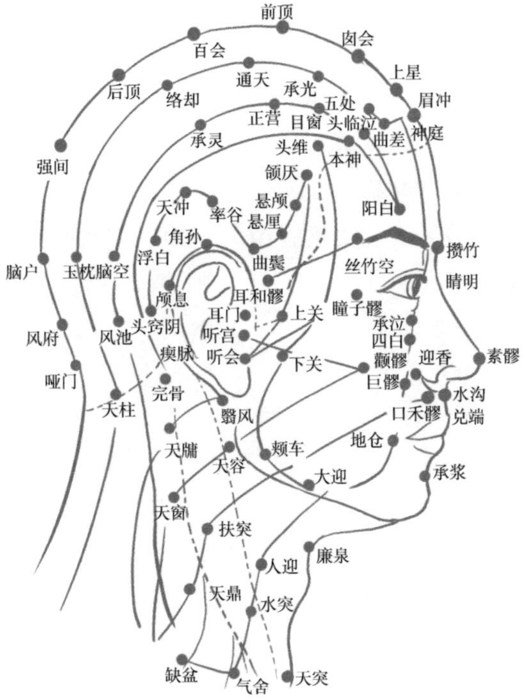

图1-2 头颈部侧面腧穴

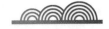

［定位］在额部，两眉头连线的中点处。

［主治］失眠、健忘、痴呆、痫病、小儿惊风等神志病；眩晕、头痛、眼、鼻部疾病等头面五官病证等。

［操作方法］提捏局部皮肤，向下平刺，或向左右透刺攒竹、睛明等，0.5～1寸。切忌深刺、捣刺。

2. 素髎（sù liáo，GV25）

［归经］督脉。

［定位］在面部，鼻尖正中处。

［主治］惊厥、晕厥、脱证、昏迷等急症；鼻衄、鼻渊等鼻部疾病。

［操作方法］向上斜刺0.3～0.5寸，或三棱针点刺出血。

3. 水沟（shuǐ gōu，GV26）

［归经］督脉。

［定位］在面部，人中沟的上1/3与中1/3交界处。

［主治］昏迷、晕厥、中风、中暑、脱证等急症；癫狂、痫症、急慢惊风等；神志相关疾病；脊背强痛、腰部闪挫；口眼㖞斜、鼻塞、牙关紧闭、面痛等头面部五官疾病。

［操作方法］向上方斜刺0.3～0.5寸，强刺激；或指甲掐按。

4. 承浆（chéng jiāng，CV24）

［归经］任脉。

［定位］在面部，下颌正中线颏唇沟的正中凹陷处。

［主治］口眼㖞斜、流涎、齿痛、牙龈肿痛、口舌生疮、暴喑等头面口舌病证；癫狂。

［操作方法］斜刺0.3～0.5寸。

5. 攒竹（cuán zhú，BL2）

［归经］足太阳膀胱经。

［定位］在面部，眉头凹陷中。

［主治］头痛、面瘫、眉棱骨痛等头面部病证；眼睑𥆧动、上睑下垂、目赤肿痛、迎风流泪、目视不明等眼部病证；呃逆等。

［操作方法］可向眉中或向眼眶内缘平刺或斜刺0.5～0.8寸，或直刺0.2～0.4寸，禁直接灸。

6. 睛明（jīng míng，BL1）

［归经］足太阳膀胱经。

［定位］在面部，目内眦内眼角上方凹陷处。

［主治］目赤肿痛、流泪、视物不清、近视、雀目、色盲、目翳等眼部疾病；急性腰痛、坐骨神经痛；心悸、怔忡等。

［操作方法］嘱患者闭目，医者以左手拇指向外轻推且固定眼球，右手紧靠眶缘缓慢进针，直刺0.5～1寸，若遇阻力，切记不宜强行进针，应改变进针方向或退针。不提插，不捻转（或仅轻微地提插或捻转）。出针后须按压针孔片刻以防出血。针具宜细，消毒宜严。禁直接灸。

7．迎香（yíng xiāng，LI20）

［归经］手阳明大肠经。

［定位］在面部，鼻翼外缘中点旁，鼻唇沟内。

［主治］鼻塞、鼻渊、鼻衄等鼻部疾病；口眼㖞斜、面部肿痛等面部疾病；胆道蛔虫病等。

［操作方法］平刺或者略向上方斜刺0.3～0.5寸。

8．阳白（yáng bái，GB14）

［归经］足少阳胆经。

［定位］在头部，瞳孔之上，眉上1寸处。

［主治］头痛、眩晕；口眼㖞斜、视物不清、目痛、上睑下垂等病证。

［操作方法］平刺0.3～0.5寸。

9．鱼腰（yú yāo，EX-HN4）

［归经］经外奇穴。

［定位］在面部，瞳孔直上，眉毛中点凹陷处。

［主治］眉棱骨痛、眼睑𥆧动、上睑下垂、目赤肿痛、目视不明、目翳、口眼㖞斜等口面部、眼部病证。

［操作方法］平刺0.3～0.5寸。

10．四白（sì bái，ST2）

［归经］足阳明胃经。

［定位］在面部，当眶下孔处。

［主治］口眼㖞斜、眼睑𥆧动、头痛、眩晕、面痛、目赤肿痛、目翳、近视等头面部病证。

［操作方法］直刺或向上斜刺0.3～0.5寸。

11. 地仓（dì cāng，ST4）

[归经] 足阳明胃经。

[定位] 在面部，瞳孔直下，口角旁开0.4寸。

[主治] 眼睑瞤动、口眼㖞斜、流涎、齿痛、面颊肿痛等头面五官病证。

[操作方法] 斜刺或平刺0.3～0.8寸，可向颊车穴透刺。

12. 丝竹空（sī zhú kōng，TE23）

[归经] 手少阳三焦经。

[定位] 在面部，眉梢外侧的凹陷处。

[主治] 头痛、眩晕、眼睑瞤动、视物不清、目赤肿痛等头目病证；痫病；牙关拘急、口眼㖞斜、齿痛等。

[操作方法] 平刺0.3～0.5寸。

13. 瞳子髎（tóng zǐ liáo，GB1）

[归经] 足少阳胆经。

[定位] 在面部，目外眦外侧0.5寸凹陷处。

[主治] 头痛、口眼㖞斜、面痛、眼睑瞤动、视物不清、目赤肿痛、目翳等头目部病证。

[操作方法] 平刺0.3～0.5寸，或三棱针点刺出血。

14. 下关（xià guān，ST7）

[归经] 足阳明胃经。

[定位] 在面部，颧弓下缘中央与下颌切迹之间凹陷中。

[主治] 牙关不利、齿痛、面痛、面瘫等面口病证；耳鸣、耳聋等耳部病证。

[操作方法] 直刺0.5～1寸。

15. 颧髎（quán liáo，SI18）

[归经] 手太阳小肠经。

[定位] 在面部，颧骨下缘，目外眦直下的凹陷中。

[主治] 口眼㖞斜、眼睑瞤动、面痛、齿痛等头面五官病证。

[操作方法] 直刺0.3～0.5寸，斜刺或平刺0.5～1寸。

16. 牵正（qiān zhèng）

[归经] 经外奇穴。

[定位] 在面颊部，当耳垂前0.5～1寸处。

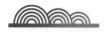

［主治］面瘫、口疮、下牙痛、疟腮等口面病证。

［操作方法］向前斜刺 0.5～1 寸。

17. 颊车 （jiá chē，ST6）

［归经］足阳明胃经。

［定位］在面部，下颌角前上方一横指（中指）凹陷处，咬肌隆起最高点。

［主治］头痛；口眼㖞斜、眼睑𥆧动、目赤肿痛、色盲等头面部病证。

［操作方法］直刺 0.3～0.5 寸，或三棱针点刺出血。

18. 太阳 （tài yáng，EX-HN5）

［归经］经外奇穴。

［定位］在头部，眉梢与目外眦之间，向后约一横指的凹陷中。

［主治］头痛；目赤肿痛、目眩、口眼㖞斜。

［操作方法］直刺或斜刺 0.3～0.5 寸或三棱针点刺出血。

19. 耳门 （ěr mén，TE21）

［归经］手少阳三焦经。

［定位］在耳区，当耳屏上切迹前方，下颌骨髁突后缘，张口有凹陷处。

［主治］耳鸣、耳聋、聤耳等耳部病证；齿痛、牙关拘急、面部疼痛、面瘫等口面病证。

［操作方法］张口取穴，直刺 0.3～0.5 寸。

20. 听宫 （tīng gōng，SI19）

［归经］手太阳小肠经。

［定位］在面部，当耳屏正中与下颌骨髁突之间的凹陷处。

［主治］耳鸣、耳聋、聤耳等耳部病证；齿痛、面部疼痛、面瘫等口面病证；癫狂病等神志病。

［操作方法］张口取穴，直刺 1～1.5 寸。

21. 听会 （tīng huì，GB2）

［归经］足少阳胆经。

［定位］在面部，当耳屏间切迹与下颌骨髁突之间的凹陷处。

［主治］耳鸣、耳聋、聤耳等耳部病证；齿痛、面部疼痛、面瘫等口面病证。

［操作方法］张口取穴，直刺 0.5～1 寸，留针时要保持一定的张口姿势。

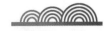

22. 神庭（shén tíng，GV24）

［归经］督脉。

［定位］在头部，当前发际正中直上 0.5 寸。

［主治］癫狂病、失眠、惊悸等神志病；头痛、眩晕、目赤肿痛、目翳、鼻衄、鼻渊等五官病证。

［操作方法］平刺 0.5～0.8 寸。

23. 百会（bǎi huì，GV20）

［归经］督脉。

［定位］在头部，当前发际正中直上 5 寸。

［主治］晕厥、中风、失语、痴呆等脑病；癫狂、失眠、健忘等神志病；颠顶头痛、眩晕；脱肛、阴挺、胃部等脏器下垂等气虚下陷证。

［操作方法］平刺 0.5～0.8 寸，升阳固脱作用多选用灸法。

24. 四神聪（sì shén cōng，EX-HN1）

［归经］经外奇穴。

［定位］在头部，百会前后左右各旁开 1 寸，共 4 穴。

［主治］头痛、眩晕、健忘等头部病证；失眠、痫病等神志病证。

［操作方法］平刺 0.5～0.8 寸。

25. 头临泣（tóu lín qì，GB15）

［归经］足少阳胆经。

［定位］在头部，瞳孔直上，当前发际正中上 0.5 寸处。

［主治］头痛、眩晕、迎风流泪、鼻塞、鼻渊等头面五官病证；小儿惊风、痫病等神志病证。

［操作方法］平刺 0.3～0.5 寸。

26. 头维（tóu wéi，ST8）

［归经］足阳明胃经。

［定位］在头部，额角发际直上 0.5 寸，头正中线旁开 4.5 寸处。

［主治］头痛、眩晕、迎风流泪、目痛、眼睑𥆧动等头面五官病证。

［操作方法］平刺 0.5～1 寸。

27. 率谷（shuài gǔ，GB8）

［归经］足少阳胆经。

［定位］在头部，耳尖直上入发际 1.5 寸。

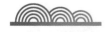

［主治］偏头痛、眩晕、耳鸣、耳聋；小儿急、慢惊风等病证。

［操作方法］平刺0.5～0.8寸。

28. 角孙（jiáo sūn，TE20）

［归经］手少阳三焦经。

［定位］在头部，耳尖正对发际处。

［主治］耳鸣、耳聋、聤耳、耳部肿痛、目赤肿痛、视物不清、目翳等五官病证；偏头痛、痄腮、面颊肿痛、齿痛、颈项强痛等病证。

［操作方法］平刺0.3～0.5寸。治疗小儿痄腮亦可选用灯火灸。

29. 耳尖（ěr jiān，EX-HN6）

［归经］经外奇穴。

［定位］在耳区，当外耳轮最高处。

［主治］头痛、高热；耳鸣、耳聋、聤耳、目疾、咽喉肿痛、颜面疔疮等头面五官病证。

［操作方法］直刺或斜刺0.1～0.3寸，可选用三棱针点刺出血。

30. 完骨（wán gǔ，GB12）

［归经］足少阳胆经。

［定位］在头部，耳后乳突后下方的凹陷中。

［主治］头痛、颈项强痛；失眠；齿痛、面瘫、口噤不开、面颊肿痛等头面五官病证。

［操作方法］直刺0.5～0.8寸。

二、颈项部腧穴

（一）颈项部腧穴分布规律

颈项部是连接胸背部、上肢部与头部经脉的重要解剖位置，十二经脉中的阳经，督脉、任脉均经过颈项部，上达于头部。包括手阳明大肠经、手太阳小肠经、手少阳三焦经、足阳明胃经、足太阳膀胱经、足少阳胆经，奇经八脉中的任脉和督脉也循行于颈项部。其分布以颈前正中线（任脉）向后排序，第1条经脉为足阳明经，第2条经脉是手阳明经，第3条经脉是足少阳经，第4条是手少阳经，第5条是手太阳经，第6条是足太阳经。以上6条阳经在颈项部排列的次序相对显示为阳明经在"前"，少阳经在"中"，太阳经在"后"。督脉则分布于项部后正中线上。

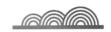

（二）颈项部腧穴主治概要

1. 神志病证　癫狂、言语謇涩、痫病、癔症等。

2. 头面五官病证　舌、咽喉、目、气管、头项、颈等部位疾病。

3. 腧穴所在部位局部病证。

（三）颈项部常用腧穴

1. 廉泉（lián quán，CV23）

［归经］任脉。

［定位］在颈前区，前正中线上，喉结上方，舌骨上缘凹陷中。

［主治］中风所致的舌强不语、流涎；吞咽困难、喉痹、舌下肿痛、咽喉肿痛等相关病证。

［操作方法］向舌根方向斜刺 0.5～0.8 寸。

2. 天突（tiān tū，CV22）

［归经］任脉。

［定位］在颈前区，前正中线上，胸骨上窝中央处。

［主治］咳嗽、哮喘、肺痈、咳吐脓血、喉痹、咽喉肿痛、失音、暴喑、呕吐、呃逆、喉鸣、梅核气、瘿瘤、气喘、胸痛、噎膈、心痛、衄血、咯血、膈肌痉挛等胸肺及颈部疾病。

［操作方法］先直刺 0.2 寸，继而将针尖转向下方，紧贴胸骨后方、气管前缘缓慢刺入 0.8～1.2 寸。针刺过程中，必须严格掌握针刺的角度与深度以防刺伤肺和有关动、静脉。

3. 人迎（rén yíng，ST9）

［归经］足阳明胃经。

［定位］在颈部，横平喉结，胸锁乳突肌的前缘，颈总动脉搏动处。

［主治］咽喉肿痛、瘰疬、瘿气等咽喉颈部病证；眩晕；胸满、气喘等。

［操作方法］避开颈总动脉，直刺 0.3～0.8 寸。

4. 扶突（fú tū，LI18）

［归经］手阳明大肠经。

［定位］在胸锁乳突肌区，横平喉结，胸锁乳突肌前、后缘中间。

［主治］咳嗽、气喘、咳逆上气、咳嗽多唾、咽喉肿痛、暴喑、吞咽困难等肺系及咽喉疾病；瘰疬、瘿气；颈部手术针刺麻醉选穴。

［操作方法］直刺 0.5～0.8 寸。避开颈动脉，禁深刺，且不可使用电针，

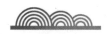

避免引起迷走神经反应。

5. 天鼎（tiān dǐng，LI17）

[归经] 手阳明大肠经。

[定位] 在颈部，横平环状软骨，胸锁乳突肌后缘处。

[主治] 咽喉肿痛、喉痹、吞咽困难、暴喑等咽喉病证；梅核气、瘰疬、瘿气等。

[操作方法] 直刺0.5～0.8寸。

6. 翳风（yī fēng，TE17）

[归经] 手少阳三焦经。

[定位] 在颈部，耳垂后方，乳突与下颌角之间凹陷中。

[主治] 口眼㖞斜、口噤、痄腮、耳聋、耳鸣、聤耳、眼睑瞤动、面颊肿痛、牙关紧闭等头面五官疾病；瘰疬等。

[操作方法] 直刺0.5～1寸。

7. 安眠（ān mián）

[归经] 经外奇穴。

[定位] 在项部，翳风穴与风池穴连线的中点处。

[主治] 失眠、眩晕、头痛、健忘、心悸、癫狂等心神疾病。

[操作方法] 直刺0.5～1寸。

8. 风池（fēng chí，GB20）

[归经] 足少阳胆经。

[定位] 在项部，当枕骨之下，与风府相平，胸锁乳突肌上端与斜方肌上端之间的凹陷处。

[主治] 头痛、眩晕、失眠、痫病等脑部疾病；目赤肿痛、迎风流泪、雀目、青盲、面肿、鼻渊、鼻衄、耳鸣、耳聋、咽喉肿痛等五官病证；中风、感冒等内外风证；颈项强痛、肩背痛；热病等。

[操作方法] 向鼻尖方向斜刺0.8～1.2寸。

9. 天柱（tiān zhù，BL10）

[归经] 足太阳膀胱经。

[定位] 在颈后区，横平第2颈椎棘突上际，斜方肌外缘凹陷中。

[主治] 头痛、颈项强痛、肩背痛、颈椎病等疾病；目视不明、迎风流泪、近视、咽肿、鼻塞、眩晕等头面五官病证；癫狂、惊痫、角弓反张、小儿

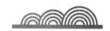

惊风、失眠等神志病证。

［操作方法］直刺或斜刺 0.5～0.8 寸，禁止向内上方深刺，以防伤及延髓。

10. 风府（fēng fǔ, GV16）

［归经］督脉。

［定位］在颈后区，枕外隆凸直下，当后发际正中直上 1 寸，两侧斜方肌之间的凹陷处。

［主治］中风、痴呆、痫病等脑病；癫狂、癔症等神志病；眩晕、头痛、颈项强痛、目眩、鼻塞、鼻衄、咽喉肿痛、失音等头面五官病证。

［操作方法］伏案正坐位，头微前倾，项部肌肉放松，针尖向下颌方向缓慢刺入 0.5～1 寸。禁止针尖方向向上斜刺或深刺，以防刺入枕骨大孔，伤及延髓。

11. 哑门（yǎ mén, GV15）

［归经］督脉。

［定位］在颈后区，后正中线上，第 2 颈椎棘突上际凹陷处。

［主治］音哑、重舌、言语涩滞、舌缓不语、暴喑、聋哑等语言障碍；头风头痛、颈项强急、项后痛、中风、眩晕等头部颈项部疾病；癫狂、痫病、癔症等神志病。

［操作方法］伏案正坐位，头微前倾，项部肌肉放松，针尖向下颌方向缓慢刺入 0.5～1 寸。禁止针尖方向向上斜刺或深刺，以防刺入枕骨大孔，伤及延髓。

三、胸腹部腧穴

（一）胸腹部腧穴分布规律

十二经脉中相互衔接的阴经与阴经在胸中交接，如足太阴脾经与手少阴心经于心中交接，足少阴肾经与手厥阴心包经在胸中交接，足厥阴肝经与手太阴肺经则是在肺中交接。其中，足阳明胃经从头走足，循行经过胸腹部。因此，胸腹部主要分布的是十二经脉中的阴经以及足阳明胃经、任脉。经脉左右对称分布，胸部经脉循行从胸正中线（任脉）向外依次是足少阴肾经（胸正中线旁开 2 寸）、足阳明胃经（胸正中线旁开 4 寸）、足厥阴肝经（胸正中线旁开 4 寸）、足太阴脾经（胸正中线旁开 6 寸）；腹部经脉循行从腹正中线（任脉）

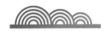

向外依次是足少阴肾经（腹正中线旁开0.5寸）、足阳明胃经（腹正中线旁开2寸）、足太阴脾经（腹正中线旁开4寸），足厥阴肝经的章门穴位于侧腹部，但是急脉穴是前正中线旁开2.5寸。

（二）胸腹部腧穴主治概要

1. 脏腑病证　心痛、心悸、怔忡、胸闷、黄疸、胸胁胀痛、呕逆、胃痛、腹痛、泄泻、便秘、呕吐等。

2. 神志病证　癫狂、痫病、癔症等。

3. 妇科病、前阴病　痛经、闭经、月经不调、遗精、阳痿、遗尿、小便不利等。

4. 腧穴所在部位局部病证。

（三）胸腹部常用腧穴（图1-4）

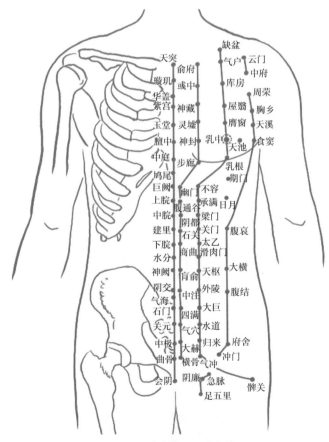

图1-4　胸腹部正面腧穴图

1. 膻中（dàn zhōng，CV17）心包募穴；八会穴之气会

[归经] 任脉。

[定位] 在胸骨体上，前正中线上，横平第4肋间隙。

[主治] 胸痹、心痛、心悸、咳嗽、气喘、咯血、肺痈等心肺疾病；乳少、乳痈、乳癖等乳腺病证；呕吐、呃逆等胃气上逆证。

[操作方法] 直刺0.3～0.5寸，或平刺。

2. 俞府（shū fǔ，KI27）

[归经] 足少阴肾经。

[定位] 在胸部，锁骨下缘，前正中线旁开2寸处。

[主治] 咳嗽、气喘、胸闷、胸痛等肺胸病证。

[操作方法] 斜刺或平刺0.5～0.8寸，不可深刺，以免伤及心、肺。

3. 期门（qī mén，LR14）肝之募穴

[归经] 足厥阴肝经。

[定位] 在胸部，第6肋间隙，前正中线旁开4寸。

[主治] 胸胁胀满疼痛；腹胀、腹痛、呃逆、吐酸等肝郁乘脾证；乳痈、郁病等。

[操作方法] 平刺或斜刺0.5～0.8寸。

4. 中府（zhōng fǔ，LU1）肺之募穴

[归经] 手太阴肺经。

[定位] 在胸部，横平第1肋间隙，前正中线旁开6寸。

[主治] 咳嗽、气喘、胸痛、咯血、肺胀满、少气不得息等胸肺病证；肩臂疼痛。

[操作方法] 向外斜刺或平刺0.5～0.8寸，不可向内侧深刺以免伤及肺脏。

5. 巨阙（jù què，CV14）心之募穴

[归经] 任脉。

[定位] 在上腹部，前正中线上，脐中上6寸。

[主治] 心悸、胸痛等心胸疾病；癫狂、痫症等神志病证；呕吐、呃逆、腹胀等。

[操作方法] 向下斜刺0.5～1寸，不可深刺以免伤及肝脏。

6. 上脘（shàng wǎn，CV13）

［归经］任脉。

［定位］在上腹部，前正中线上，脐中上5寸。

［主治］胃痛、腹胀、呕吐、呃逆、泄泻等脾胃疾病；癫狂、癔症等神志病证等。

［操作方法］直刺1～1.5寸（注意太过瘦弱者不可深刺，刺0.5～1寸即可）。

7. 中脘（zhōng wǎn，CV12）胃之募穴；八会穴之腑会

［归经］任脉。

［定位］在上腹部，前正中线上，脐中上4寸。

［主治］胃痛、腹胀、呕吐、呃逆、完谷不化、食欲不振、小儿疳积、泄泻等脾胃病证；癫狂、癔症、失眠等神志病证；黄疸等。

［操作方法］直刺1～1.5寸。

8. 建里（jiàn lǐ，CV11）

［归经］任脉。

［定位］在上腹部，前正中线上，脐中上3寸。

［主治］胃脘痛、完谷不化、食欲不振、呕吐、腹痛肠鸣、腹胀、泄泻等脾胃疾病；水肿、小便不利等。

［操作方法］直刺1～1.5寸。

9. 下脘（xià wǎn，CV10）

［归经］任脉。

［定位］在上腹部，前正中线上，脐中上2寸。

［主治］胃痛、完谷不化、食欲不振、呕吐、腹痛肠鸣、腹胀、泄泻、小儿疳积、呃逆等脾胃疾病。

［操作方法］直刺1～1.5寸。

10. 神阙（shén què，CV8）

［归经］任脉。

［定位］在脐区，脐中央处。

［主治］中风脱证、虚脱、虚劳、脱肛、阴挺、胃下垂等气虚下陷证；腹胀、腹痛、泄泻、便秘、痢疾、水肿等脾胃虚损疾病；强身保健要穴。

［操作方法］神阙穴禁针，多选用艾条灸或隔盐灸等。

11. 气海（qì hǎi，CV6）

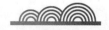

［归经］任脉。

［定位］在下腹部，前正中线上，脐中下1.5寸。

［主治］中风脱证、虚脱、虚劳羸瘦、脱肛、阴挺、疝气等气虚下陷证；遗精、阳痿、不育等男科病证；月经不调、痛经、经闭、不孕、崩漏、带下等妇科病证；胃痛、腹胀、呃逆、呕吐、便秘、泄泻；遗尿、癃闭等证。

［操作方法］直刺1～1.5寸，孕妇慎用。

12. 石门（shí mén，CV5）三焦之募穴

［归经］任脉。

［定位］在下腹部，前正中线上，脐中下2寸。

［主治］腹胀、腹痛、腹泻、便秘、痢疾等脾胃肠病证；小便不利、水肿、淋证；遗精、阳痿等男科病证；崩漏、经闭、带下病、产后恶露不尽等妇科病证；疝气（也有古籍记载石门妇女针刺致不孕，故本穴应慎用）。

［操作方法］直刺1～1.5寸，孕妇慎用。

13. 关元（guān yuán，CV4）小肠之募穴

［归经］任脉。

［定位］在下腹部，前正中线上，脐中下3寸。

［主治］中风脱证、虚脱、虚劳羸瘦、脱肛、阴挺等气虚下陷证；遗精、阳痿、不育等男科病证；月经不调、痛经、经闭、不孕、崩漏、带下等妇科病证；胃痛、腹胀、腹痛、呃逆、呕吐、便秘、泄泻；遗尿、癃闭、尿频、尿急等膀胱病证；强身保健要穴。

［操作方法］直刺1～1.5寸，应在排尿后针刺，以免伤及深部膀胱。孕妇慎用。

14. 中极（zhōng jí，CV3）膀胱之募穴

［归经］任脉。

［定位］在下腹部，前正中线上，脐中下4寸。

［主治］遗尿、癃闭、尿频、尿急等膀胱病证；遗精、阳痿、不育等男科病证；月经不调、痛经、经闭、不孕、崩漏、带下等妇科病证。

［操作方法］直刺1～1.5寸，应在排尿后针刺，以免伤及深部膀胱。孕妇慎用。

15. 肓俞（huāng shū，KI16）

［归经］足少阴肾经。

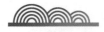

［定位］在腹部，脐中旁开0.5寸。

［主治］绕脐痛、腹胀、泄泻、痢疾、便秘、黄疸等脾胃病证；疝气；月经不调。

［操作方法］直刺0.8～1.2寸。

16. 大赫（dà hè，KI12）

［归经］足少阴肾经。

［定位］在下腹部，脐中下4寸，前正中线旁开0.5寸。

［主治］阳痿、遗精、不育等男科病证；女子赤白带下、月经不调、痛经、阴挺、不孕等妇科病证。

［操作方法］直刺或斜刺0.5～1寸。

17. 梁门（liáng mén，ST21）

［归经］足阳明胃经。

［定位］在上腹部，脐中上4寸，前正中线旁开2寸。

［主治］胃痛、腹部胀满、呕吐、纳少、腹痛等脾胃证候。

［操作方法］直刺或斜刺0.8～1.2寸。

18. 天枢（tiān shū，ST25）大肠之募穴

［归经］足阳明胃经。

［定位］在腹部，横平脐中，前正中线旁开2寸。

［主治］绕脐腹痛、泄泻、呃逆、便秘、痢疾、腹部胀满、呕吐、肠痛、黄疸等脾胃肠证候；癥瘕、痛经、月经不调、不孕等妇科病证。

［操作方法］直刺或斜刺1～1.5寸。

19. 水道（shuǐ dào，ST28）

［归经］足阳明胃经。

［定位］在下腹部，脐中下3寸，前正中线旁开2寸。

［主治］小腹胀满疼痛；小便不利、水肿；痛经、月经不调、不孕等妇科病证。

［操作方法］直刺或斜刺1～1.5寸。

20. 归来（guī lái，ST29）

［归经］足阳明胃经。

［定位］在下腹部，脐中下4寸，前正中线旁开2寸。

［主治］小腹胀满疼痛；疝气；痛经、月经不调、闭经、带下、阴挺、不

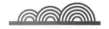

孕等妇科病证。

[操作方法] 直刺或斜刺 1～1.5 寸。

21. 大横（dà héng，SP15）

[归经] 足太阴脾经。

[定位] 在腹部，脐中旁开 4 寸。

[主治] 腹胀腹痛、肠鸣、腹泻、便秘等脾胃病证。

[操作方法] 直刺 1～2 寸。

22. 章门（zhāng mén，LR13）脾之募穴；八会穴之脏会

[归经] 足厥阴肝经。

[定位] 在侧腹部，在第 11 肋游离端的下际。

[主治] 腹胀、泄泻、痞块；胁痛、黄疸等肝胆病证。

[操作方法] 斜刺 0.8～1 寸。

四、腰背部腧穴

（一）腰背部腧穴分布规律

腰背部是足太阳膀胱经与督脉的循行处。足太阳膀胱经一条分支沿着肩胛骨内侧，夹脊柱旁，到达腰部；另一条分支从肩胛骨内侧左右分别下行，经肩胛骨内缘沿着脊柱下行。督脉，起始于躯干最下部的长强穴，沿着脊柱里面，上行至风府穴，进入脑部。因此，在分布上，足太阳膀胱经与督脉在腰背部并行，足太阳膀胱经从上往下循行，督脉从下往上循行。

（二）腰背部腧穴主治概要

1. 脏腑病证　心痛、心悸、怔忡、胸闷、黄疸、胸胁胀痛、呕逆、胃痛、腹痛、泄泻、便秘、呕吐等。

2. 腰背部病证　腰背部疼痛、麻木，腰椎病，腰肌劳损，急性腰扭伤等。

3. 腧穴所在部位局部病证。

（三）腰背部常用腧穴（图 1-5）

1. 大椎（dà zhuī，GV14）

[归经] 督脉。

[定位] 在脊柱区，第 7 颈椎棘突下凹陷中，后正中线上。

[主治] 热病、疟疾、恶寒发热、咳嗽、气喘等外感病证；骨蒸潮热；癫狂痫病、小儿惊风等神志病；项强，脊痛；风疹，痤疮。

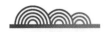

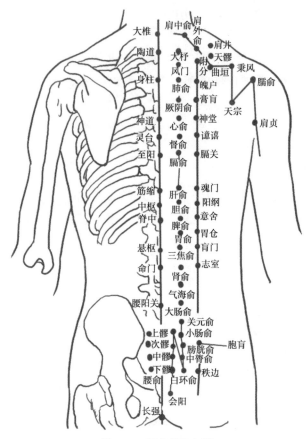

图1-5　腰背部腧穴图

［操作方法］斜刺0.5～1寸。

2. 至阳（zhì yáng，GV9）

［归经］督脉。

［定位］当后正中线上，第7胸椎棘突下凹陷中。

［主治］黄疸、胸胁胀痛、身热；咳嗽、气喘；胃痛；脊背强痛。

［操作方法］斜刺0.5～1.0寸。

3. 命门（mìng mén，DU4）

［归经］督脉。

［定位］在腰部，当后正中线上，第2腰椎棘突下凹陷中。

［主治］老人肾虚腰痛，目视不明；遗精，阳痿；角弓反折等。

［操作方法］直刺0.5～1.0寸。

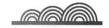

4. 腰阳关（yāo yáng guān，DU3）

［归经］督脉。

［定位］在腰部，当后正中线上，第4腰椎棘突下凹陷中。

［主治］腰骶疼痛、下肢痿痹；月经不调、赤白带下、遗精、阳痿、便秘等。

［操作方法］直刺0.5～1寸。

5. 腰俞（yāo shū，DU2）

［归经］督脉。

［定位］在骶部，当后正中线上，适对骶管裂孔。

［主治］腰脊疼痛；脱肛、便秘、便血、溺血；月经不调；下肢痿痹。

［操作方法］向上斜刺0.5～1寸。

6. 大杼（dà zhù，BL11）

［归经］足太阳膀胱经。

［定位］在脊柱区，第1胸椎棘突下，后正中线旁开1.5寸。

［主治］发热、咳嗽、鼻塞；肩胛背酸痛、颈项强痛。

［操作方法］斜刺0.5～0.8寸。不宜深刺，以免伤及内部重要脏器。

7. 风门（fēng mén，BL12）

［归经］足太阳膀胱经。

［定位］在脊柱区，第2胸椎棘突下，后正中线旁开1.5寸。

［主治］感冒、咳嗽、发热、头痛等外感病证；项强、肩背痛。

［操作方法］斜刺0.5～0.8寸。不宜深刺，以免伤及内部重要脏器。

8. 肺俞（fèi shū，BL13）肺之背俞穴

［归经］足太阳膀胱经。

［定位］在脊柱区，第3胸椎棘突下，后正中线旁开1.5寸。

［主治］咳嗽、气喘、咳血、喉痹、鼻塞；骨蒸潮热、盗汗；皮肤瘙痒、瘾疹。

［操作方法］斜刺0.5～0.8寸。不宜深刺，以免伤及内部重要脏器。

9. 心俞（xīn shū，BL15）心之背俞穴

［归经］足太阳膀胱经。

［定位］在脊柱区，第5胸椎棘突下，后正中线旁开1.5寸。

［主治］心痛、心悸、心烦、失眠、健忘、梦遗；癫、狂、痫；咳嗽、吐

血、盗汗。

[操作方法] 斜刺0.5～0.8寸。不宜深刺，以免伤及内部重要脏器。

10. 膈俞（gé shū，BL17）八会穴之血会

[归经] 足太阳膀胱经。

[定位] 在脊柱区，第7胸椎棘突下，后正中线旁开1.5寸。

[主治] 胃脘痛、呕吐、呃逆、噎膈、饮食不下；咳嗽、气喘、吐血、潮热、盗汗；皮肤瘙痒、瘾疹；贫血、瘀血诸症；背痛、脊强。

[操作方法] 斜刺0.5～1寸。

11. 肝俞（gān shū，BL18）肝之背俞穴

[归经] 足太阳膀胱经。

[定位] 在脊柱区，第9胸椎棘突下，后正中线旁开1.5寸。

[主治] 胁痛、黄疸、脊背痛；目赤肿痛、目视不明、夜盲；吐血、衄血；癫、狂、痫病。

[操作方法] 斜刺0.5～0.8寸。

12. 胆俞（dǎn shū，BL19）胆之背俞穴

[归经] 足太阳膀胱经。

[定位] 在脊柱区，第10胸椎棘突下，后正中线旁开1.5寸。

[主治] 胁痛、口苦、黄疸、呕吐、饮食不下；肺痨、潮热、盗汗。

[操作方法] 斜刺0.5～0.8寸。

13. 脾俞（pǐ shū，BL20）脾之背俞穴

[归经] 足太阳膀胱经。

[定位] 在脊柱区，第11胸椎棘突下，后正中线旁开1.5寸。

[主治] 腹胀、呕吐、泄泻、痢疾、完谷不化、便血；黄疸、水肿；背痛。

[操作方法] 斜刺0.5～0.8寸。

14. 胃俞（wèi shū，BL21）胃之背俞穴

[归经] 足太阳膀胱经。

[定位] 在脊柱区，第12胸椎棘突下，后正中线旁开1.5寸。

[主治] 胃脘痛、呕吐、反胃、腹胀、肠鸣、完谷不化、噎膈；胸胁痛。

[操作方法] 斜刺0.5～0.8寸。

15. 肾俞（shèn shū，BL23）肾之背俞穴

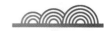

［归经］足太阳膀胱经。

［定位］在脊柱区，第2腰椎棘突下，后正中线旁开1.5寸。

［主治］头晕、目昏、耳聋、耳鸣、腰膝酸软；遗精、阳痿、早泄、月经不调、带下、遗尿、水肿、小便不利；洞泻不化、咳喘少气；腰痛。

［操作方法］直刺0.5～1寸。

16. 膀胱俞（páng guāng shū，BL28）膀胱之背俞穴

［归经］足太阳膀胱经。

［定位］在骶区，横平第2骶后孔，骶正中嵴旁开1.5寸。

［主治］小便不利、尿频、遗尿、遗精；腹痛、腹泻、便秘；腰骶痛。

［操作方法］直刺或斜刺0.8～1.2寸。

17. 次髎（cì liáo，BL32）

［归经］足太阳膀胱经。

［定位］在骶区，正对第2骶后孔中。

［主治］月经不调、带下、痛经、疝气、小便不利、癃闭、遗精、阳痿；（本穴为治腰骶痛、妇科病常用穴）腰骶痛、下肢痿痹。

［操作方法］直刺1～1.5寸。

18. 膏肓（gāo huāng，BL43）

［归经］足太阳膀胱经。

［定位］在脊柱区，第4胸椎棘突下，后正中线旁开3寸。

［主治］咳嗽、气喘、吐血、盗汗、肺痨；健忘、遗精；完谷不化、四肢倦怠、虚劳羸瘦；肩胛背痛。

［操作方法］斜刺0.5～0.8寸。

19. 志室（zhì shì，BL52）

［归经］足太阳膀胱经。

［定位］在腰区，第2腰椎棘突下，后正中线旁开3寸。

［主治］遗精、阳痿、月经不调；水肿，小便不利；腰脊强痛。

［操作方法］斜刺0.5～0.8寸。

20. 秩边（zhì biān，BL54）

［归经］足太阳膀胱经。

［定位］在骶区，横平第4骶后孔，骶正中嵴旁开3寸。

［主治］腰骶痛、下肢痿痹；便秘、痔疾、阴部肿痛、小便不利。

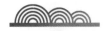

［操作方法］直刺 1～1.5 寸。

21. 肩井（jiān jǐng，GB21）

［归经］足少阳胆经。

［定位］在肩胛区，第 7 颈椎棘突与肩峰最外侧点连线的中点。

［主治］肩背臂痛、上肢不遂、颈项强痛；瘰疬；乳痈、乳汁不下；难产、胞衣不下。

［操作方法］直刺 0.3～0.5 寸，深部正当肺尖，切不可深刺。

22. 天宗（tiān zōng，SI11）

［归经］手太阳小肠经。

［定位］在肩胛区，肩胛冈中点与肩胛骨下角连线上 1/3 与下 2/3 交点凹陷中。

［主治］肩胛疼痛、肩臂痛；乳痈、乳癖；咳嗽、气喘。

［操作方法］直刺或斜刺 0.5～1 寸。

五、上肢部腧穴

（一）上肢部腧穴分布规律

上肢部是相表里的手三阳经与手三阴经的交接处，如手太阴肺经与手阳明大肠经交于手指示指，手少阴心经与手太阳小肠经交于小指端，手厥阴心包经与手少阳三焦经交于环指。因此，上肢部分布的经脉主要是十二经脉中的手部的经脉，包括手太阴肺经、手厥阴心包经、手少阴心经、手阳明大肠经、手少阳三焦经、手太阳小肠经，分布显示为手背侧为手三阳经，分别为手阳明大肠经在前、手少阳三焦经在中、手太阳小肠经在后；手掌侧为手三阴经，分别为手太阴肺经在前、手厥阴心包经在中、手少阴心经在后。"手之三阴从脏走手，手之三阳从手走头"，此为上肢部经脉的流注走向，因此上肢部腧穴不只可治疗上肢部疾病，也可以治疗胸部以及头面部如眼病、咽喉部、热病等病。

（二）上肢部腧穴主治概要

1. 头面部疾病　头痛、齿痛、目痛、眩晕、癫狂、昏迷、项强、鼻衄、失眠健忘、痴呆以及咽喉病。

2. 脏腑病证　心、肺系疾病，如咳嗽、气喘、胸痛、心悸等。

3. 腧穴所属经脉循行部位及其相应脏腑的病证。

（三）上肢部常用腧穴（图1-6、图1-7）

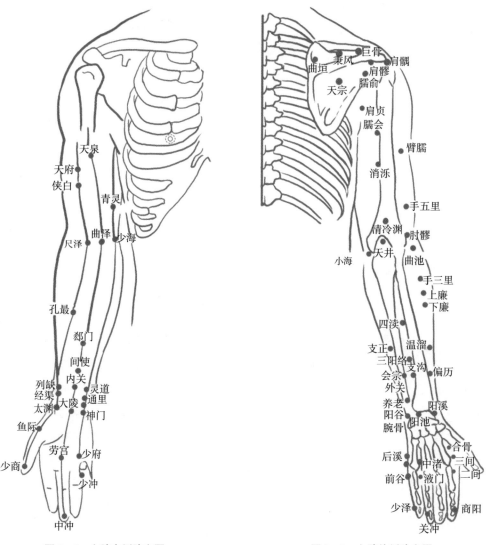

图1-6　上肢内侧腧穴图　　　　图1-7　上肢外侧腧穴图

1. 尺泽（chǐ zé，LU5）合穴

［归经］手太阴肺经。

［定位］在肘部，肘横纹上，肱二头肌腱桡侧凹陷中。

［主治］咳嗽、气喘、潮热、咽喉肿痛、肺部胀满等肺热症状，急性吐泻、中暑、小儿惊风；肘臂挛痛。

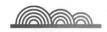

［操作方法］直刺 0.8～1.2 寸或点刺出血。

2. 孔最（kǒng zuì，LU6）郄穴

［归经］手太阴肺经。

［定位］在前臂前区，腕掌侧远端横纹上 7 寸，尺泽与太渊连线上。

［主治］咳嗽、气喘、胸痛、头痛项强、口眼㖞斜；热病无汗；肘臂挛痛。

［操作方法］直刺 0.5～1 寸。

3. 列缺（liè quē，LU7）络穴，八脉交会穴（通于任脉）

［归经］手太阴肺经。

［定位］在腕掌侧远端横纹上 1.5 寸，拇短伸肌腱与拇长展肌腱之间，拇长展肌腱沟的凹陷中。

简便取穴法：即两手虎口自然交叉，一手示指按在另一手桡骨茎突上，指尖下凹陷即为此穴。

［主治］外感咳嗽、气喘、咽喉肿痛；头痛项强、口眼㖞斜、小便热、掌中热、上肢不遂。

［操作方法］向上斜刺 0.5～0.8 寸。

4. 太渊（tài yuān，LU9）输穴；原穴；八会穴之脉会

［归经］手太阴肺经。

［定位］在腕前区，桡骨茎突与舟状骨之间，拇长展肌腱尺侧凹陷中。

［主治］咳嗽、气喘、咳血、胸痛、咽喉肿痛；无脉症；腕臂痛。

［操作方法］避开桡动脉，直刺 0.3～0.5 寸。

5. 鱼际（yú jì，LU10）荥穴

［归经］手太阴肺经。

［定位］在第一掌骨桡侧中点赤白肉际处。

［主治］咳嗽、咽喉肿痛、失音、发热；小儿疳积；掌中热。

［操作方法］直刺 0.5～0.8 寸。

6. 少商（shào shāng，LU11）井穴

［归经］手太阴肺经。

［定位］在手指拇指末节桡侧，指甲根角侧上方 0.1 寸。

［主治］咽喉肿痛、鼻衄、咳嗽；高热、昏迷、癫狂；手指疼痛麻木。

［操作方法］浅刺 0.1 寸或点刺出血。

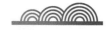

7. 曲泽（qǔ zé，PC3）合穴

[归经] 手厥阴心包经。

[定位] 在肘前区，肱二头肌腱的尺侧缘凹陷中。

[主治] 心悸、心痛；胃痛、吐泻；热病、中暑；肘臂挛痛。

[操作方法] 直刺1～1.5寸或点刺出血。

8. 内关（nèi guān，PC6）络穴；八脉交会穴（通于阴维脉）

[归经] 手厥阴心包经。

[定位] 在腕掌侧远端横纹上2寸，掌长肌腱与桡侧腕屈肌腱之间。

[主治] 心痛、心悸、胸痛、胸闷；呕吐、呃逆；中风、眩晕、头痛；失眠、郁证、癫狂；肘臂挛痛。

[操作方法] 直刺0.5～1寸。

9. 中冲（zhōng chōng，PC9）井穴

[归经] 手厥阴心包经。

[定位] 在中指末端最高点。

[主治] 中风昏迷、中暑、昏厥、小儿惊风；热病。

[操作方法] 浅刺0.1寸或点刺出血，本穴为急救要穴之一。

10. 极泉（jí quán，HT1）

[归经] 手少阴心经。

[定位] 在腋窝中央，腋动脉搏动处。

[主治] 心痛心悸；肩臂疼痛、上肢不遂；瘰疬；胁肋疼痛；腋臭；上肢针麻用穴。

[操作方法] 上臂外展，避开腋动脉，直刺0.5～0.8寸。

11. 通里（tōng lǐ，HT5）络穴

[归经] 手少阴心经。

[定位] 在前臂前区，腕掌侧远端横纹上1寸处，尺侧腕屈肌腱的桡侧缘。

[主治] 心痛、心悸、怔忡；暴喑、舌强；手臂痛。

[操作方法] 直刺0.3～0.5寸，不宜深刺，以免刺伤血管及神经。

12. 阴郄（yīn xì，HT6）郄穴

[归经] 手少阴心经。

[定位] 在前臂前区，腕掌侧远端横纹上0.5寸处，尺侧腕屈肌腱的桡侧缘。

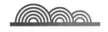

［主治］心痛、惊悸；吐血、衄血、骨蒸盗汗、暴喑。

［操作方法］避开静脉，直刺0.3～0.5寸。

13. 神门（shén mén，HT7）输穴；原穴

［归经］手少阴心经。

［定位］在前臂前区，腕掌侧远端横纹尺侧端，尺侧腕屈肌腱的桡侧缘。

［主治］心痛、惊悸、失眠、健忘、痴呆、胸胁痛、癫狂；腕臂痛；高血压。

［操作方法］避开尺动、静脉，直刺0.3～0.5寸。

14. 少冲（shào chōng，HT9）井穴

［归经］手少阴心经。

［定位］在手小指末节桡侧，指甲根角侧上方0.1寸处。

［主治］心悸、心痛、胸胁痛；癫狂、昏迷、热病。

［操作方法］浅刺0.1～0.2寸或点刺出血。

15. 肩髃（jiān yú，LI15）

［归经］手阳明大肠经。

［定位］在三角肌区，屈臂外展，肩峰外侧缘呈现前后两个凹陷，前下方的凹陷即为本穴。

［主治］肩臂疼痛不遂、手臂挛急；瘾疹；瘰疬。

［操作方法］直刺或向下斜刺0.8～1.5寸，肩周炎宜向肩关节直刺，上肢不遂宜向三角肌方向斜刺。因腧穴部多有神经分布，故宜小心针刺。

16. 臂臑（bì nào，LI14）

［归经］手阳明大肠经。

［定位］在手臂部，曲池上7寸，三角肌前缘处。

［主治］肩臂部疼痛不遂；瘰疬；目疾。

［操作方法］直刺或向上斜刺0.8～1.5寸。

17. 曲池（qǔ chí，LI11）合穴

［归经］手阳明大肠经。

［定位］曲肘呈90°夹角，在肘横纹外侧端与肱骨外上髁连线中点处。

［主治］上肢不遂；头痛、眩晕；热病；癫狂；腹痛吐泻；咽喉痛、齿痛、目痛；瘾疹、湿疹；瘰疬。

［操作方法］直刺1～1.5寸。每日按压曲池穴1～2分钟，使酸胀感向下

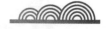

扩散，有预防高血压的作用。

18. 手三里（shǒu sān lǐ，LI10）

［归经］手阳明大肠经。

［定位］在肘横纹下2寸，阳溪与曲池连线上。

［主治］手臂疼痛、上肢不遂；齿痛、颊肿；腰痛。

［操作方法］直刺0.8～1.2寸。

19. 偏历（piān lì，LI6）络穴

［归经］手阳明大肠经。

［定位］在前臂，腕背侧远端横纹上3寸，阳溪与曲池连线上。

［主治］鼻衄、喉痛、耳鸣耳聋；手臂疼痛；腹部疼痛。

［操作方法］直刺或斜刺0.5～0.8寸。

20. 阳溪（yáng xī，LI5）经穴

［归经］手阳明大肠经。

［定位］在腕背侧远端横纹桡侧，桡骨茎突远端，即手拇指向上翘起时，拇长伸肌腱和拇短伸肌腱之间的凹陷中。

［主治］手腕疼痛；头痛、齿痛、咽喉疼痛、耳鸣耳聋。

［操作方法］直刺0.5～0.8寸。

21. 合谷（hé gǔ，LI4）原穴

［归经］手阳明大肠经。

［定位］在第1、第2掌骨间，第2掌骨桡侧的中点处。

［主治］头痛、目赤肿痛、咽喉肿痛、失音、齿痛、腹痛、上肢部疼痛等诸疼痛证；耳鸣耳聋、痄腮；热病；无汗、多汗；经闭、滞产；便秘。

［操作方法］直刺0.5～1寸，针刺时手呈半握拳状，此穴提插幅度不宜过大，以免伤及血管，孕妇不宜针刺。

22. 肩髎（jiān liáo，TE14）

［归经］手少阳三焦经。

［定位］在三角肌区，肩峰角与肱骨大结节两骨间凹陷中，当臂外展时，于肩峰后下方凹陷中。

［主治］肩臂挛痛。

［操作方法］直刺1～1.5寸。

23. 支沟（zhī gōu，TE6）经穴

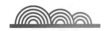

［归经］手少阳三焦经。

［定位］在腕背侧远端横纹上3寸，尺骨与桡骨间隙中点。

［主治］头痛、耳鸣耳聋；热病；瘰疬；胁肋痛、落枕、上肢痹痛；便秘。

［操作方法］直刺0.5～1寸。

24. 外关（wài guān，TE5）络穴，八脉交会穴（通于阳维脉）

［归经］手少阳三焦经。

［定位］在腕背侧远端横纹上2寸，尺骨与桡骨间隙中点。

［主治］头痛、目赤、耳鸣耳聋；热病；瘰疬；胁肋痛；上肢痿痹。

［操作方法］直刺0.5～1寸。

25. 阳池（yáng chí，TE4）原穴

［归经］手少阳三焦经。

［定位］在腕背侧远端横纹上，指伸肌腱的尺侧缘凹陷中。

［主治］头痛、目赤肿痛、耳鸣耳聋等头面部五官疾病；消渴；腕痛、手臂痛。

［操作方法］直刺0.3～0.5寸。

26. 中渚（zhōng zhǔ，TE3）输穴

［归经］手少阳三焦经。

［定位］在手背，第4、第5掌骨间，第4掌指关节近端凹陷中。

［主治］头痛、目赤、耳鸣耳聋等头面部五官疾病，热病；肩、背、肘、臂疼痛；疟疾。

［操作方法］直刺0.3～0.5寸。

27. 关冲（guān chōng，TE1）井穴

［归经］手少阳三焦经。

［定位］在手指第4指末节尺侧，指甲根角侧上方0.1寸。

［主治］头痛，目赤，耳鸣耳聋，热病，中暑，昏厥，肩背痛。

［操作方法］浅刺0.1寸或点刺出血，本穴为急救要穴之一。

28. 后溪（hòu xī，SI3）输穴；八脉交会穴（通于督脉）

［归经］手太阳小肠经。

［定位］在手第5掌指关节尺侧近端赤白肉际凹陷中。

［主治］头痛、落枕、腰背痛；耳聋、目赤、咽喉肿痛；癫狂痫、疟疾、

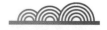

盗汗；手臂挛急。

［操作方法］直刺 0.5～1 寸，治疗手指挛痛常透刺到合谷穴。

29. 少泽（shào zé，SI1）井穴

［归经］手太阳小肠经。

［定位］在手小指末节尺侧，指甲根角侧上方 0.1 寸处。

［主治］头痛、目翳、咽喉肿痛、耳鸣耳聋等头面部疾病；乳痈、乳汁过少；昏迷，热病。

［操作方法］浅刺 0.1～0.2 寸或点刺出血。

六、下肢部腧穴

（一）下肢部腧穴分布规律

下肢部是足三阳经与足三阴经的交接处，如足阳明胃经和足太阴脾经在足大趾交接，足太阳膀胱经和足少阴肾经在足小趾交接，足少阳胆经和足厥阴肝经则在足大趾外侧相同。因此，下肢部分布的穴位主要是足三阴经和足三阳经，包括足太阴脾经、足少阴肾经、足厥阴肝经、足阳明胃经、足太阳膀胱经、足少阳胆经。足三阴三阳经在下肢的分布规律与上肢基本一致，但足三阴经的排列略有不同。足厥阴、足太阴经脉在内踝上 8 寸的位置前后交叉，所以在内踝上 8 寸以下，足三阴从前到后的排列为足厥阴、足太阴、足少阴；而在内踝上 8 寸以上的排列则为足太阴、足厥阴、足少阴；足三阳经与手三阳经的分布规律一致，从前到后为足阳明、足少阳、足太阳经。

（二）下肢部腧穴主治概要

1. 下肢部病证　下肢麻木、不遂、疼痛、屈伸不利、肿胀，关节炎，关节积液，关节损伤，扭伤等。

2. 脏腑病证　脾胃、肾、肝胆疾病。胃痛、呕吐、呃逆、胸胁疼痛、黄疸、月经不调、遗精、阳痿等。

3. 腧穴所属经脉循行部位及其相应脏腑的病证。

（三）下肢部常用腧穴（图 1-8）

1. 血海（xuè hǎi，SP10）

［归经］足太阴脾经。

［定位］在股前区，髌底内侧端上 2 寸，股内侧肌隆起处。

［主治］月经不调，痛经，闭经，崩漏；瘾疹，湿疹，丹毒；膝、股内侧痛。

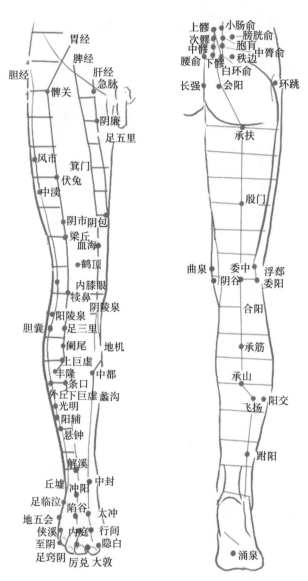

图 1-8 下肢腧穴图

[操作方法] 直刺 1～1.5 寸。

2. 阴陵泉（yīn líng quán，SP9）合穴

[归经] 足太阴脾经。

[定位] 在小腿内侧，胫骨内侧髁下缘与胫骨内侧缘之间的凹陷中。

[主治] 腹胀，腹泻，水肿，黄疸，小便不利；膝痛。

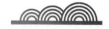

［操作方法］直刺 1～1.5 寸。治疗膝痛可向阳陵泉或委中方向透刺。

3. 地机（dì jī，SP8）郄穴

［归经］足太阴脾经。

［定位］在小腿内侧，阴陵泉下 3 寸，胫骨内侧缘后际。

［主治］痛经，崩漏，月经不调；食欲不振，腹痛，腹泻；小便不利，水肿。

［操作方法］直刺 1～1.5 寸。

4. 三阴交（sān yīn jiāo，SP6）

［归经］足太阴脾经。

［定位］在小腿内侧，内踝尖上 3 寸，胫骨内侧缘后际。

［主治］肠鸣、腹胀、腹泻等脾胃虚弱诸症；月经不调、带下、崩漏、阴挺、经闭、痛经、不孕、滞产、遗精、阳痿、遗尿、疝气、小便不利等生殖泌尿系统疾病；心悸，失眠，高血压；下肢痿痹；阴虚诸证；湿疹，瘾疹，神经性皮炎。

［操作方法］直刺 1～1.5 寸。孕妇禁针。

5. 公孙（gōng sūn，SP4）络穴；八脉交会穴（通于冲脉）

［归经］足太阴脾经。

［定位］在跖区，第 1 跖骨底的前下缘赤白肉际中。

［主治］胃痛，呕吐，腹痛，腹胀，腹泻，痢疾；心烦失眠，嗜卧。

［操作方法］直刺 0.6～1.2 寸。

6. 太白（tài bái，SP3）输穴；原穴

［归经］足太阴脾经。

［定位］在跖区，第 1 跖趾关节近端赤白肉际凹陷中。

［主治］肠鸣、腹胀，腹泻，呕吐，胃痛，痢疾，便秘；体重节痛。

［操作方法］直刺 0.5～0.8 寸。

7. 隐白（yǐn bái，SP1）井穴

［归经］足太阴脾经。

［定位］在足趾，大趾末节内侧，趾甲根角侧后方 0.1 寸。

［主治］月经过多，崩漏；便血、尿血等慢性出血；昏厥、癫狂、多梦、惊风；腹满，暴泻。

［操作方法］浅刺 0.1～0.2 寸。

8. 曲泉 （qǔ quán，LR8）合穴

[归经] 足厥阴肝经。

[定位] 在膝部，腘横纹内侧端，半腱肌肌腱内侧缘凹陷中。

[主治] 月经不调，痛经，带下，阴挺，阴痒，产后腹痛；遗精，阳痿，疝气，小便不利；髌膝肿痛，下肢痿痹。

[操作方法] 直刺1～1.5寸。

9. 太冲 （tài chōng，LR3）输穴；原穴

[归经] 足厥阴肝经。

[定位] 在足背，第1、第2跖骨间，跖骨底结合部前方凹陷中或触及动脉搏动处。

[主治] 中风，癫狂痫，小儿惊风；头痛，眩晕，耳鸣，目赤肿痛，口㖞，咽痛；月经不调，痛经，经闭，崩漏，带下；胁痛，腹胀，呕逆，黄疸；癃闭，遗尿；下肢痿痹，足跗肿痛。

[操作方法] 直刺0.5～1寸。

10. 行间 （xíng jiān，LR2）荥穴

[归经] 足厥阴肝经。

[定位] 在足背，第1、第2趾间，趾蹼缘后方赤白肉际处。

[主治] 中风，痫病；头痛，目眩，目赤肿痛，青盲，口㖞；月经不调，痛经，闭经，崩漏，带下，阴中痛，疝气；遗尿；癃闭，五淋；胸胁满痛；下肢内侧痛，足跗肿痛。

[操作方法] 直刺0.5～1寸。

11. 大敦 （dà dūn，LR1）井穴

[归经] 足厥阴肝经。

[定位] 在足趾，大趾末节外侧，趾甲根角侧后方0.1寸。

[主治] 疝气，少腹痛；遗尿，癃闭，五淋，尿血；月经不调，崩漏，缩阴，阴中痛，阴挺；痫病，善寐。

[操作方法] 浅刺0.1～0.2寸或点刺出血。

12. 复溜 （fù liū，KI7）经穴

[归经] 足少阴肾经。

[定位] 在小腿内侧，内踝尖上2寸，跟腱前缘。

[主治] 水肿，腹胀，癃闭，泄泻；盗汗，热病无汗或汗出不止；下肢

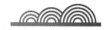

痿痹。

　　[操作方法] 直刺 0.5～1 寸。

　　13. 照海（zhào hǎi，KI6）八脉交会穴（通于阴跷脉）

　　[归经] 足少阴肾经。

　　[定位] 在踝区，内踝尖下 1 寸，内踝下缘边际凹陷中。

　　[主治] 月经不调，痛经，带下，阴挺，阴痒，小便频，癃闭；咽喉干痛，目赤肿痛；痫病，失眠。

　　[操作方法] 直刺 0.5～0.8 寸。

　　14. 太溪（tài xī，KI3）输穴；原穴

　　[归经] 足少阴肾经。

　　[定位] 在踝区，内踝尖与跟腱之间的凹陷中。

　　[主治] 月经不调，遗精，阳痿，小便频，消渴，泄泻；头痛，目眩，耳聋，耳鸣，咽喉肿痛，齿痛，失眠，健忘；咳喘，咳血；腰脊痛，下肢痹痛厥冷，下肢不遂，内踝及足跟痛。

　　[操作方法] 直刺 0.5～1 寸。

　　15. 大钟（dà zhōng，KI4）络穴

　　[归经] 足少阴肾经。

　　[定位] 在跟区，内踝后下方，跟骨上缘，跟腱附着部前缘凹陷中。

　　[主治] 癃闭，遗尿，便秘；咳血，气喘；痴呆，嗜卧；足跟痛。

　　[操作方法] 直刺 0.3～0.5 寸。

　　16. 涌泉（yǒng quán，KI1）井穴

　　[归经] 足少阴肾经。

　　[定位] 在足底，屈足卷趾时足心最凹陷中（当足底第 2、第 3 趾蹼缘与足跟连线的前 1/3 与后 2/3 的交点处）。

　　[主治] 头顶痛，眩晕，昏厥，癫狂，小儿惊风，失眠；便秘，小便不利；咽喉肿痛，舌干，失音，足心热。

　　[操作方法] 直刺 0.5～1 寸。针刺时要防止刺伤足底动脉弓。

　　17. 梁丘（liáng qiū，ST34）郄穴

　　[归经] 足阳明胃经。

　　[定位] 在股前区，髌底上 2 寸，股外侧肌与股直肌肌腱之间。

　　[主治] 膝肿痛、下肢不遂；急性胃痛；乳痈、乳痛。

［操作方法］直刺 1～1.2 寸。

18. 足三里（zú sān lǐ, ST36）合穴；下合穴

［归经］足阳明胃经。

［定位］在小腿外侧，犊鼻下 3 寸，胫骨前嵴外 1 横指处，犊鼻与解溪的连线上。

［主治］胃痛、呕吐、噎膈、腹胀、消化不良、腹泻、疳积、痢疾、便秘等胃肠诸疾；下肢痿痹；中风、心悸、高血压、癫狂；乳痈；虚劳诸证。本穴是强壮要穴。

［操作方法］直刺 1～2 寸。强壮保健常用灸法。

19. 上巨虚（shàng jù xū, ST37）下合穴

［归经］足阳明胃经。

［定位］在小腿外侧，犊鼻下 6 寸，犊鼻与解溪的连线上。

［主治］肠鸣、腹痛、腹泻、便秘、肠痈等胃肠疾病；下肢痿痹。

［操作方法］直刺 1～2 寸。

20. 条口（tiáo kǒu, ST38）

［归经］足阳明胃经。

［定位］在小腿外侧，犊鼻下 8 寸，犊鼻与解溪的连线上。

［主治］下肢痿痹，转筋；肩臂痛不能举；脘腹疼痛。

［操作方法］直刺 1～1.5 寸。

21. 丰隆（fēng lóng, ST40）络穴

［归经］足阳明胃经。

［定位］在小腿外侧，外踝尖上 8 寸，胫骨前肌外缘，条口旁开 1 寸。

［主治］头痛，眩晕，癫狂，痫病；咳嗽，痰多，哮喘；下肢痿痹。

［操作方法］直刺 1～1.5 寸。

22. 解溪（jiě xī, ST41）经穴

［归经］足阳明胃经。

［定位］在踝区，踝关节前面中央凹陷中，拇长伸肌腱与趾长伸肌腱之间。

［主治］下肢痿痹，足背肿痛，踝关节病；头痛，眩晕，癫狂；腹胀，便秘。

［操作方法］直刺 0.5～1 寸。

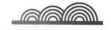

23. 内庭（nèi tíng，ST44）荥穴

［归经］足阳明胃经。

［定位］在足背，第2、第3趾间，趾蹼缘后方赤白肉际处。

［主治］齿痛，咽喉肿痛，鼻衄；热病；胃病吐酸，腹泻，痢疾，便秘；足背肿痛。

［操作方法］直刺0.5～0.8寸。

24. 厉兑（lì duì，ST45）井穴

［归经］足阳明胃经。

［定位］在足趾，第2趾末节外侧，趾甲根角侧后方0.1寸。

［主治］面肿，鼻衄，齿痛，咽喉肿痛；热病，多梦，癫狂。

［操作方法］浅刺0.1～0.2寸或点刺出血。

25. 环跳（huán tiào，GB30）

［归经］足少阳胆经。

［定位］在臀区，股骨大转子最凸点与骶管裂孔连线的外1/3与内2/3交点处。

［主治］下肢痿痹；半身不遂；坐骨神经痛。

［操作方法］直刺2～3寸。

26. 风市（fēng shì，GB31）

［归经］足少阳胆经。

［定位］在股部，大腿外侧部的中线上，髌底上7寸；或直立垂手，掌心贴于大腿时，中指尖所指凹陷中，髂胫束后缘。

［主治］下肢痿痹，脚气；遍身瘙痒。

［操作方法］直刺1～1.5寸。

27. 阳陵泉（yáng líng quán，GB34）合穴；下合穴；八会穴之筋会

［归经］足少阳胆经。

［定位］在小腿外侧，腓骨头前下方凹陷中。

［主治］黄疸，口苦，呕吐，胁肋疼痛；下肢痿痹，膝髌肿痛，脚气，肩痛；小儿惊风。

［操作方法］直刺1～1.5寸。

28. 光明（guāng míng，GB37）络穴

［归经］足少阳胆经。

[定位] 在小腿外侧，外踝尖上5寸，腓骨前缘。

[主治] 目痛，夜盲，目视不明；乳房胀痛，乳汁少。

[操作方法] 直刺1～1.5寸。

29. 丘墟（qiū xū，GB40）原穴

[归经] 足少阳胆经。

[定位] 在踝区，外踝的前下方，趾长伸肌腱的外侧凹陷中。

[主治] 胸胁胀痛，下肢痿痹，外踝肿痛，脚气；疟疾。

[操作方法] 直刺0.5～0.8寸。

30. 足临泣（zú lín qì，GB41）输穴；八脉交会穴（通于带脉）

[归经] 足少阳胆经。

[定位] 在足背，第4、第5跖骨底结合部的前方，第5趾长伸肌腱外侧凹陷中。

[主治] 偏头痛，目赤肿痛，目眩，目涩；乳痈，乳胀，月经不调；胁肋疼痛，足跗肿痛；瘰疬；疟疾。

[操作方法] 直刺0.3～0.5寸。

31. 侠溪（xiá xī，GB43）荥穴

[归经] 足少阳胆经。

[定位] 在足背，第4、第5趾间，趾蹼缘后方赤白肉际处。

[主治] 头痛，眩晕，目赤肿痛，耳鸣，耳聋；乳痈，胁肋胀痛；热病。

[操作方法] 直刺0.3～0.5寸。

32. 足窍阴（zú qiào yīn，GB44）井穴

[归经] 足少阳胆经。

[定位] 在足趾，第4趾末节外侧，趾甲根角侧后方0.1寸。

[主治] 头痛，咽喉肿痛，目赤肿痛，耳鸣，耳聋；失眠多梦；胁痛，足跗肿痛；热病。

[操作方法] 浅刺0.1～0.2寸或点刺出血。

33. 委中（wěi zhōng，BL40）合穴；下合穴

[归经] 足太阳膀胱经。

[定位] 在膝后区，腘横纹中点。

[主治] 腰痛，下肢痿痹，下肢不遂，腘挛急；腹痛，吐泻；小便不利，遗尿；丹毒，瘾疹，皮肤瘙痒，疔疮。

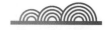

［操作方法］直刺1～1.5寸。或用三棱针点刺腘静脉出血。针刺不宜过快、过强、过深，以免损伤血管和神经。

34. 承山（chéng shān，BL57）

［归经］足太阳膀胱经。

［定位］在小腿后区，腓肠肌两肌腹与肌腱交角处，当伸直小腿后或足跟上提时，腓肠肌肌腹下出现尖角凹陷处。

［主治］痔疾，便秘；腰腿拘急疼痛，足跟痛，脚气。

［操作方法］直刺1～2寸。不宜做过强的刺激，以免引起腓肠肌痉挛。

35. 昆仑（kūn lún，BL60）经穴

［归经］足太阳膀胱经。

［定位］在踝区，外踝尖与跟腱之间的凹陷中。

［主治］头痛，项强，目眩，鼻衄；腰痛，足跟肿痛；难产；痫病。

［操作方法］直刺0.5～0.8寸。孕妇禁用，经期慎用。

36. 申脉（shēn mài，BL62）八脉交会穴（通于阳跷脉）

［归经］足太阳膀胱经。

［定位］在踝区，外踝尖直下，外踝下缘与跟骨之间凹陷中。

［主治］头痛，眩晕，失眠，嗜卧，癫狂痫；目赤痛，上睑下垂；腰腿痛，项强脊痛，足外翻。

［操作方法］直刺0.3～0.5寸。

37. 至阴（zhì yīn，BL67）井穴

［归经］足太阳膀胱经。

［定位］在足趾，小趾末节外侧，趾甲根角侧后方0.1寸。

［主治］难产，胎位不正，胞衣不下；头痛，目痛，鼻塞，鼻衄。

［操作方法］浅刺0.1寸。胎位不正用灸法。

第五节　推拿基础知识

推拿是中医临床学科中的一门外治法，是中医学伟大宝库的重要组成部分。推拿防治疾病的手段主要是手法治疗。手法治疗是指操作者用手或肢体的其他部位或借助一定的器具，在受治者的体表做规范性的动作，以防病治病为目的的一种治疗方法。本章重点介绍推拿手法的基本要求。

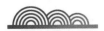

一、手法的基本要求

手法是指按特定技巧和规范化动作在受治者体表操作，用于治疗疾病和保健强身的一种临床技能。以手法治病古称按摩，经过历史沿革又称推拿，施术时一般用手，也可因需要而用除手以外的腕、臂、肘、膝、足等部位进行操作，甚至借助一定的工具，延伸手的功能进行操作，因以手操作较多，故称为手法。以手法治疗疾病，其疗效的判定，在诊断、取穴及施治部位无误的情况下，关键取决于手法操作的准确性、应用熟练程度和功力的深浅。只有规范地掌握手法要领，操作娴熟并经过长期的功法训练和临床实践，才能极尽手法的运用之妙，正如《医宗金鉴·正骨心法要旨》所云："一旦临证，机触于外，巧生于内，手随心转，法从手出。"

手法根据其适用部位、作用目的有不同分类，一般将作用于软组织起到松解作用的手法称为松解类手法或基本手法；将适用于关节部位起到整复错位效果的手法称为整复类手法或活动关节类手法。下面简要介绍两类手法的基本技术要求。

（一）松解类手法基本技术要求

松解类手法种类较多，如一指禅推法、㨰法、揉法、推法、摩法等等，每一种手法都有其特定的技术要求，但一般认为，这类手法均须符合持久、有力、均匀、柔和、深透的基本技术要求，才能达到较好的临床效果。

1. 持久　是指手法能够严格按照规定的技术要求和操作规范，持续操作足够的时间而不变形，保持动作的准确性和连贯性。因为不少推拿手法在临床应用的时候，需要操作较长的时间才能够取得较好的临床疗效，如果缺乏持久性，势必影响疗效。

2. 有力　是指手法必须具备一定的力量，就是通常所说的基础力，同时还要具备一定的技巧力。同一个手法的操作，一般需要重复3～5遍，才能达到很好的累积效应。临床推拿手法在力的运用上，必须做到因人制宜、因证制宜。要根据治疗对象的年龄、性别、体质、施治部位、病证虚实来灵活掌握。如老年人、儿童手法宜轻；青壮年，肌肉丰厚处可用力稍重。基本原则就是既要保证有较好临床治疗的效果，又要避免发生不良反应，切忌使用暴力，以免造成医源性损伤。

3. 均匀　是指手法动作要有节奏，用力要平稳，速度不能时快时慢，幅

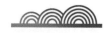

度不可时大时小，用力不能时轻时重。

4. 柔和 是指手法动作的温柔灵活及力量的缓和，使手法轻而不浮，重而不滞，刚中有柔，刚柔相济。手法操作要具有较强的舒适感，动作要灵活，从容和缓，切忌暴力，动作变换自然流畅，毫无涩滞感。正如《医宗金鉴·正骨心法要旨》所云"法之所施，使患者不知其苦，方称为手法也"，明确提出了手法柔和的重要性。

5. 深透 是指"力"达到所要治疗的部（穴）位，也就是古人所指的"适达病所"，只有掌握住持久、有力、均匀、柔和，才能保证深透。

以上松解类手法的基本要求，这几个方面是有机统一的，不是孤立的，临床运用，需灵活掌握，只有通过长期刻苦的训练和临床实践，才能够熟练掌握，得心应手。

（二）整复类手法基本技术要求

由于关节软组织的保护作用，特别是在病理状况，错缝关节周围的肌肉、韧带等软组织多呈痉挛、紧张状态，给手法操作带来一定难度，如果强制暴力操作，也会因之造成危险。因此，为了保证手法的安全性和有效性，整复类手法的操作应符合稳、准、巧、快的基本技术要求。

1. 稳 是对整复类手法安全性方面的要求，强调在施行手法整复时，首先要考虑到安全问题，它包括排除整复手法的禁忌证和具体手法的选择应用两个方面。就手法操作本身而言，应做到平稳自然、因势利导、避免生硬粗暴。

2. 准 是对整复类手法有效性方面的要求，强调进行关节整复时，一定要有针对性。首先，必须具有明确的手法应用指标，即明确诊断，做到手法与病证相合；其次，在手法操作过程中，定位要准确，如施行拔伸类手法时，通过变换拔伸力的方向和作用点，可以使应力更好地集中于要整复的关节部位，而在施行脊柱旋转扳法时，则可以通过改变脊柱屈伸和旋转的角度，以及手指的支点位置，使应力集中于需要整复的关节部位。

3. 巧 是对整复类手法施力方面的要求，强调运用巧力，以柔克刚，即所谓"四两拨千斤"，不可使用蛮力、暴力。从力学角度分析，大多数整复类手法是运用了杠杆原理，因此，在施行关节整复类手法时，力的支点选择和力的组合运用十分重要，同时还要考虑到不同体位下的灵活变化，要尽可能地借患者自身之力以完成手法的操作，只有这样，才能符合"巧"的技术要求。

4. 快 是对整复类手法发力方面的要求，强调发力时要疾发疾收。首先，

需要对发力时机做出判断，它主要依靠手下的感觉，一般在关节活动到极限位置而又没有明显阻力的时候发力；其次，术者无论采用哪一个部位发力，一般都是运用自身机理的等长收缩方式进行，即所谓的"寸劲"，极少有形体和关节大幅度地运动；另外，需要对发力时间和力的大小进行控制，不能过大过小。

以上4个方面的技术要求应贯穿于每一个整复手法操作的全过程，只有这样，才能确保手法的安全性和有效性。

二、推拿介质

推拿时，为了减少对皮肤的摩擦损害，或者为了借助某些药物的辅助作用，可在推拿部位的皮肤上涂些液体、膏剂或撒些粉末，这种液体、膏剂或粉末通称为推拿介质，又称推拿递质。推拿时应用介质，在我国有悠久的历史，如《圣济总录》云："若疗伤寒以白膏摩体，手当千遍，药力乃行，则摩之用药，又不可不知也。"《景岳全书》云："治发热便见腰痛者，以热麻油按痛处揉之可止"。本节主要介绍推拿介质的分类和选择。

（一）介质的种类及作用

目前，推拿临床中运用的介质种类颇多，既有单方，也有复方，主要有药炭、药膏、药散、药酒、油、清水、姜汁等，现介绍几种较常用的介质。

1. 滑石粉　即医用滑石粉。有润滑皮肤的作用，一般在夏季常用，适用于各种病证，是临床上最常用的一种介质。

2. 爽身粉　有润滑皮肤、吸汗、吸水的作用，质量较好的爽身粉可代替滑石粉应用，可用于多种病证。

3. 葱姜汁　由葱白和生姜捣碎取汁使用，亦可将葱白和生姜切片，浸泡于75%乙醇中使用，能加强温热散寒作用。

4. 白酒　即食用白酒。适用于成人推拿，有活血祛风，散寒除湿，通经活络的作用，对发热患者尚有降温作用，一般用于急性扭挫伤。

5. 冬青膏　由冬青油、薄荷脑、凡士林和少许麝香配置而成，具有温经散寒和润滑作用，常用于治疗软组织损伤。

6. 薄荷水　取5%薄荷脑5 g，浸入75%医用乙醇100 ml内配制而成。具有温经散寒，清凉解表，清利头目和润滑作用，常用于治疗软组织损伤，用于擦法、按揉法可加强透热效果。

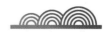

7. 木香水　取少许木香，用开水浸泡后放凉去渣后使用，有行气、活血、止痛作用。常用于急性扭挫伤及肝气郁结所致的两胁疼痛等症。

8. 凉水　即食用洁净凉水。有清凉肌肤和退热作用，一般用于外感热证。

9. 红花油　由冬青油、红花、薄荷脑配制而成，有消肿止痛等作用。常用于急性或慢性软组织损伤。

10. 传导油　由玉树油、甘油、松节油、乙醇、蒸馏水等量配制而成。用时摇匀，有消肿止痛、祛风散寒作用，适用于软组织慢性劳损和痹证。

11. 芝麻油　即食用芝麻油。运用擦法时涂上少许麻油，可加强手法透热的作用而提高疗效，常用于刮痧疗法中。

12. 蛋清　将鸡蛋穿一小孔，取蛋清使用。有清凉解热、祛积消食作用。适用于小儿外感发热，消化不良等症。

13. 外用药酒　取当归 30 g、乳香 20 g、没药 20 g、血竭 10 g、马钱子 20 g、广木香 10 g、生地黄 10 g、桂枝 30 g、草乌 20 g、冰片 1 g。浸泡于 1.5 kg 高浓度白酒中，2 周后使用。有行气活血、化瘀通络功效，适用于各种慢性软组织损伤，骨和软骨退行性病证。

(二) 介质的选择

1. 辨证选择　根据中医学理论进行辨证分型，依据证型的不同选择不同的介质。但总的来说可分为两大类，即辨寒热和辨虚实。寒证，用有温热散寒作用的介质，如葱姜水、冬青膏等；热证，用具有清凉退热作用的介质，如凉水、医用乙醇等；虚证，用具有滋补作用的介质，如药酒、冬青膏等；实证，用具有清、泻作用的介质，如蛋清、红花油、传导油等。其他证型可用一些中性介质，如滑石粉、爽身粉等，取其润滑皮肤作用。

2. 辨病选择　根据病情的不同，选择不同的介质。软组织损伤，如关节扭伤、腱鞘炎等选用活血化瘀、消肿止痛、透热性强的介质，如红花油、传导油、冬青膏等。

3. 根据年龄选择　成年人，一般而言，不论水剂、油剂、粉剂均可应用。老年人常用的介质有油剂和酒剂。

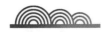

第二章 中医外治适宜技术的临床治疗观

中医外治适宜技术是指中医特色突出，疗效确切，经济简便，可操作性强，且经过长期临床验证，安全可靠的中医诊疗技术。其理论和临床都贯穿着3个基本观点：一是整体观，二是辨证观，三是功能观。这3个基本观点是经过长期的医疗实践，在朴素的唯物论和辨证法的思想指导下逐步总结出来的，对临床具有重要的指导作用，而"正气为主""杂合以治""治未病"则是3个基本观点在方法论上的进一步体现。只有正确地掌握和运用中医学理论，才能充分发挥理论对实践的重要指导作用。

一、整体观

中医外治适宜技术对疾病的预防、治疗及病后的摄生调养都主张从整体出发。整体观在中医外治适宜技术中的指导作用反应在"全面治疗"的思想，即利用综合性治疗的方法达到人体形神功能和社会活动的恢复，具体体现在人与自然一体观、人与社会一体观、人的形神一体观三部分内容。

（一）人与自然一体观

人与自然一体观的古代术语，即为"天人相应"。天人相应观在中医外治适宜技术中主要体现在两个方面：适应自然和利用自然以有利于恢复。自然界四时更替、昼夜变化、月亮盈亏、子午更迭的变迁，使人体的阴阳气血、脏腑经络生理活动、精神情绪产生相应的规律性变化。中医外治适宜技术不仅强调天地自然的规律对人体的影响，以及人体对自然变化规律的本能的适应能力，更重要的是，人类应当能动地遵循自然运动规律的法则，避免不利因素，利用有利因素保持人体健康，促进疾病痊愈。因此，顺应自然、因时因地制宜成为中医外治适宜技术的重要法则。

（二）人与社会一体观

人与社会一体观，认为人与社会是一个统一的整体。人生活于社会中，是社会的一员，所以复杂的、不断变迁的社会因素会直接或间接地影响人的性

格、思想、嗜好和疾病的发生及其恢复过程。社会环境的各种因素，包括地位、经济、思想、文化、职业、语言行为，以及家庭、朋友、同事的关系等，均可影响人的情绪，进而影响脏器的生理功能。

（三）人的形神一体观

中医外治适宜技术的形神一体观认为，人体是形与神的统一体，神是形的产物，而形为神的物质基础；反之，形的功能又受制于神，神在协调脏腑、气血、阴阳的变化，维持人体内环境平衡的同时，又能调节组织并使之适应自然界的变化，缓冲由外部因素引起的情志刺激，而维持人体与外部环境间的协调关系，这种脏腑、精、气、神之间的有机联系，形体与精神的结合，形态与功能的辩证统一就是中医外治适宜技术形神一体的全面治疗观。

中医外治适宜技术并重形神功能，强调两者的统一，但在运用中医外治适宜技术的实践中常以养形治形为先。这因为形体是人体生命存在的基础，人有了形体，才有生命，才有机体生命活动及情感意识的表现，亦即"神"的产生。人的形体一旦产生，就难以避免受各种致病因素的侵袭，导致形体功能的残缺或障碍。因此，要重视形体保养和形体恢复的问题。

二、辨证观

辨证，是中医研究疾病、认识疾病的过程，也是运用中医外治适宜技术治疗过程不可缺少的一个方面。辨，就是辨别；证，是机体在疾病发展过程中的某一阶段的病理概括。证候，是人体内在病理变化的外在表现；是疾病过程中具有时相性特征的整体反应状态。辨证，是指将诊察过程所收集的资料，通过分析与综合辨清疾病的原因、性质、部位、正邪之间的关系，并概括或判断为某种性质的证的过程。由于患者多受自然因素、社会因素和个人体质不同的因素等多重影响，所以表现出复杂的综合性病理反应状态，这就造成了同病异证、异病同证、一病多证的差异性。一方面，中医外治适宜技术的辨证观强调通过观察和分析患者的综合证候，寻找引起不适的原因，并针对这些原因采取相应的治疗措施，即病治异同的辨证观；另一方面，中医外治适宜技术又充分考虑患者的个体差异性，因人因时因地制宜，采取不同的治疗措施，此即异法方宜的辨证思想。

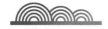

三、功能观

功能观要求临床工作者不单着眼于某一器官或组织的具体的生理功能，更重要的是从整体上重视患者日常生活和职业工作能力的恢复。恢复日常生活活动能力主要是指通过多种功能训练，恢复日常生活活动所必需的衣、食、住、行及个人卫生等基本动作和技巧。恢复职业劳动能力则主要是指通过功能训练，恢复职业工作所必需的体力技能、智能及心理等方面的条件。

四、正气观

正气不足与失调是导致疾病发生的重要病机，例如，残疾诸证，即由气血失和、形体功能障碍所致。慢性病，多是由于病程长，病久伤正而存在以正气不足为主要特点的病理状态。老年病，则大多在肾气衰弱、机体各器官功能自然衰退过程中发生，因此也都存在正气不足的问题。所以，运用中医外治适宜技术的主要目标是恢复人体正气、调动正气自愈能力和适应能力，以促进功能的恢复。

五、治未病观

中医外治适宜技术认为防重于治，其"治未病"思想主要体现在未病先防、既病防变和瘥后防复3个方面。未病先防，是在疾病发生之前，采取预防措施避免其发生；既病防变，是在得病之后特别是发病之初，针对病发展过程中可能出现的病情加重趋势和已经萌芽的先兆症状，及时采取有效措施加以治疗，以阻止或扭转病情的发展和传变，促使疾病朝痊愈方向转化；瘥后防复，是病后初愈达到正常功能水平前，需要有一个时间段休养生息，在这个阶段时间内，初愈者虽然处在正常生活环境下，但因其适应力较正常水平差，容易导致疾病重新发作。所以，中医外治适宜技术针对上述3种情况制定了专门干预策略，而且中医"治未病"的理论与西医康复"三级预防"的理论不谋而合，具有极其重要的科学价值和实践意义。

六、综合观

在采取中医外治适宜技术治疗的同时，还要配合教育职业、社会等方面的治疗措施，使患者在身体上、精神上、社会生活、职业和经济能力等各个方面

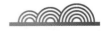

都能获得最大限度的恢复，最大限度地重返社会。就中医外治适宜技术而言，也要求能采取综合性的医疗方法，如针刺、艾灸、推拿、刮痧、拔罐等中医外治适宜技术的综合应用。在医疗实践中，只要对患者恢复有利的一切治疗方法都可应用。此外，在"杂合以治"的医疗方案中，还应该掌握以下几个基本点。

（一）标本结合

标本结合，即急则治其标，以缓解患者的病痛、抢救生命为目的；缓则治其本，以消除病因、逆转病理状态、恢复患者身心功能为目的。

（二）多种外治法结合

多种外治法结合，即用不止一种中医外治适宜技术，如针刺、艾灸、推拿、刮痧、拔罐等，因人而异，选择合适的中医外治适宜技术结合作用于患者，发挥不同外治法的特点，各得其宜。

（三）医疗与自疗结合

医疗指由医务人员施行的治疗措施；自疗指发挥患者自身潜在的自愈能力配合治疗的过程。中医外治适宜技术多数都是通过养扶正气、发挥人体的自疗能力而达到治疗目的。同时，中医外治适宜技术也强调在疾病的治疗过程充分发挥患者参加恢复的能动性，如练习气功、进行功能训练、安排合理的生活方式等。只有将医疗与自疗结合起来，才能达到最高水平的适宜治疗方案。

（四）治疗与调养相结合

中医外治适宜技术强调"养"和"治"相结合，以及"必养必和，待其来复"的原则，采用的多数方法也都具有"养"和"治"两个方面的作用。通过调养的方法，可以恢复体内正气，正气来复，则形盛神旺，机体恢复。

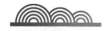

第三章 中医外治适宜技术诊断手段

中医外治适宜技术诊断的主要内容包括望、闻、问、切四诊。通过四诊全面认识各种症状、体征的特点，并进行归纳分析、确定病种、辨别证候、判断患者的正气虚实、病邪的性质和程度及其总体气血的强弱。

人体是一个有机的整体，局部的病变可以影响全身、内脏的病变，并从五官四肢体表各个方面反映出来。所以通过四诊手段，诊察各个方面的症状和体征，就可以了解疾病的病因、病机，从而为辨证论治提供依据。望、闻、问、切四种评定方法，各有其独特作用，不能相互取代，因此在临床运用时，必须将它们有机地结合起来即所谓"四诊合参"，这样才能全面而系统地了解病情，做出正确的判断。

一、望诊

医生运用视觉，对人体全身和局部的一切情况进行有目的地观察，以了解健康或疾病情况，即望诊。望诊在诊断上占有重要的地位，所谓"望而知之谓之神"。这是因为人的视觉，在认识客观事物中，占有重要的地位。所以充分利用视觉，训练敏捷的观察力，是医生职业所必需的。

望诊主要内容是观察人体的神、色、形态，以推断体内的变化。健康人的神、色、形态等都有其正常的表现，一有反常，便是病态。有些病只反映为神或色等单方面的异常；有些病却反映为神、色、形态等多方面的变化。中医学的长期实践证明，人体外部和五脏六腑有着密切的关系，特别是面部、舌部和脏腑的关系更为密切，因此通过对外部的观察，可以了解整体的病变，如《灵枢·本脏》云："视其外应，以知其内脏，则知所病矣。"

二、闻诊

闻诊包括听声音和嗅气味两方面。听声音是指诊察患者的声音、语言、呼吸、咳嗽、呕吐、呃逆、嗳气、太息、喷嚏、肠鸣等各种声响。嗅气味是指嗅

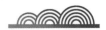

患者体内所发出的各种气味，以及分泌物、排泄物和病室的气味。

《黄帝内经》中《素问·阴阳应象大论》首次提出五音五声应五脏的理论；而《素问·脉要精微论》更以声音、言语、呼吸等来判断正气盈亏和邪气盛衰。《伤寒论》与《金匮要略》也以患者的语言、呼吸喘息、咳嗽、呕吐、呃逆、呻吟等作为闻诊的主要内容。后世医家更将口气、鼻气，以及各种分泌物、排泄物等异常的气味，列入闻诊范围。其基本原理在于各种声音和气味都是在脏腑生理和病理活动中产生的，所以能反映脏腑的生理和病理变化。

三、问诊

问诊是医生询问患者或陪诊者，了解疾病的发生、发展、治疗经过、现有症状和其他与疾病有关的情况，以诊察疾病的方法。

问诊是临床诊察疾病的重要一项，在四诊中占有重要地位。因为对于疾病的很多情况，如患者的病史、自己症状、既往健康状况和家族史等，只有通过问诊才能获得。了解上述情况，可为医生分析病情、判定病位、掌握病性、辨证治疗提供可靠的依据，特别是对于那些只有自觉症状而缺乏客观体征的疾病和因情志因素所致的疾病，问诊就显得更为重要。同时，询问患者的主要疾病，又可为医生有目的、有重点地检查病情提供线索。所以历代医家向来重视问诊。如《素问·三部九候论》云："必审问其所始病，与今之所方病，而后各切循其脉。"《疏五过论》云："凡欲诊病者，必问饮食居处。"明代张景岳也认为问诊是"诊病之要领，临证之首务"。并在《景岳全书·十问》中对问诊的内容及其辨证意义做了详细的阐述。

问诊时，医生要首先抓住患者的主要问题，然后再围绕主要问题进行有目的、有步骤的询问，既要突出重点，又要全面了解。同时，医生要以高度热忱的精神和认真负责的态度进行详细询问，对患者要寄予同情，说话要和蔼可亲通俗易懂、耐心细致，取得患者信任，使患者详细地倾吐病情。如发现患者叙述有不清楚不全面之处，医生可进行必要的提示和启发，但切不可用自己的主观意愿套问或暗示患者，以免使问诊资料与实际情况不符。在问诊中医生还要注意，不要给患者精神带来不良刺激或产生不良影响，要帮助患者建立起战胜疾病的信心。对于危重患者，医生要为抢救患者作扼要的询问和重点检查，及时进行抢救，然后对不详细之处再做补问，不可为苛求完整记录而耽误对患者的抢救。

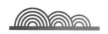

四、切诊

切诊分脉诊和按诊两部分，两者皆是运用双手对患者体表进行触、摸、按压，从而获得重要辨证资料的一种诊察方法。

脉诊是医生通过手指指目触摸桡动脉搏动，观察脉宽、脉长、脉速、脉流利度等指标，对患者身体和功能情况做出判断。目前已有设备是中医脉诊仪，通过桡动脉部位的力学传感器识别十余种不同脉象来评估疾病虚实等情况。按诊是医生用手直接触摸或按压患者某些部位，以了解局部冷热、润燥、软硬、压痛、肿块或其他异常变化，从而了解疾病部位、性质和病情程度等情况的一种诊查方法，包括按胸胁、按手足、按腧穴、按肌肤等。

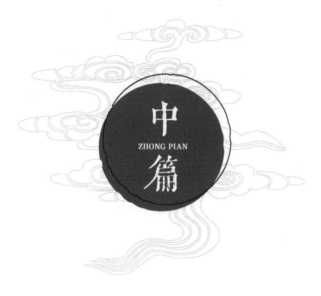

中篇
ZHONG PIAN

适宜技术篇

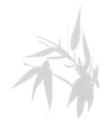

第四章 中医外治适宜技术分类

第一节 针刺康复疗法

一、毫针技术

【概述】

毫针技术是指采用毫针刺入人体的穴位（或一定部位），施以不同的手法，给予一定的刺激，以疏通经络，从而达到调节阴阳、防治疾病目的的技术。

【操作方法】

1. 体位选择 根据腧穴的所在部位，选择适当的体位，既有利于腧穴的正确定位，又便于针灸的施术操作和较长时间的留针而不致疲劳为原则。

2. 腧穴的揣定 医生用押手在欲刺腧穴处揣摸、按压，寻找酸、麻、胀、痛等敏感点以选定腧穴的方法称为"揣穴"。操作方法包括指切揣穴法、按压揣穴法、分拨揣穴法等5种操作方法。

3. 选择针具 针刺针具现在多选用不锈钢所制针具。而针具规格根据患者的性别、年龄的长幼、形体的肥瘦、体质的强弱、病情的虚实、病变部位的表里浅深和所取腧穴所在的具体部位，选择长短、直径适宜的针具。

4. 消毒 应用针刺必须严格注意消毒灭菌。针刺前的消毒灭菌范围应包括针具、医生的手指、患者需施术部位和治疗室用具的消毒。

5. 针刺方法 在进行针刺操作时，一般应双手协同操作，紧密配合。持针的手称为"刺手"，一般习惯为右手；辅助刺手进针、行针的手称为"押手"，一般为左手。

（1）持针法：是术者操持毫针，保持其端直坚挺的方法。持针施术的手，又称刺手，一般多为右手持针。持针时术者必须全神贯注，心手配合。

1）二指持针法（图4-1）：医生用刺手拇指、示指指腹捏住针柄，或用拇指指腹与示指桡侧指端捏住针柄的握持方法。一般用于较短的毫针。

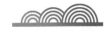

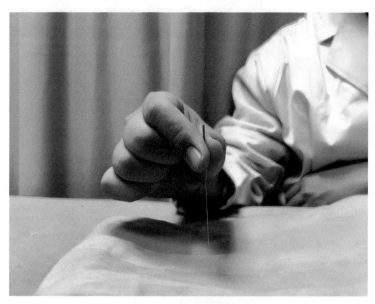

图 4 - 1　二指持针法

2）三指持针法（图 4 - 2）：医生用拇指、示指、中指指腹捏拿针柄，拇指在内，示指、中指在外，三指协同的握持方法。

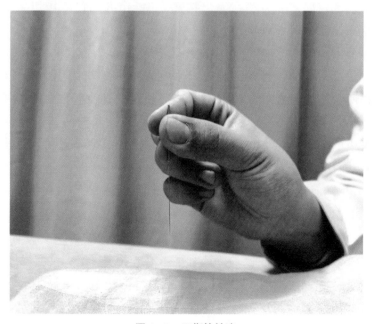

图 4 - 2　三指持针法

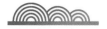

3）四指持针法（图4－3）：医生用刺手拇指、示指、中指指腹捏持针柄，以环指抵住针身的握持方法。适用于较长的毫针。

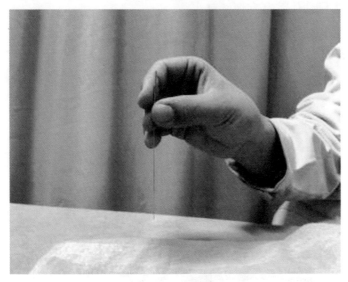

图4－3　四指持针法

4）持针身法（图4－4）：医生用刺手拇指、示指捏一棉球，裹住针体下端，针尖露出1～2分，对准穴位，将针迅速刺入皮肤。

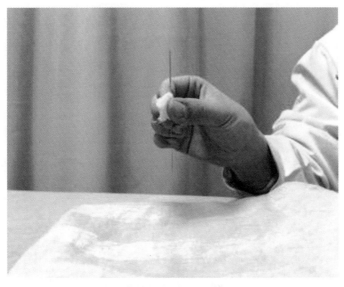

图4－4　持针身法

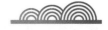

5）双手持针法（图 4 – 5）：刺手拇指、示指、中指 3 指指腹捏持针柄，押手拇指、示指捏一消毒干棉球夹持针身下端，针尖露出 1～2 分；左手下压，右手捻转，两手同时用力，将针刺入。

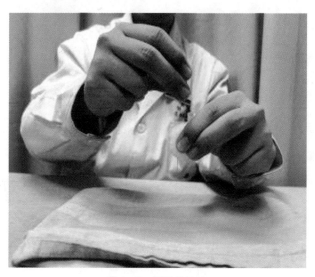

图 4 – 5　两手持针法

（2）进针法：

1）单手进针法（图 4 – 6）：①插入法。用刺手拇、示指持针，中指端紧

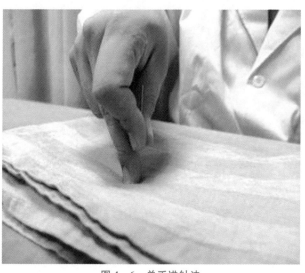

图 4 – 6　单手进针法

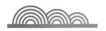

靠穴位，指腹抵住针体中部，当拇指、示指向下用力时，中指也随之屈曲，将针刺入腧穴皮下。②捻入法。指针尖抵于腧穴皮肤，运用指力稍加捻动将针尖刺入腧穴皮下的手法。

2）双手进针法：①指切进针法（图4-7）。又称爪切进针法，用押手拇指或示指的指甲切按腧穴皮肤，刺手持针，针尖紧靠押手指甲缘，将针迅速刺入。此法适宜于短针的进针，亦可用于腧穴局部紧邻重要的组织器官者。②夹持进针法（图4-8）。押手拇指、示指两指持消毒干棉球，裹于针体下端，露

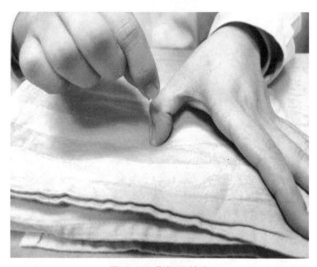

图4-7 指切进针法

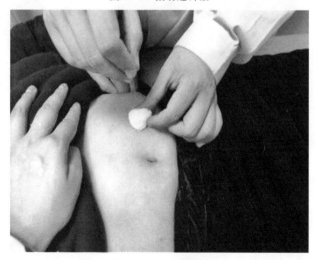

图4-8 夹持进针法

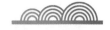

出针尖，使针尖接触腧穴，刺手持针柄，刺手、押手同时用力将针刺入腧穴。此法适用于长针的进针。③舒张进针法（图4-9）。押手示指、中指两指或拇指、示指两指将所刺腧穴部位的皮肤撑开绷紧，刺手持针，使针从刺手示指、中指两指或拇指、示指两指的中间刺入。此法主要用于皮肤松弛部位的腧穴。④提捏进针法（图4-10）。押手拇指、示指两指将所刺腧穴两旁的皮肤提捏起，刺手持针，从捏起的腧穴上端将针刺入。此法主要用于皮肉浅薄部位的腧穴。

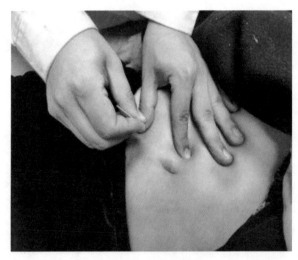

图4-9　舒张进针法

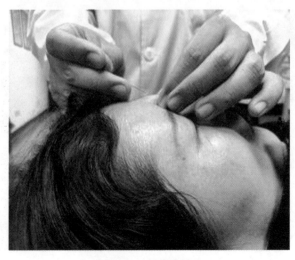

图4-10　提捏进针法

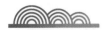

3）管针进针法（图 4-11）：将针先插入用玻璃、塑料或金属制成的比针短 7.5 mm 左右的小针管内，触及腧穴表面皮肤；押手压紧针管，刺手示指对准针柄弹击，使针尖迅速刺入皮肤，然后将针管去掉，再将针刺入穴内。也有用安装弹簧的特制进针器进针者。此法多用于儿童和惧针患者。

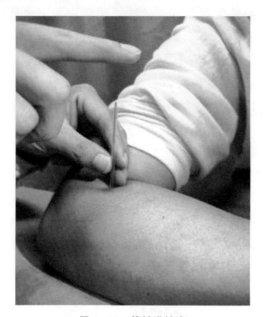

图 4-11　管针进针法

（3）针刺的角度、方向和深度（图 4-12）：

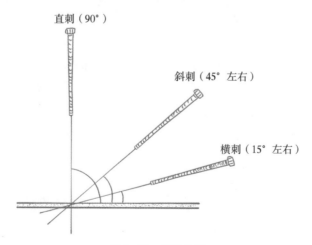

直刺（90°）

斜刺（45°左右）

横刺（15°左右）

图 4-12　进针角度

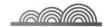

1）针刺角度：①直刺，是针身与皮肤表面呈90°垂直刺入。此法适用于人体大部分腧穴，浅刺与深刺均可。②斜刺，是针身与皮肤表面呈45°左右倾斜刺入。此法适用于骨骼边缘或内有重要脏器不宜直刺、深刺的腧穴，如需避开血管、肌腱时也可用此法。③平刺，即横刺、沿皮刺，是针身与皮肤表面呈15°左右或沿皮以更小的角度刺入。此法适用于皮薄肉少部位的腧穴，如头部的腧穴等。

2）针刺方向：①依经脉循行定方向。可按照"迎随补泻"的要求，针刺时结合经脉循行方向，或顺经而刺，或逆经而刺，从而达到针刺补泻的目的。②依腧穴定方向。针刺时，为保证针刺的安全，应依据针刺腧穴所在部位的解剖特点确定针刺的方向。如针刺哑门穴时，针尖应朝向下颌方向缓慢刺入，针刺背俞穴时针尖宜指向脊柱。③依病情治疗需要定方向。为了使"气至病所"，在针刺时针尖应朝向病痛部位。例如内关穴，治疗心律失常时，针尖须朝上。

3）针刺深度：①依据腧穴部位定深浅。一般肌肉浅薄或内有重要脏器处宜浅刺；肌肉丰厚之处宜深刺。②依据病情性质定深浅。阳证、表证、新病宜浅刺；阴证、里证、久病宜深刺。③依据年龄定深浅。年老体弱，气血衰退，小儿娇嫩，稚阴稚阳，均不宜深刺；中青年身强体壮者，可适当深刺。④依据体质体形定深浅。形瘦体弱者，宜浅刺；形盛体强者，可适当深刺。⑤依据季节、时令定深浅。不同的季节可采用不同的针刺深浅。一般来说，"春夏宜刺浅，秋冬宜刺深"。⑥依据得气与补泻要求定深浅。针刺后浅部不得气，宜插针至深部以催气；深部不得气，宜提针至浅部以引气。有些补泻方法强调针刺时先浅后深或先深后浅。

（4）行针手法：毫针进针后，为了使患者产生针刺感应，或进一步调整针感的强弱，或使针感向某一方向扩散、传导而采取的操作方法，称为"行针"。行针手法包括基本手法和辅助手法两类。

1）基本手法：①提插法（图4-13）。指将针刺入腧穴一定深度后，施以上提下插的操作手法。将针向上引退为提，将针向下刺入为插，如此反复地做上下纵向运动就构成了提插法。②捻转法（图4-14）。指将针刺入腧穴一定深度后，施以向前、后捻转动作，使针在腧穴内反复前后来回旋转的行针手法。

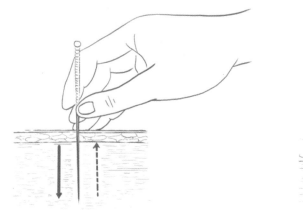

图 4 - 13 提插法

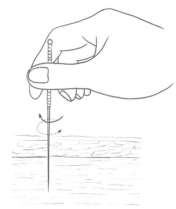

图 4 - 14 捻转法

2）辅助手法：①循法（图 4 - 15）。医生用手指顺着经脉的循行路径，在腧穴的上下部轻柔循按的方法。②弹法（图 4 - 16）。针刺后在留针过程中，

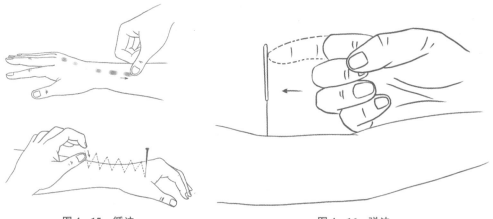

图 4 - 15 循法

图 4 - 16 弹法

以手指轻弹针尾或针柄，使针体微微振动的方法。③刮法（图 4 - 17）。毫针刺入一定深度后，以拇指或示指的指腹抵住针尾，用拇指、示指或中指指甲，由下而上或由上而下频频刮动针柄，或者用拇指、中指固定针柄，以示指指尖由上至下刮动针柄的方法。④摇法（图 4 - 18）。毫针刺入一定深度后，刺手手持针柄，将针轻轻摇动的方法。⑤飞法（图 4 - 19）。医生用刺手拇指、示指两指持针，细细捻搓数次，然后张开两指，一搓一放，反复数次，状如飞鸟展翅的方法。⑥震颤法（图 4 - 20）。针刺入一定深度后，刺手拇指、示指两

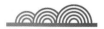

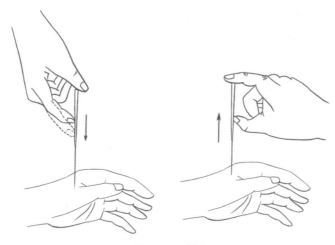

图 4 - 17　刮法

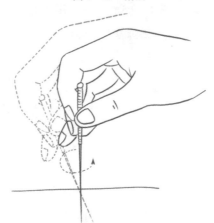

图 4 - 18　摇法

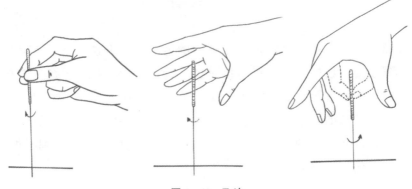

图 4 - 19　飞法

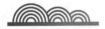

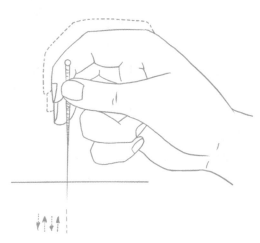

图 4 - 20　震颤法

指夹持针柄，使针身轻微震颤的方法。⑧搓法（图 4 - 21）。指针刺入一定深度后，医生持针柄反复做单向捻转，如搓线状，使肌纤维适度地缠绕针体的方法。⑨按法（图 4 - 22）。针刺得气后，医师用押手按压所刺腧穴的上方或下方，以控制针感走向的方法。

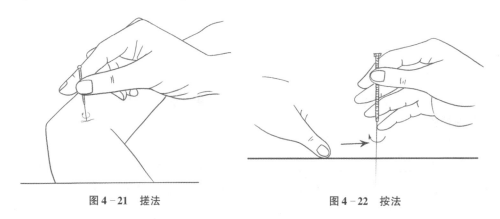

图 4 - 21　搓法　　　　　　　　图 4 - 22　按法

（5）留针法：将针刺入腧穴并施行手法后，使针留置穴内称为留针。留针的目的是加强针刺的作用和便于继续行针施术。一般病症只要针下得气而施以适当的补泻手法后，即可出针或留针 10～30 分钟。

（6）出针法：出针时，医生先以押手持消毒干棉球轻轻按压于针刺部位，刺手持针做轻微提捻动作，感觉针下松动后，将针缓慢退至皮下，再将针迅速退出；然后用消毒干棉球按压针孔片刻。如针刺深度较浅，针下无紧涩感，也

可迅速将针退出。

【适应范围】

毫针技术的适应证广泛，用于治疗内、外、妇、儿等科的多种常见病、多发病，如头痛、中风、颈椎病、痛经、小儿脑性瘫痪、湿疹、晕厥等。

【注意事项】

1. 针刺与留针过程中嘱患者不要移动体位，防止弯针、断针。

2. 眼区、胸背、肾区、项部，胃溃疡、肠粘连、肠梗阻患者的腹部，尿潴留患者的耻骨联合区针刺时应掌握深度和角度，禁用直刺，防止误伤重要脏器。

3. 过于疲劳、精神高度紧张、饥饿者不宜针刺；年老体弱者针刺应尽量采取卧位，取穴宜少，手法宜轻。

4. 出针后注意止血　对头皮、眼眶等容易出血的部位，出针后应用消毒干棉球压迫针孔较长时间止血，必要时冷敷止血。

5. 针刺后遗感的处理　出针后，若针孔局部胀痛难忍，可在局部按摩，或循经按摩，或者在局部做热敷、灸法以消除。

6. 注意核对针数，观察有无晕针延迟反应，宜稍事休息后离开。

二、头针技术

【概述】

头针是针刺头皮的刺激区（大脑皮质功能在头皮上的相应投射区），以治疗脑源性疾病为主的一种疗法。

【操作方法】

1. 头针刺激线　标准头穴线均位于头皮部位，按颅骨的解剖名称额区、顶区、颞区、枕区4个区，共分为14条标准线（左侧、右侧、中央共25条）。兹将定位及主治分述如下：

（1）额区（图4-23）：

1）额中线：

［部位］在头前部，从督脉神庭穴向前引一直线，长1寸。

［主治］癫痫、精神失常、鼻病等。

2）额旁1线：

［部位］在头前部，从膀胱经眉冲穴向前引一直线，长1寸。

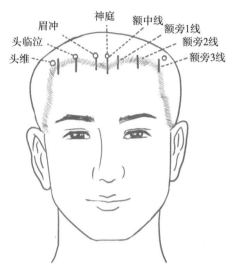

图 4－23　额中线、额旁 1 线、额旁 2 线、额旁 3 线

［主治］冠心病、心绞痛、支气管哮喘、支气管炎等上焦病证。

3）额旁 2 线：

［部位］在头前部，从胆经头临泣穴向前引一直线，长 1 寸。

［主治］急慢性胃炎、胃和十二指肠溃疡、肝胆疾病等中焦病证。

4）额旁 3 线：

［部位］在头前部，从胃经头维穴内侧 0.75 寸起向下引一直线，长 1 寸。

［主治］功能性子宫出血、阳痿、遗精、子宫脱垂、尿频、尿急等下焦病证。

（2）顶区（图 4－24、图 4－25）：

1）顶中线：

［部位］在头顶部，从督脉百会穴至前顶穴之间。

［主治］腰腿足病，如瘫痪、麻木、疼痛，以及皮层性多尿、脱肛、小儿夜尿、高血压、头顶痛等。

2）顶颞前斜线：

［部位］在头顶部，头侧部，从头部督脉前顶穴至颞部胆经悬厘穴引斜线。

［主治］全线分 5 等份，上 1/5 治疗对侧下肢和躯干瘫痪，中 2/5 治疗上肢瘫痪，下 2/5 治中枢性面瘫、运动性失语、流涎、脑动脉粥样硬化等。

 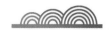

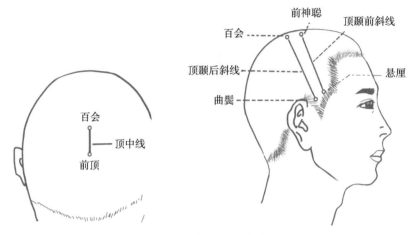

图 4 - 24　顶中线、顶颞前斜线、顶颞后斜线

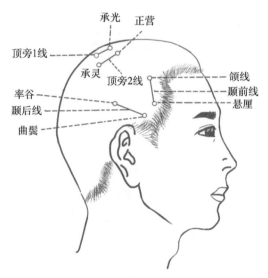

图 4 - 25　顶旁 1 线、顶旁 2 线、颞前线、颞后线

3）顶颞后斜线：

［部位］在头顶部、头侧部，顶颞前斜线之后 1 寸，与其平行的线。从督脉百会穴至颞部胆经曲鬓穴引一斜线。

［主治］全线分 5 等份，上 1/5 治疗对侧下肢和躯干感觉异常，中 2/5 治疗上肢感觉异常，下 2/5 治疗头面部感觉异常。

4）顶旁 1 线：

［部位］在头顶部，督脉旁 1.5 寸，从膀胱经承光穴向后引一直线，长

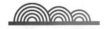

1.5 寸。

［主治］腰腿病证，如瘫痪、麻木、疼痛等。

5）顶旁 2 线：

［部位］在头顶部，督脉旁开 2.25 寸，从胆经正营穴向后引一直线到承灵穴，长 1.5 寸。

［主治］肩、臂、手等病证，如瘫痪、麻木、疼痛等。

（3）颞区（图 4-25）：

1）颞前线：

［部位］在头的颞部，从胆经颔厌穴至悬厘穴连一直线。

［主治］偏头痛、运动性失语、周围性面神经麻痹和口腔疾病。

2）颞后线：

［部位］在头的颞部，从胆经率谷穴向下至曲鬓穴连一直线。

［主治］偏头痛、耳鸣、耳聋、眩晕等。

（4）枕区（图 4-26）：

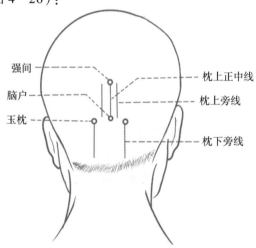

图 4-26　枕上正中线、枕上旁线、枕下旁线

1）枕上正中线：

［部位］在后头部，即督脉强间穴至脑户穴一段，长 1.5 寸。

［主治］眼病、颈项强痛等。

2）枕上旁线：

［部位］在后头部，由枕外粗隆督脉脑户穴旁开 0.5 寸起，向上引一直

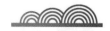

线，长 1.5 寸。

［主治］皮层性视力障碍、白内障、近视等。

3）枕下旁线：

［部位］在后头部，从膀胱经玉枕穴向下引一直线，长 2 寸。

［主治］小脑疾病引起的平衡障碍、后头痛等。

2. 进针、留针与出针

（1）进针：针与头皮呈 30°左右，快速将针刺入头皮下，当针尖达到帽状腱膜下层时，指下感到阻力减小，然后使针与头皮平行继续捻转进针，根据不同穴区可刺入 0.5～1 寸。

（2）运针：头针的运针只捻转不提插。一般以拇指掌侧面与示指桡侧面夹持针柄，以示指的掌指关节快速连续屈伸，使针身左右旋转，捻转速度每分钟可达 200 次左右，进针后持续捻转 2～3 分钟，留针 5～10 分钟，再持续捻转 2～3 分钟，反复操作 2～3 次即可起针。

（3）出针：刺手持针柄轻轻捻转松动针身，押手固定穴区周围头皮，如针下无沉紧感，可快速抽拔出针，也可缓缓出针，起针后用消毒干棉球按压针孔片刻，以防止出血。

【适应范围】

头针主要适应治疗脑源性疾病，如瘫痪、麻木、失语、眩晕、耳鸣、舞蹈病等。此外，也可治疗腰腿痛、夜尿、三叉神经痛、肩周炎、各种神经痛等常见病、多发病。头针还应用于外科手术的针刺麻醉。

【注意事项】

1. 治疗时需掌握适当的刺激量，注意防止晕针，尤其取坐位时，应随时注意观察患者的面色及表情。

2. 中风患者，急性期如因脑出血引起有昏迷、发热、血压过高时，暂不宜用头针治疗，待病情及血压稳定后再行针刺治疗。如因脑血栓形成引起的偏瘫者，宜及早采用头针及体针结合治疗，有高热、急性炎症及心力衰竭等症时，一般慎用头针治疗。

3. 头皮血管丰富，容易出血，起针时要用干棉球按压针孔片刻，如有出血及皮下血肿出现，可轻轻揉按，促使其消散。

4. 婴儿不宜使用。

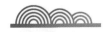

三、耳针技术

【概述】

耳针法是指采用毫针或其他方式刺激耳部特定部位，以预防、诊断和治疗全身疾病的一种方法。

【操作方法】

1. 耳穴分布（图4-27、图4-28） 耳穴分布规律是：与头面相应的穴位分布在耳垂；与上肢相应的穴位分布在耳舟；与躯干相应的穴位分布在对耳轮体部；与下肢相应的穴位分布在对耳轮上、下脚；与腹腔脏器相应的穴位分布在耳甲艇；与胸腔脏器相应的穴位分布在耳甲腔；与盆腔脏器相应的穴位分布在三角窝；与消化道相应的穴位分布在耳轮脚周围等。

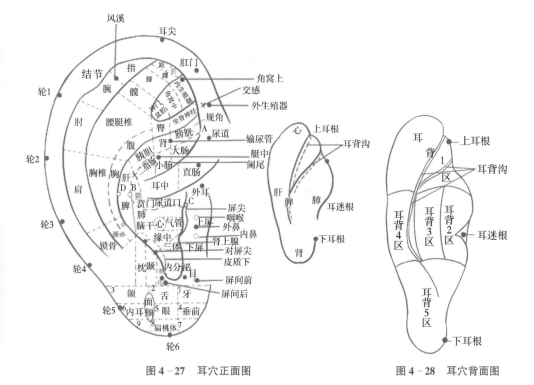

图4-27 耳穴正面图   图4-28 耳穴背面图

2. 选穴组方原则

（1）辨证取穴：根据中医的脏腑、经络学说辨证选用相关耳穴。如皮肤病，按"肺主皮毛"的理论，选用肺穴；目赤肿痛，按"肝开窍于目"的理

论，选用肝穴；骨折的患者，按照"肾主骨"的理论选取肾穴。

（2）对症取穴：即可根据中医理论对症取穴，如耳中与膈肌相应，可以治疗呃逆，又可凉血清热，用于治疗血证和皮肤病；也可根据西医学的生理病理知识对症选用有关耳穴，如月经不调选内分泌，神经衰弱选皮质下等。

（3）对应取穴：直接选取发病脏腑器官对应的耳穴。如眼病选眼穴及屏间前、屏间后穴；胃病取胃穴；妇女经带疾病取内生殖器穴。

（4）经验取穴：临床医生结合实践经验选取耳穴，如外生殖器穴可以治疗腰腿痛。

3. 操作前准备

（1）选穴：根据耳穴选穴原则或采用耳穴探测法进行选穴组方。

（2）消毒：先用2%聚维酮碘消毒耳穴，再用75%乙醇脱碘消毒，或用络合碘消毒。

4. 刺激方法

（1）毫针刺法：

1）针具选择：选用28～30号粗细的0.5～1寸长的毫针。

2）操作方法：进针时，押手固定耳郭，刺手持针速刺进针；针刺方向视耳穴所在部位灵活掌握，针刺深度宜0.1～0.3 cm，以不穿透对侧皮肤为度；多用捻转、刮法或震颤法行针，刺激强度视患者病情、体质和敏感性等因素综合决定；得气以热、胀、痛，或局部充血红润多见；一般留针15～30分钟，可间歇行针1～2次。疼痛性或慢性疾病留针时间可适当延长；出针时，押手托住耳背，刺手持针速出，同时用消毒干棉球压迫针孔片刻。

（2）电针法：

1）针具选择：选用28～30号粗细的0.5～1寸长的毫针；G6805型电针仪。

2）操作方法：押手固定耳郭，刺手持针速刺进针；得气后连接电针仪，多选用疏密波，适宜强度，刺激15～20分钟；起针时，先取下导线，押手固定耳廓，刺手持针速出，并用消毒干棉球压迫针孔片刻。

（3）埋针法：

1）针具选择：揿针型皮内针为宜。

2）操作方法：押手固定耳郭并绷紧欲埋针处皮肤，刺手用镊子夹住皮内针柄，速刺（压）入所选穴位皮内，再用胶布固定并适度按压，可留置1～3

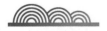

日，期间可嘱患者每日自行按压 2～3 次；起针时轻轻撕下胶布即可将针一并取出，并再次消毒。两侧耳穴交替埋针，必要时双侧耳穴同用。

（4）压籽法：

1）压籽选择：压籽法又称压豆法或埋豆法，压籽材料多以王不留行、磁珠、磁片等为主，或油菜籽、小绿豆、莱菔子等表面光滑、硬度适宜、直径在 2 mm 左右的球状物为宜，使用前用沸水烫洗后晒干备用。

2）操作方法：将所选"压籽"贴于 0.5 cm×0.5 cm 大小的透气胶布中间，医生用镊子将其夹持，敷贴于所选耳穴并适当按揉，以耳穴发热、胀痛为宜；可留置 2～4 日，期间可嘱患者每日自行按压 2～3 次。

（5）温灸法：

1）灸具选择：艾条、灸棒、灯心草、线香等。

2）操作方法：灯心草灸，即医生手持灯心草，前端露出 1～2 cm，浸蘸芝麻油后点燃，对准耳穴迅速点烫，每次 1～2 穴，两耳交替；艾条或灸棒灸、线香灸等灸法操作类似，即将艾条等物点燃后，距欲灸耳穴 1～2 cm 施灸，以局部红晕或热胀感为宜，持续施灸 3～5 分钟。

（6）刺血法：

1）针具选择：三棱针、粗毫针。

2）操作方法：针刺前在欲点刺部位的周围向中心处推揉，以使局部充血；常规消毒后，押手固定耳郭，刺手持针点刺出血。一般点刺 2～3 穴，3～5 次为 1 个疗程。

（7）按摩法：操作方法主要包括全耳按摩、手摩耳轮和提捏耳垂。

1）全耳按摩：用两手掌心依次按摩耳廓前后两侧至耳廓充血发热为止。

2）手摩耳轮：两手握空拳，以拇、示两指沿着外耳轮上下来回按摩至耳轮充血发热为止。

3）提捏耳垂：用两手由轻到重提捏耳垂。按摩时间以 15～20 分钟为宜，双耳充血发热为度。

（8）割治法：

1）针具选择：手术刀片或手术刀。

2）操作方法：在相应耳穴或曲张的血管处常规消毒后，押手固定耳郭，刺手持手术刀片或手术刀进行轻微的切割，以局部出血为度，最后用消毒干棉球压迫割治部位片刻。一般割治 2～3 穴，3～5 次为 1 个疗程。

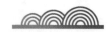

（9）穴位注射法：

1）针具选择：1 ml注射器和26号注射针头。

2）操作方法：在所选耳穴处常规消毒后，押手固定耳郭，刺手持注射器将按照病情所选用的药物缓慢推入耳穴皮内或皮下0.1～0.3 ml，耳郭可有红、热、胀、痛等反应；注射完毕用消毒干棉球压迫局部片刻，一般注射2～3穴，3～5次为1个疗程。

【适应范围】

1. 各种疼痛性病症　如偏头痛、三叉神经痛、肋间神经痛等神经性疼痛；扭伤、挫伤、落枕等外伤性疼痛；各种外科手术所产生的伤口痛；胆绞痛、肾绞痛、心绞痛、胃痛等内脏痛证。

2. 各种炎症性病症　如急性结膜炎、牙周炎、咽喉炎、扁桃体炎、胆囊炎、腮腺炎、支气管炎、风湿性关节炎、面神经炎等。

3. 功能紊乱性病症　如心脏神经症、心律失常、高血压、多汗症、眩晕症、胃肠神经症、月经不调、遗尿、神经衰弱、癔症等。

4. 过敏与变态反应性疾病　如变应性鼻炎、支气管哮喘、过敏性结肠炎、荨麻疹、过敏性紫癜等。

5. 内分泌代谢性疾病　如单纯性肥胖、糖尿病、甲状腺功能亢进症或低下、更年期综合征等。

6. 其他　如用于手术麻醉，预防感冒、晕车、晕船，戒烟、戒毒，美容、延缓衰老、防病保健等。

【注意事项】

1. 严格消毒，防止感染；埋针法不宜留置过久。

2. 耳穴多左右两侧交替使用。

3. 耳针治疗亦可发生晕针，应注意预防并及时处理。

4. 有习惯性流产史的孕妇应禁针。

5. 患有严重器质性病变和伴有高度贫血者不宜针刺，对年老体弱的高血压患者不宜行强刺激。

6. 凝血机制障碍患者禁用耳穴刺血法。

7. 脓肿、溃破、冻疮局部的耳穴禁用耳针。

8. 耳穴压丸、耳穴埋针留置期间应防止胶布过敏、脱落或污染等情况的发生。

9. 对运动障碍性疾病，结合运动针法有助于提高疗效。

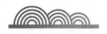

四、腹针技术

【概述】

腹针技术是通过针刺腹部特定穴位治疗全身疾病的一种针刺方法。该疗法根据以神阙穴为中心的腹部先天经络系统理论，寻找与全身部位相关的反应点，并对其进行相应的刺激，从而达到治疗疾病的目的。(图 4-29)

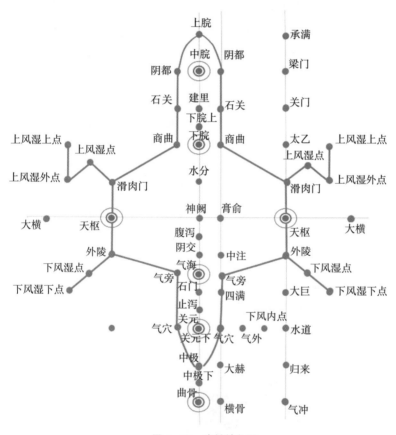

图 4-29 腹针神龟图

【操作方法】

1. 针具的选择 为了避免针刺意外的发生，便于控制进针的深度，腹针时通常采用每一个患者使用统一长度的针具来进行治疗。一般而言，体型较高大或胖短体型的人，腹壁的脂肪层较厚，太短的针有时达不到施治的深度，一般选用 60 mm 的针具治疗。而中度肥胖及普通体型的人，腹壁的脂肪层适中，

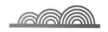

一般采用50 mm 的针具治疗。消瘦体型的人，腹壁的脂肪很薄，较易刺穿腹壁层，一般采用 40 mm 的针具治疗。

2. 取穴方法

（1）循经取穴法：循经取穴法便是根据经脉分布的特点，通过腹部的经穴治疗全身疾病的取穴方法。腹部有六条经脉（包括任脉）通过头面、胸腹与同名经连接，通过四肢的末端与表里经相接，通过脏腑或经别等经络使全身形成一个统一的有机体，使腹部经穴治疗范畴上可达头面，近可调脏腑，远可及四末，为腹针治疗全身疾病提供了较好的物质基础。如足阳明胃经从头部循面颊、胸腹、膝关节外侧而下，头颞部疼痛、牙痛及膝关节外侧的疼痛，均可取腹部足阳明胃经的经穴治疗。

还可以通过腹部的经脉治疗其相表里经的病变，如取任脉的经穴气海、关元等治疗腰椎疼痛，即督脉的疾病；取足少阴肾经的经穴治疗足太阳膀胱经的病变等。根据同名经经脉相接于头面、胸腹等特点通过腹部的经脉治疗其他相对应的同名经的病变，如手阳明大肠经循行于上肢外侧至鼻旁与足阳明胃经相交，故大肠经的前臂部及腕部的疼痛也可用足阳明胃经的滑肉门穴取得较好的止痛效果。

（2）定位取穴法：根据腹部的全息分布特点，定位取穴治疗头部疾病时以中脘、阴都等周围的穴位治疗。腹全息的颈部由商曲穴处伸出，故治疗颈部的疾病以商曲，石关及附近的穴位治疗。腹全息图的前肢代表人体相应的上肢，故治疗左右上肢的疾病由滑肉门至上风湿点、上风湿外点之间的同侧穴位进行治疗。腹全息的后肢由外陵穴向外下方伸展与人体的下肢相应，故治疗下肢的疾病由外陵至下风湿点、下风湿下点之间的相应穴位进行治疗。腹全息的腰骶部起于气旁终于关元穴附近，故腰椎的疾病由其附近的穴位进行治疗。

（3）八廓辨证取穴法：在腹部八廓定位时，以神阙为中心把腹部分成大致相等的 8 个部位。为记忆的方便各以一个穴位为核心代表一人部位，如：中脘为火，为离，主心与小肠；关元为水，为坎，主肾与膀胱；左上风湿点为地，为坤，主脾胃；左大横为泽，为兑，主下焦；左下风湿点为天，为乾，主肺与大肠；右上风湿点为风为巽，主肝与中焦；右大横为雷，为震，主肝胆；右下风湿点为山，为艮，主上焦。

3. 针刺手法

（1）进针：腹部进针时首先应避开毛孔、血管，然后施术要轻、缓。如针尖抵达预计的深度时，一般采用只捻转不提插或轻捻转慢提插的手法，使腹腔内的大网膜有足够的时间游离，避开针体，以避免刺伤内脏。

（2）行针与出针：施术时一般采用三步法，即候气、行气、催气手法。进针后，停留3～5分钟谓之候气。3～5分钟后再捻转使局部产生针感，谓之行气。再隔5分钟行针1次加强针感使之向四周或远处扩散谓之催气。腹针的补泻手法依刺激的强弱而定，弱刺激为补，强刺激为泻。因腹针的适应证以慢性病为多，而慢性疾病又久病则虚，故腹针时补多泻少。留针30分钟起针。

【适应范围】

腹针疗法适应证广泛，临床主要用于治疗内伤性疾病，对多种疑难病、慢性疾病，疗效较为显著。具体来说，腹针疗法擅长治疗以下几类疾病：

1. 各种骨性关节病　如肩周炎、颈椎病、腰椎病、骨性关节炎、腰腿痛、风湿性关节炎、类风湿关节炎、强直性脊柱炎等。

2. 多种心脑血管疾病　如脑动脉硬化、脑血管疾病及其后遗症、冠心病、糖尿病等。

3. 多种感染性疾病、过敏性疾病　如妇科感染、泌尿系感染、前列腺炎、荨麻疹、过敏性皮疹、变应性鼻炎、支气管哮喘等。

4. 多种内分泌疾病　如前列腺增生、女性乳腺增生、卵巢囊肿、性功能障碍等。

5. 多种疑难病　如产后风、肺纤维化、血栓痔等手术后镇痛、骨折固定后功能恢复等，以及经各种针灸疗法治疗效果欠佳的疾病。

【注意事项】

1. 由于腹针疗法直接在腹部进行针刺，因此对诊断不明的急腹症、急性腹膜炎、急性阑尾炎等，肝脾大引起的腹部静脉曲张，腹腔肿瘤以及妊娠中、后期均禁用此法。

2. 对慢性病体质虚弱的患者，施术时应谨慎为宜，针刺手法尤须轻柔。

3. 对肝脾大患者，两季胁部不宜针刺过深，以免伤及脏器。

4. 腹针深刺不宜针刺过深。

五、腕踝针技术

【概述】

腕踝针法是在手腕或足踝部的相应进针点，用毫针进行皮下针刺以治疗疾病的方法。

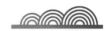

【操作方法】

1. 腕踝针刺激部位（图4-30、图4-31）

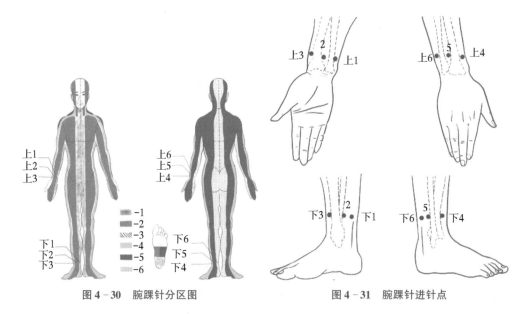

图4-30　腕踝针分区图　　　　图4-31　腕踝针进针点

（1）纵行六区：包括头、颈和躯干六区和四肢六区两部分。

1）头、颈和躯干六区：以前后正中线为标线，将身体两侧面由前向后划分为6个纵行区。

1区：从前正中线开始，向左、向右各旁开1.5同身寸所形成的体表区域，分别称为左1区、右1区。临床常把左1区与右1区合称为1区，以下各区亦同。

2区：从1区边线到腋前线之间所形成的体表区域，左右对称。

3区：从腋前线至腋中线之间所形成的体表区域，左右对称。

4区：腋中线至腋后线之间所形成的体表区域，左右对称。

5区：腋后线至6区边线之间所形成的体表区域，左右对称。

6区：后正中线向左、向右各旁开1.5寸所形成的体表区域，分别称为左6区、右6区。

2）四肢的分区：以臂干线和股干线为四肢和躯干的分界。臂干线（环绕肩部三角肌附着缘至腋窝）作为上肢与躯干的分界，股干线（腹股沟至髂嵴）为下肢与躯干的分界。当两侧的上下肢处于内侧面向前的外旋位置，也就是使

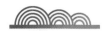

四肢的阴阳面和躯干的阴阳面处在同一方向并互相靠拢时，以靠拢处出现的缘为分界，在前面的相当于前中线，在后面的相当于后中线，这样四肢的分区就可按躯干的分区类推。

上肢六区：上肢六区，将上肢的体表区域纵向6等分，从上肢内侧尺骨缘开始，右侧顺时针、左侧逆时针，依次为1区、2区、3区、4区、5区、6区，左右对称。

下肢六区：下肢六区，将下肢的体表区域纵向6等分，从下肢内侧跟腱缘开始，右侧顺时针、左侧逆时针，依次为1区、2区、3区、4区、5区、6区，左右对称。

（2）上下两段：以胸骨末端和两侧肋弓的交接处为中心，画一条环绕身体的水平线称为横膈线。横膈线将身体两侧的6个区分成上下两段。横膈线以上各区分别称为上1区、上2区、上3区、上4区、上5区、上6区；横膈线以下的各区称为下1区、下2区、下3区、下4区、下5区、下6区。如需标明症状在左侧还是右侧，在上还是在下，又可记作右上2区或左下2区等。

2. 腕踝针进针点

（1）腕部进针点、定位：左右两侧共6对，约在腕横纹上2寸（相当于内关穴与外关穴）位置上，环前臂做一水平线，从前臂内侧尺骨缘开始，沿前臂内侧中央、前臂内侧桡骨缘、前臂外侧桡骨缘、前臂外侧中央、前臂外侧尺骨缘顺序6等分，每一等分的中点为进针点，并分别称为上1、上2、上3、上4、上5、上6。

（2）踝部进针点、定位：左右两侧共6对，约在内踝高点与外踝高点上3寸（相当于悬钟穴与三阴交穴）位置上，环小腿做一水平线，并从小腿内侧跟腱缘开始，沿小腿内侧中央、小腿内侧胫骨缘、小腿外侧腓骨缘、小腿外侧中央、小腿外侧跟腱缘的顺序6等分，每一等分的中点为进针点，并分别称为下1、下2、下3、下4、下5、下6。

3. 腕踝针操作技术

（1）针前准备：患者可采用坐位或卧位，或针腕用坐位，针踝时取卧位。针刺时肢体位置非常重要，肌肉尽量放松，以免针刺时针体方向发生偏斜；穴位皮肤常规消毒；一般常选用（0.30～0.32）mm×（25～40）mm毫针。

（2）进针方法：选定进针点后，以押手固定在进针点的下部，并且拉紧皮肤，刺手拇指在下，示指、中指在上夹持针柄，针与皮肤呈15°～30°，快

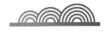

速刺入皮下，然后将针平放，使针身呈水平位沿真皮下进入 1.2～1.4 寸。

（3）行针方法及得气表现：以针下有松软感为宜，不捻针；患者针下无任何感觉，但患者的主要症状可得到改善或消失。如患者有酸、麻、胀、重等感觉时，说明针刺入到筋膜下层，进针过深，须将针退至皮下，重新沿真皮下刺入。

（4）留针方法：一般情况下留针 20～30 分钟。若病情较重或病程较长者，可适当延长留针时间 1 小时至数小时，但最长不超过 24 小时，留针期间不行针。

（5）出针方法：与毫针出针法基本相同。

【适应范围】

腕踝针疗法中，每个区所治疗的病症大致包括两方面：其一是同名区域内所属脏腑、组织、器官等所引起的各种病症；其二是主要症状能反映在同名区域内的各种病症。总的来说，本法适应范围广、见效快。

【注意事项】

1. 腕踝针法进针一般不痛、不胀、不麻等，如出现上述症状，说明进针过深，须调至不痛不胀等为宜。

2. 把握准确的针刺方向。即病症表现在进针点上部者，针尖须向心而刺；反之，病症表现在进针点下部者，针尖须离心而刺。

3. 进针点位置有时要根据针刺局部情况及针刺方向进行调整。如针要刺过的皮下有较粗静脉、瘢痕、伤口，针柄下端有骨粗隆不便针刺，针刺方向要朝向离心端等情况时，进针点位置要朝向心端适当移位，但点的定位方法不变，要处于区的中央。

4. 有几种症状同时存在时，要分析症状的主次，如症状中有疼痛感，首先按疼痛所在区选点。

5. 如出现晕针、滞针、血肿等现象者，按毫针刺法中的异常情况的处理方法进行处理。

6. 对如疼痛、麻木、瘙痒等感觉及与疼痛有关联的一些运动症状，在一次针刺治疗中常能立即获得疗效，达到疼痛等症状完全消失或显效。若针刺入后疼痛等症状未能改变或改变不全，除疾病本身原因外，往往与针刺时体位不正、针刺点位置在区内不够居中、针刺进皮下不够表浅、方向不够正直、刺入长度不当等因素有关，有时即使差别甚微都会影响疗效，因此，要注意针刺的

各个步骤。如属针刺方法问题，要将针尖退至皮下，酌情纠正后再进针。

六、三棱针技术

【概述】

三棱针法源于古代九针之一的"锋针"，又称刺络泻血法，是用三棱针刺破血络或腧穴，放出适量血液或挤出少量液体，或挑断皮下纤维组织以治疗疾病的方法（图4-32）。

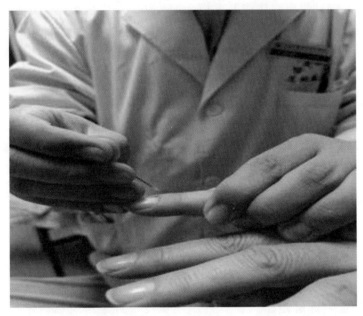

图4-32　三棱针操作

【操作方法】

1. 操作前准备　针具使用前应行高压蒸气消毒，或放入75％乙醇内浸泡30分钟。施针前对局部皮肤用2％碘酊进行消毒，再用75％乙醇棉脱碘。

2. 持针姿势　一般以右手持针，用拇指、示指两指捏住针柄中段，中指指腹紧靠针身侧面，露出针尖2～3 mm。

3. 针刺方法

（1）点刺法：点刺腧穴出血或挤出少量液体的方法。此法是用三棱针点刺腧穴或血络以治疗疾病的方法。

针刺前，在预定针刺部位上下用左手拇指、示指向针刺处推按，使血液积

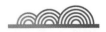

聚于点刺部位。常规消毒后，左手拇指、示指、中指三指夹紧被刺部位，右手持针，直刺2～3 mm，快进快出，轻轻挤压针孔周围，使出血数滴，或挤出少量液体，然后用消毒干棉球按压针孔。为了刺出一定量的血液或液体，点刺穴位的深度不宜太浅。此法多用于指（趾）末端、面部、耳部的穴位，如十宣、十二井穴等处。

（2）刺络法：

1）浅刺：点刺随病显现的浅表小静脉出血的方法。常规消毒后，右手持针垂直点刺，快进快出，动作要求稳、准、快，一次出血5～10 ml。此法多用于有小静脉显现的部位，如下肢后面、额部、颞部、足背等部位。

2）深刺：点刺较深、较大静脉放出一定量血液的方法，称为泻血法。先用带子或橡皮管，结扎在针刺部位上端（近心端），然后迅速消毒，针刺时左手拇指压在被针刺部位下端，右手持三棱针对准被针刺部位的静脉，刺入静脉1～2 mm，即将针迅速退出，出血停止后，再用消毒棉球按压针孔。本法出血量较大，一次治疗可出血几十毫升甚至上百毫升，多用于肘窝、腘窝的静脉及小静脉瘀滞处。

3）散刺法：用一手固定被刺部位，另一手持针在施术部位点刺多点。根据病变部位大小不同，可刺数针，甚至十余针以上，由病变外缘环形向中心点刺，以促使瘀血或水肿的排泄，达到"宛陈则除之"、通经活络的目的。针刺深浅根据局部肌肉厚薄、血管深浅而定。此法多用于局部瘀血、水肿、顽癣等。

4）挑刺法：此法是以三棱针挑断穴位皮下纤维组织以治疗疾病的方法。局部消毒后，左手捏起施术部位皮肤，右手持针先以15°～30°进入皮肤，然后上挑针尖，挑破皮肤或皮下组织，并可挤出一定量的血液或少量液体，然后用无菌敷料保护创口，以胶布固定。对于一些畏惧疼痛者，可先用2%利多卡因局麻后再挑刺。挑刺的部位可以选用经穴，也可选用奇穴，更多选用阿是穴。在选用阳性反应点时，应注意与痣、毛囊炎、色素斑及背俞穴相鉴别。

【适应范围】

三棱针刺络放血具有通经活络、开窍泄热、消肿止痛等作用，适应范围较为广泛，凡各种实证、热证、瘀血、疼痛等均可应用。急性病方面如昏厥、高热、中风闭证、急性咽喉肿痛、中暑等。慢性病方面如顽癣、扭挫伤、头痛、肩周炎、丹毒、指（趾）麻木等。

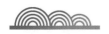

【注意事项】

1. 对患者要做必要的解释工作，以消除思想顾虑，尤其是对放血量较大者。

2. 严格消毒，防止感染。

3. 操作时手法宜轻、稳、准、快，不可用力过猛，防止刺入过深、创伤过大、损害其他组织，更不可伤及动脉。

4. 对体弱、贫血、低血压、孕妇和产后等，均要慎重使用。凡有出血倾向和血管瘤的患者，不宜使用本法。

5. 刺血治疗一般隔 2～3 日 1 次，出血量较多者可间隔 1～2 周治疗 1 次。

七、皮内针技术

【概述】

皮内针法是以皮内针刺入并固定于腧穴部位的皮内或皮下，进行较长时间刺激以治疗疾病的方法（图 4－33）。

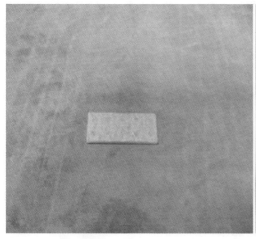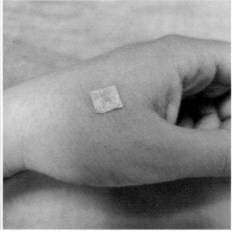

图 4－33　皮内针

【操作方法】

1. 操作前准备　针刺前针具经高压蒸汽灭菌，或以 75% 乙醇浸泡 30 分钟消毒，或使用一次性针具。施针前在局部皮肤用 2% 碘酊进行消毒，再用 75% 乙醇棉脱碘。

2. 针刺方法

（1）进针：

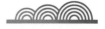

1）揿钉型皮内针：一手固定腧穴部皮肤，另一手持镊子夹持针尾直刺入腧穴皮内。

2）颗粒型皮内针：一手将腧穴部皮肤向两侧舒张，另一手持镊子夹持针尾平刺入腧穴皮内。

（2）固定：

1）揿钉型皮内针：用脱敏胶布覆盖针尾、粘贴固定。

2）颗粒型皮内针：先在针尾下垫一橡皮膏，然后用脱敏胶布从针尾沿针身向刺入的方向覆盖、粘贴固定。

（3）固定后刺激：每日按压胶布3～4次，每次约1分钟，以患者耐受为度，两次间隔约4小时。埋针期间，患者可每日自行按压数次，以增强刺激量。

（4）出针：一手固定埋针部位两侧皮肤，另一手取下胶布，然后持镊子夹持针尾，将针取出。皮内针可根据病情和季节决定其留针时间，一般为3～5日，最长可达1周。若天气炎热，留针时间不宜超过2日，以防感染。

【适应范围】

1. 慢性难治性疾病 如高血压、神经衰弱、支气管哮喘、软组织损伤、月经不调、小儿遗尿等。

2. 反复发作的疼痛类疾病 如偏头痛、三叉神经痛、面肌痉挛、痛经、胃脘痛、胆绞痛、关节痛等。

3. 其他 如戒烟、戒毒、减肥、美容等。

【注意事项】

1. 埋针宜选用较易固定和不妨碍肢体运动的穴位。

2. 埋针后，若患者感觉局部刺痛，应将针取出重埋或改用其他穴位。

3. 埋针期间，针处不要着水，以免感染。

4. 热天出汗较多，埋针时间不宜过长。

5. 若发现埋针局部感染，应将针取出，并对症处理。

6. 溃疡、炎症、不明原因的肿胀部位，禁忌埋针。

八、火针技术

【概述】

火针古称"燔针"，火针刺法称为"焠刺"，是将特制的金属针具烧红，

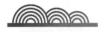

迅速刺入人体的一定部位或腧穴，并快速退出以治疗疾病的一种方法（图4-34）。

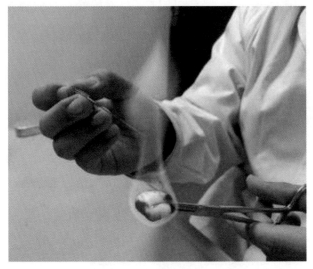

图 4-34　火针操作

【操作方法】

1. 操作前准备　针刺前针具应行浸泡消毒，局部皮肤先用 2% 碘酊消毒，再以 75% 乙醇脱碘。

2. 火针常用刺法

（1）点刺法：在腧穴上施以单针点刺的方法。

（2）密刺法：在体表病灶上施以多针密集刺激的方法，每针间隔不超过1 cm。

（3）散刺法：在体表病灶上施以多针密集刺激的方法，每针间隔 2 cm左右。

（4）围刺法：围绕体表病灶周围施以多针刺激的方法，针刺点在病灶与正常组织的交接处。

（5）刺络法：用火针刺入体表瘀滞的血络，放出适量血液的方法。

3. 烧针与针刺

（1）烧针：烧针是使用火针的关键步骤，针烧得红与不红，可直接影响疗效。宜先烧针身，后烧针尖。火针烧灼的程度根据治疗需要，可将针烧至白亮、通红或微红。若针刺较深，须烧至白亮，速进疾出，否则不易刺入，也不

易拔出，而且剧痛；若针刺较浅，可烧至通红，速入疾出，轻浅点刺；若针刺表浅，烧至微红，在表皮部位轻而稍慢地烙熨。

（2）刺针：用左手拿点燃的酒精灯，右手持针，尽量靠近施治部位，烧针后对准穴位垂直点刺，速入疾出。出针后用无菌干棉球按压针孔，以减少疼痛并防止出血。要求术者全神贯注，动作熟练敏捷。

4.针刺的深度　应根据病情、体质、年龄和针刺部位的肌肉厚薄、血管深浅、神经分布等而定。一般而言，四肢、腰腹部针刺稍深，可刺 2～5 cm深；胸背部针刺宜浅，可刺 1～2 cm深；至于痣疣的针刺深度以刺至基底的深度为宜。

【适应范围】

1.以疼痛为主的病症　如风湿与类风湿关节炎、网球肘、肩周炎、骨性关节炎、滑膜炎、腱鞘炎、腰椎病、腰肌劳损、痛经、胃脘痛、三叉神经痛等。

2.皮肤病　如神经性皮炎、带状疱疹、硬皮病、湿疹、痣、疣等。

3.外科感染性疾病　如痈疽、丹毒、瘰疬等。

4.慢性疾病　如慢性结肠炎、癫痫、阳痿、下肢静脉曲张、小儿疳积等。

【注意事项】

1.施术时应注意安全，防止烧伤等异常情况。

2.除治疗痣、疣外，面部禁用火针；有大血管、神经干的部位禁用火针。

3.针刺后针孔局部若出现微红、灼热、轻度疼痛、瘙痒等表现，属正常现象，可不做处理，并且不宜搔抓，以防感染。

4.针刺 1～3 cm深，出针后可不做特殊处理，若针刺 4～5 cm深，出针后用消毒纱布敷盖针孔，用胶布固定 1～2 日，以防感染。

5.孕妇、产妇及婴幼儿慎用；糖尿病、血友病、凝血机制障碍者禁用火针。

6.对初次接受火针治疗的患者，应做好解释工作，消除恐惧心理，以防晕针。

九、皮肤针技术

【概述】

皮肤针法是以多支短针浅刺人体一定部位（穴位）的一种针刺方法（图

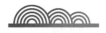

4 - 35）。

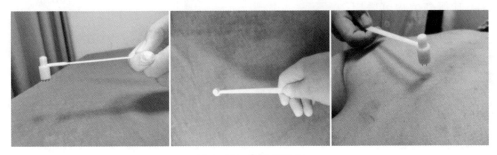

图 4 - 35　皮肤针操作

【操作方法】

1. 操作前准备　针具使用前应进行浸泡消毒，或使用一次性针具。施针前在局部皮肤用 2% 碘酊进行消毒，再用 75% 乙醇棉脱碘。

2. 持针姿势

（1）软柄皮肤针：将针柄末端置于掌心，拇指居上，示指在下，余指呈握拳状固定针柄末端。

（2）硬柄皮肤针：用右手握针柄，以无名指、小指将针柄末端固定于小鱼际处，以拇指、中指两指夹持针柄，示指置于针柄中段上面。

3. 叩刺方法　皮肤常规消毒后，针尖对准叩刺部位，运用灵活的腕力垂直叩刺，即将针尖垂直叩击在皮肤上，并立刻弹起，如此反复进行。叩刺时要运用灵活的腕力直刺、弹刺、速刺。叩刺速度要均匀，防止快慢不一，用力不匀。针尖起落要呈垂直方向，即将针垂直地刺下、垂直地提起，如此反复操作。防止针尖斜着刺入和向后拖拉着起针，这样会增加患者的疼痛。针刺部位须准确，按预定应刺部位下针，每针之间的距离，一般为 1.0～1.5 cm。

4. 刺激强度

（1）弱刺激：用较轻的腕力叩刺，冲力小，针尖接触皮肤的时间愈短愈好，局部皮肤略见潮红，患者无疼痛感觉。适用于年老体弱、小儿、初诊患者，以及头面五官肌肉浅薄处。

（2）强刺激：用较重的腕力叩刺，冲力大，针尖接触皮肤的时间可稍长，局部皮肤可见出血，患者有明显疼痛感觉。适用于年壮体强，以及肩、背、腰、臀、四肢等肌肉丰厚处。

（3）中等刺激：叩刺的腕力介于强、弱刺激之间，冲力中等，局部皮肤

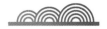

潮红，但无出血，患者稍觉疼痛。适用于多数患者，除头面五官等肌肉浅薄处，其他部位均可选用。

5. 叩刺部位

（1）循经叩刺：指沿着与疾病有关的经脉循行路线叩刺。主要用于项、背、腰、骶部的督脉和膀胱经，其次是四肢肘、膝以下的三阴经、三阳经，可治疗相应脏腑经络病变。

（2）穴位叩刺：指选取与疾病相关的穴位叩刺。主要用于背俞穴、夹脊穴和阳性反应点。

（3）局部叩刺：指在病变局部叩刺。如治疗头面五官、关节及局部扭伤、顽癣等疾病可叩刺病变局部。

【适应范围】

1. 疼痛类疾病　如头痛、疱疹后遗痛、肩背痛、腰痛、痛经、痹证等。

2. 消化系统疾病　如呃逆、胃脘痛、腹痛等。

3. 呼吸系统疾病　如鼻塞、哮喘等。

4. 泌尿生殖系统疾病　如遗尿、遗精等。

5. 其他　如失眠、面瘫、斑秃、荨麻疹、痿证、肌肤麻木、小儿惊风、脑瘫等。

【注意事项】

1. 注意检查针具，当发现针尖有钩毛或缺损或参差不齐者，须及时修理。

2. 针具及针刺局部皮肤均应消毒。重刺后，局部皮肤须用乙醇棉球消毒并应注意保持针刺局部清洁，以防感染。

3. 操作时运用腕力垂直叩刺，并立即抬起。不可斜刺、压刺、慢刺、拖刺，避免使用臂力。

4. 局部皮肤有创伤、溃疡及瘢痕者，不宜使用本法。

5. 凝血功能障碍、急危重症、传染性疾病等，不宜使用本法。

6. 皮肤针治疗一般每日或隔日1次，10次为1个疗程，疗程间可间隔3～5日。

十、穴位注射技术

【概述】

穴位注射法又称"水针疗法"，是以中西医理论为指导，依据腧穴作用和

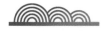

药物性能，将药物注入腧穴内以防治疾病的方法。该方法兼具针刺和药物的双重作用，操作简便、用药量小、适应证广、作用迅速（图4－36）。

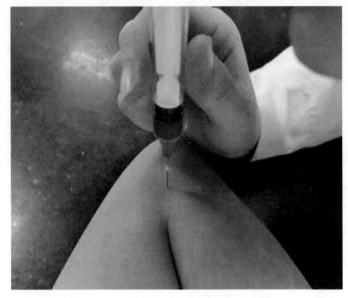

图4－36　穴位注射操作

【操作方法】

1. 针具选择　针具必须使用一次性注射器。根据使用药物剂量大小以及针刺深浅，选用不同规格的注射器和针头，一般可使用1 ml、2 ml、5 ml注射器，若肌肉丰厚部位可使用5 ml或10 ml注射器，配备使用相应规格的注射针头。

2. 选穴处方　一般根据针灸治疗的处方选穴原则辨证选穴，亦可选取阳性反应点，如在背俞穴、募穴和四肢部特定穴出现的条索、结节、压痛，以及皮肤凹陷、隆起、色泽变异等，软组织损伤可选取最明显的压痛点。在阳性反应点进行穴位注射，效果更好。选穴以精为要，一般每次2～4穴，多选择肌肉丰厚部位作为注射点。

3. 药物剂量　药物剂量取决于药物种类、浓度和注射部位。根据药物说明书规定的肌内注射剂量，一般每次用药量为原规定剂量的1/5～1/2，可减少用量，严禁过量。刺激性较小的药物，每个腧穴可注射1～2 ml；而刺激性较大的药物和特异性药物只宜小剂量注射，每次用量多为常规用量的1/10～1/3；中药注射液的穴位注射常规剂量为0.5～2 ml。按照穴位部位来确定注射

剂量，耳穴每穴注射 0.1 ml，头面部每穴 0.1～0.5 ml，四肢部每穴 1～2 ml，胸背部每穴 0.5～1 ml，腰臀部每穴 2～5 ml。

4. 操作步骤　患者一般选取卧位进行穴位注射。根据所选穴位、用药剂量选择合适的注射器及针头。注射部位皮肤常规消毒，快速将注射针头刺入腧穴或阳性反应点，然后缓慢刺入一定深度或上下提插，针下得气后回抽无血，即可将药液注入。

根据穴位所在部位及病变情况确定针刺深度。一般浅表部位压痛的注射宜浅，用力按压深部疼痛注射宜深；通常使用中等速度推入药物；慢性病、体弱者用轻刺激，将药物缓慢注入；急性病、体壮者用强刺激，可将药物稍快注入。如果注射药量较多，可由深至浅，分层边退针边推药，或变换不同的进针方向进行注射。

5. 治疗周期　急症患者每日 1～2 次，慢性病一般每日或隔日 1 次，6～10 次为 1 个疗程。同一穴位两次注射宜间隔 1～3 日。每个疗程间可休息 3～5 日。

【适应范围】

穴位注射法的适用范围很广泛，针灸疗法的适应证大部分可用本法治疗。

【常用药物】

常用中药注射剂包括丹参注射液、川芎嗪注射液、复方当归注射液、柴胡注射液、银黄注射液等；常用西药注射剂包括维生素 B_1、维生素 B_{12} 等维生素类制剂，以及 5%～10% 葡萄糖、生理盐水、注射用水、三磷酸腺苷、辅酶 A、神经生长因子、胎盘组织液、硫酸阿托品、山莨菪碱、加兰他敏、泼尼松龙、盐酸普鲁卡因、利多卡因、氯丙嗪等。

【注意事项】

除遵循针灸施术的注意事项外，运用穴位注射法还应注意：

1. 治疗前应与患者充分沟通，说明治疗的特点和可能出现的反应。如注射后局部可能有酸胀感，4～8 小时内局部有轻度不适，但局部反应一般不超过 2 日。

2. 注意药物的性能、药理作用、剂量、配伍禁忌、副作用及过敏反应，并检查药物的有效期、药液有无沉淀变质等情况。凡能引起过敏反应的药物，如普鲁卡因等，均应做药敏试验，结果阴性方可使用。副作用较强的药物，应当慎用。

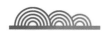

3. 初次接受穴位注射治疗患者及小儿、老人、体弱、敏感者，药物剂量应酌减。体质过分虚弱或有晕针史的患者不宜采用本法。孕妇腰骶部、小腹部禁止使用穴位注射疗法。

4. 严格消毒，防止感染，注意观察注射部位反应，如局部红肿、发热等，应及时处理。

5. 禁止将药物注射入血管内，一般也不宜注射入关节腔或脊髓腔，以免产生不良后果。此外，应注意避开神经干，以免损伤神经。

6. 回抽针芯见血或积液时应立即出针，用无菌棉签或干棉球按压针孔1～2分钟，更换注射器和药液后重新注射。

7. 耳穴注射宜选用易于吸收、无刺激性的药物。注射深度以达皮下为宜，不可过深，以免注入软骨膜内。

十一、埋线技术

【概述】

穴位埋线法是指将可吸收性外科缝合线置入穴位内，利用线对穴位产生的持续刺激作用防治疾病的方法。具有操作简便、作用持久、适应证广等特点，临床应用广泛（图4-37）。

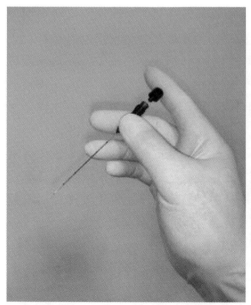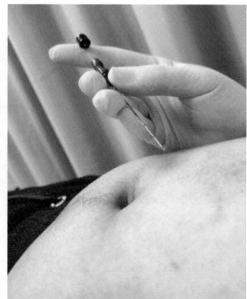

图4-37 穴位埋线操作

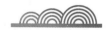

【操作方法】

1. 埋线用品　包括一次性埋线针、各种可吸收性外科缝合线（羊肠线）、注射器、镊子、手术剪刀、洞巾、无菌纱布及敷料、2%利多卡因、生理盐水、皮肤消毒剂、无菌棉签等。一次性埋线针为套管针，是内有针芯的管型埋线针具，由针管、针芯、针座、针芯座、保护套组成，针尖锋利，斜面刃口好。

2. 埋线方法　目前临床常用的是一次性套管针埋线法。选取需要埋线的腧穴，局部皮肤消毒后，取一段适当长度已消毒的可吸收性外科缝合线，放入套管针的前端，后接针芯，用一手拇指和示指固定穴位，另一手持针刺入穴位，达到所需的深度，施以适当的提插捻转手法，当出现针感后，边推针芯边退针管，将线埋置在穴位的肌层或皮下组织内。拔针后用无菌棉签按压针孔片刻。

3. 选穴与疗程　一般根据针灸治疗的原则辨证选穴，取穴宜少而精，每次埋线2～5穴为宜，多取背腰及腹部等肌肉比较丰厚部位的穴位。在同一穴位做多次治疗时应偏离前次治疗部位。每3～4周埋线1次，3～5次为1个疗程。

4. 术后反应及处理

（1）正常反应：局部埋线后可出现无菌性炎症反应，一般无须处理。少数反应较重的病例，埋线处有少量渗出液，局部做好清洁、消毒，保持局部干燥即可。若渗液较多，可用聚维酮碘棉签擦拭，覆盖无菌纱布。少数患者可于埋线后4～24小时内体温轻度上升（38 ℃左右），但无感染征象，一般无须处理，持续2～4日后可恢复正常。

（2）异常反应：一般在治疗后3～4日出现埋线局部红肿、疼痛加剧，并可伴有发热，血常规出现异常等现象。多因治疗时无菌操作不严，或治疗后针孔保护不好，导致细菌感染。应及时给予局部热敷或抗感染处理。个别患者对外科缝合线过敏，出现局部红肿、瘙痒、发热，甚至出现脂肪液化、外科缝合线溢出等反应，应予抗过敏处理。埋线过程中若损伤神经，可出现神经所支配的肌肉群瘫痪或感觉异常，应及时抽出外科缝合线，并予适当处理。

【适应范围】

穴位埋线法主要用于慢性病证，如哮喘、慢性胃炎、腹泻、便秘、面神经麻痹、颈椎病、腰痛、眩晕、痫病、阳痿、单纯性肥胖症、月经不调、小儿遗尿、神经性皮炎、视神经萎缩等。

【注意事项】

1. 埋线应严格执行无菌操作，埋线后针孔应保持干燥、清洁，防止感染。

2. 线体植入深度为皮下组织与肌肉之间，不能埋在脂肪层或体表过浅部位，肌肉丰满的部位可埋入肌层，以防不易吸收、溢出或感染，避免伤及内脏、大血管和神经干，禁止将线体埋入关节腔内。埋线后线头不可暴露在皮肤外面。

3. 肺结核活动期、骨结核、严重心脏病或妊娠期等均不宜使用穴位埋线疗法。

4. 使用一次性埋线针及外科缝合线，操作剩余的外科缝合线必须废弃，不得重复使用。

5. 埋线后应定期随访，注意术后反应，有异常现象应及时处理。

十二、电针技术

【概述】

电针法是在毫针针刺得气的基础上，应用电针仪输出接近人体生物电的微量电流，通过毫针作用于人体一定部位，以防治疾病的一种疗法。电针法将毫针与电刺激有机结合，既能减少行针工作量，又能提高毫针治疗效果，扩大毫针治疗范围，并能准确控制刺激量（图4-38）。

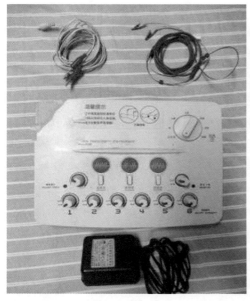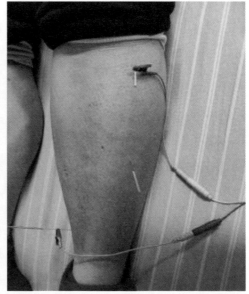

图4-38　电针操作

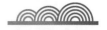

【操作方法】

1. 选穴处方　电针法的处方配穴与毫针刺法相同。按电流回路要求，选穴宜成对，一般选用同侧肢体的1～3对穴位为宜，当选择单个腧穴进行治疗时，应加用无关电极。

2. 电针方法　毫针刺入穴位得气后，将输出电位器调至"0"位，2根导线分别接在2个针柄上。打开电源开关，选好波型，慢慢调高至所需输出电流量。根据病情决定电针治疗时间，一般为5～20分钟，用于镇痛则一般在15～45分钟之间。如感觉减弱，可适当加大输出电流量，或暂断电1～2分钟后再行通电。当达到预定时间后，先将输出电位器退至"0"位，然后关闭电源开关，取下导线，最后按毫针起针常规方法将针取出。

3. 电流刺激强度　当电流达到一定强度时，患者有麻、刺感觉，这时的电流强度称为"感觉阈"；如电流强度再稍增加，患者会突然产生刺痛感，这时的电流强度称为"痛阈"。感觉阈和痛阈因人而异，在不同病理状态下其差异也较大。一般情况下，在感觉阈和痛阈之间的电流强度，是最适宜的刺激强度，但此范围较小，需仔细调节。超过痛阈的电流强度，患者不易接受，应以患者能接受的强度为宜。当患者对电流刺激量产生耐受时，需及时调整电流刺激量。

【刺激参数】

电针刺激参数包括波型、波幅、波宽、频率和持续时间等，综合体现为刺激量。电针的刺激量就像针刺手法和药物剂量一样，对临床疗效有着重要影响。

1. 波型　临床常用的电针输出波型为连续波、疏密波和断续波等。

（1）连续波：由基本脉冲波简单重复，中间没有停顿，频率连续可调，每分钟几十次至每秒几百次。一般频率低于30 Hz的连续波称为疏波，频率高于30 Hz的称为密波，可用频率旋钮选择疏波或密波。密波易抑制感觉神经和运动神经，常用于止痛、镇静、缓解肌肉和血管痉挛等；疏波短时兴奋肌肉，提高肌肉韧带的张力，调节血管的舒缩功能，改善血液循环，促进神经肌肉功能的恢复，长时间使用则抑制感觉神经和运动神经，常用于治疗瘫痪、慢性疼痛以及各种肌肉、关节、韧带、肌腱的损伤等。

（2）疏密波：是疏波、密波交替出现的一种波形，疏波、密波交替持续的时间各约1.5秒。疏密波能克服单一波型易产生耐受现象的缺点，刺激作用

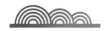

较大，治疗时兴奋效应占优势，能引起肌肉有节奏的收缩，刺激各类镇痛介质的释放，促进血液循环和淋巴循环，增强组织的营养代谢，消除炎性水肿等，常用于各种痛症、软组织损伤、关节周围炎、腰背筋膜劳损、面瘫、肌无力、针刺麻醉、局部冻伤等。

（3）断续波：是节律性时断时续的一种波形。断时，在1.5秒时间内无脉冲电输出；续时，密波连续工作1.5秒。该波型不易使机体产生耐受，对神经肌肉的兴奋作用较疏密波和连续波更强，对横纹肌有良好的刺激收缩作用，常用于治疗痿证、瘫痪等。

2. 波幅　一般指脉冲电压或电流的最大值与最小值之差，也指它们从一种状态变化到另一种状态的跳变幅度值。电针的刺激强度主要取决于波幅的高低。波幅的计量单位是伏特（V）。

3. 波宽　是指脉冲的持续时间，脉冲宽度与刺激强度亦相关，宽度越大意味着给患者的刺激量越大。临床使用的电针仪波宽大都固定不可调节，一股采用适合人体的输出脉冲宽度，为0.4毫秒左右。

4. 频率　是指每秒钟内出现的脉冲个数，其单位是赫兹（Hz）。通过频率的调节可组合成不同的刺激波组。脉冲的频率不同，其治疗作用也不同，临床使用时应根据不同病情来选用。不同频率的电刺激能促进不同中枢神经递质的释放。2 Hz电刺激使脑脊液中脑啡肽和内啡肽的含量增高；100 Hz电刺激使强啡肽含量增高；2/100 Hz交替进行的疏密波可使内啡肽和强啡肽同时释放，两者协同发挥镇痛作用。

【适应范围】

电针法有止痛、镇静、改善血液循环、调整肌张力等作用，适用范围基本和毫针刺法相同。临床常用用于治疗各种痛证、痹证和心、胃、肠、胆、膀胱、子宫等器官的功能失调，以及癫狂和肌肉、韧带、关节的损伤性疾病，并可用于针刺麻醉。

【注意事项】

除遵循针灸施术的注意事项外，应用电针法还应注意：

1. 电针仪在首次使用前应仔细阅读产品使用说明书，掌握电针仪的性能、参数、使用方法、注意事项及禁忌证等内容。

2. 使用电针仪前，需检查其性能是否正常。如果电流输出时断时续，需检查导线接触是否良好。干电池使用一段时间后输出电流微弱，应及时

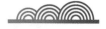

更换。

3. 毫针的针柄经过温针灸火烧之后，表面氧化不导电；有的毫针针柄是用铝丝烧制而成的，并经氧化处理成金黄色，导电性差，均不宜使用。若使用，输出导线应夹持针身。

4. 电针仪最大输出电压在 40 V 以上者，最大输出电流应限制在 1 mA 以内，以防止触电。

5. 靠近延髓、脊髓等部位使用电针时，电流量宜小，并注意电流的回路不要横跨中枢神经系统，不可刺激过强。禁止电流回路通过心脏，例如左右上肢的两个穴位不可连接于同一对电极。

6. 电针刺激量较大，要防止晕针。体质虚弱、精神紧张者，尤应注意电流不宜过大。

7. 调节电流时，不可突然增强，以防引起肌肉强烈收缩，造成弯针或折针。

8. 要注意"电针耐受"现象的发生。"电针耐受"是长期多次应用电针，使机体对电针刺激产生耐受，从而降低电针疗效的现象。

9. 心脏附近、安装心脏起搏器者、颈动脉窦附近禁用电针。

十三、浮针技术

【概述】

浮针技术是运用一次性浮针等针具，在引起病痛的患肌周围或邻近四肢进行扫散的皮下针刺法，并常在治疗时配合再灌注活动。主要用于治疗筋脉不舒、血滞不通所导致的颈肩腰腿疼痛和一些的内科、妇科杂症（图4－39）。

【操作方法】

1. 常用针具　浮针由针芯、软管和保护套管组成。其中针芯由不锈钢针和硬塑料的芯座组成。软管具有足够的柔软度，能长时间留置于皮下，避免刺伤血管以及脏器。另外，为减轻疼痛、进针规范、操作方便，配有专门的进针器。

2. 基本操作方法

（1）体位：选择利于触摸患肌和进行治疗的体位；对于情绪紧张的患者求诊，可先选用卧位治疗，避免出现晕针现象。

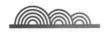

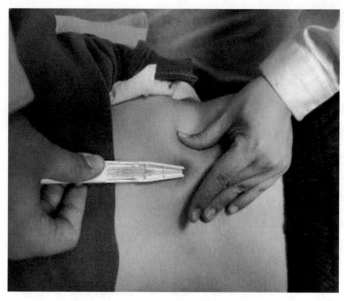

图4-39 浮针操作

（2）触摸患肌：患肌是浮针医学对功能性病变肌肉的简称，意指存在一个或多个肌筋膜激痛点（MTrP）的肌肉。临床确定患肌的主要标准是：在运动中枢正常的情况下，被检查区域放松时，全部或部分依旧处于紧张状态的肌肉。触摸时医生手下有"紧、僵、硬、滑"的感觉，患者局部有酸胀不适感。

（3）选取进针点：在患肌周围，针尖向患肌，方向不能与患肌相反，避开瘢痕，离开关节，尽量选择平坦、易操作的地方。小范围、少患肌进针点宜近，大范围、多患肌进针点宜远。

（4）消毒：消毒范围主要包括患者进针点处皮肤、进针器及医生操作的手。

（5）操作：

1）进针：浮针进入皮下的过程。操作时进针器与皮肤角度尽可能小，进针器前端紧贴皮肤，前推下压，将浮针快速刺入皮下层。操作者左手要放于进针器上方，以防弹起；针尖进入皮下后，左手提起并固定浮针，右手持进针器后退撤出，左手放下浮针。

2）运针：浮针从刺入皮下后到扫散之前的一段过程。完成进针后，确保针体在皮下，顺势推进，避免进针过深误入肌层；同时尽可能避开血管，如遇

刺痛，稍退针，调整角度再进针。运针要点：平稳、匀速、上提、滑进。

3）扫散和再灌注活动：指运针完毕到抽出针芯前针身左右摇摆的系列动作。运针结束，将针柄后退旋内，使得针尖退回软管套中，然后开始扫散操作。操作时，右手示指、中指夹持着针柄，拇指为支点固定在皮肤上，示指及环指自然放在软管座和针座上，均匀有节奏地做跷跷板样的扇形扫散。扫散要点：幅度大、有支点、要平稳、有节奏。一个进针点的扫散时间为半分钟到 2 分钟，频率为 100 次/min。

医生在针对患肌进行扫散的同时，可根据所处理患肌的肌肉功能配合相应的再灌注活动。再灌注活动泛指采用适量、有针对性的外力或患者自己的力量，使患肌收缩，持续数秒后放松，并且常在收缩患肌的同时医生给予等力阻抗，以改善缺血组织循环的活动方法。再灌注活动的要求是：幅度大、速度慢、次数少、间隔时间长、变化多。

4）出针与留管：扫散完毕，外旋针座，抽出针芯，用胶布固定留于皮下的软套管，留管 4~6 小时。

5）取管：留管达到既定时间后，则可取出软管。取管时一般以左手拇指、示指按住针孔周围皮肤，右手拇指、示指捏住软管末端，不要提插捻转，慢慢取出。用消毒干棉球按压，防止出血。取管 1 小时后即可洗澡冲凉。

【适应范围】

浮针医学适应证主要围绕肌肉进行分类和拓展。

1. **肌肉前病痛**　即肌肉上游引发的病证，常见疾病包括强直性脊柱炎、类风湿关节炎、哮喘、痛风、帕金森病、面瘫、肩关节周围炎等。

2. **肌肉中病痛**　即肌肉本身的病证，以肌肉疼痛、相关肌肉肌力下降、功能减退、易感疲劳乏力以及相关关节活动范围减小为常见症状。常见疾病包括颈椎病、网球肘、腰椎间盘突出症、慢性膝关节痛、踝关节扭伤、头痛、前列腺炎、漏尿、呃逆、失眠、抑郁、慢性咳嗽、习惯性便秘等。

3. **肌肉后病痛**　由病理性紧张肌肉造成的非肌肉器官发生的病变，常见症状包括头昏、眩晕、心慌胸闷、局部麻木、局部水肿、乳腺增生、黄斑变性、糖尿病足、股骨头缺血性坏死、骨性变化等。

【注意事项】

1. 检查患肌时，垂直肌肉走向用指腹触摸，上下滑动、左右探查，避免按压，勿用指尖或其他部位检查。

2. 注意患者的年龄情况、体质强弱、精神状态等因素，因人制宜，灵活设计再灌注活动的方式和力量。切忌因再灌注活动时间过长，或过于用力，或过于频繁等原因造成医源性损伤。

3. 选择平坦不影响活动的地方留管，针孔周围避免浸水，以防感染。

4. 具体交代患者改变不良的生活习惯，如避免长时间保持同一姿势。

十四、眼针技术

【概述】

眼针法又称眼针疗法，是指采用毫针或其他针具刺激眼区特定部位，以诊断和治疗全身疾病的一种方法。眼针法通过观察眼球结膜脉络形色变化以诊断疾病，针刺特定的眼周八区十三穴为治疗方法，具有操作简便、无痛苦、疗效高、见效快等特点。迄今为止，眼针法的临床适应证已达四十余种，其中对中风偏瘫和各种急慢性疼痛疗效较为显著。

【操作方法】

眼针法的刺激部位共分为 8 区，共 13 个穴位。具体划分方法是眼平视，经瞳孔中心画"十"字交叉线并分别延伸过内、外眦及上、下眼眶，将眼廓分为 4 个象限；再将每一个象限 2 等分，成 8 个象限，其八等分线即为代表 8 个方位的方位线；配以八卦定位，每个方位线各代表一个卦位；以左眼为标准，按上北、下南、左西、右东划分，首起乾卦于西北方，依次为正北方为坎，东北为艮，正东为震，东南为巽，正南为离，西南为坤，正西为兑；还可将乾、坎、艮、震、巽、离、坤、兑改用 1～8 八个阿拉伯数字代表。右眼的眼区划分是以鼻为中心，将左眼的穴区水平对折而确定的，即左眼经穴区顺时针排列，右眼经穴区逆时针排列，体现"阳气左行，阴气右行"的原则。最后将上述 8 个象限等分为 16 个象限，以方位线为中心，其相邻的两个象限即为一个眼穴区，共计 8 个眼穴区。每区对应一脏一腑，中心线前象限为脏区，后象限为腑区。按照八卦、脏腑的五行配属，以及五行相生关系排列；乾属金，对应肺与大肠；坎为水，对应肾、膀胱；震属木，对应肝、胆；离属火，对应心、小肠；坤属土，对应脾、胃。艮为山，对应上焦；巽为风，对应中焦，兑为泽，对应下焦，总计 8 区 13 穴，具体位置如下图所示（图 4－40、表 4－1）。

 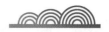

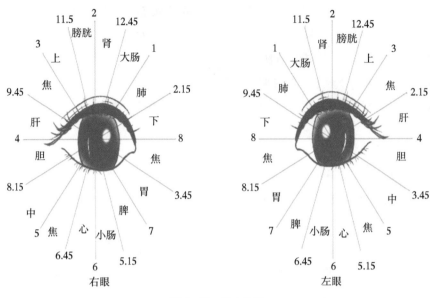

图 4-40　眼穴分区

表 4-1　眼针分区表

分区	方向	五行属性	所属脏腑	所属卦象
1 区	西北	金	肺与大肠	乾
2 区	正北	水	肾与膀胱	坎
3 区	东北	（山）	上焦	艮
4 区	正东	木	肝与胆	震
5 区	东南	（风）	中焦	巽
6 区	正南	火	心与小肠	离
7 区	西南	土	脾与胃	坤
8 区	正西	（泽）	下焦	兑

　　口诀：乾一（金）肺大肠，坎二（水）肾膀胱，艮三（山）属上焦，震四（木）肝胆藏，巽五（风）中焦属，离六（火）心小肠，坤七（土）脾和胃，兑八（泽）下焦乡。眼针穴位的具体定位：距眼眶内缘外侧 2 mm 的眶缘上，长度为 1/16 弧长；或对应位置的眼眶内缘中心点上。

　　1. 针前准备　患者多取坐位；以规格为 0.30 mm×15 mm 的毫针为宜，穴

位应进行常规严格消毒。

2. 进针方法　主要分为眶内直刺法和眶外横刺法两种。押手固定眼睑并压于指下，刺手单手持针速刺进针。

3. 行针方法及得气表现　刺入以后，不施行提插、捻转等手法；如未得气，可将针退出1/3稍改换方向再刺入；或用手刮针柄，或用双刺法。得气以局部酸、麻、胀、重或温热、清凉等感觉为宜，或针感直达病所。

4. 留针方法　一般采用静留针法，留针5～15分钟。

5. 出针方法　起针时用右手两指捏住针柄活动数次，缓缓拔出1/2，稍停几秒再慢慢提出，迅速用干棉球压迫针孔片刻，以防出血。

【适应范围】

1. 各种脑血管疾病　如中风偏瘫等。

2. 各种疼痛类疾病　如偏头痛、腰腿痛、三叉神经痛、急性扭伤等。

3. 功能紊乱性疾病　如高血压、胃肠功能紊乱、神经衰弱等。

4. 其他　如面肌痉挛等。

【注意事项】

1. 穴位及针具严格消毒。

2. 多采用眶外横刺法。

3. 不宜施行提插捻转等手法，出针时宜缓慢并按压针孔，防止出血。

4. 眼睑过于肥厚者不宜用眼针。

第二节　艾灸康复疗法

一、麦粒灸技术

【概述】

麦粒灸是将艾绒搓成如麦粒样大小的艾炷在皮肤上施灸，以达到防治疾病目的的一种技术。其特点是施灸部位可灵活选择，所需艾绒相对较少，艾火温和，可根据所需调节艾灸刺激程度，应用范围相对较广，尤其对风寒湿痹、寒痰喘咳、脏腑虚寒、元阳虚损引起的各种病证疗效较好（图4-41）。

【灸材准备】

评估患者病情、当前主要症状、预施灸处皮肤状况、对热度的耐受情况及

 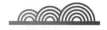

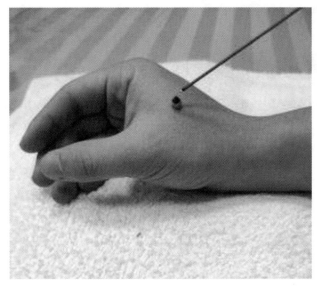

图4-41 麦粒灸操作

心理状况，根据患者病情制作松紧程度不等的艾炷、合适的黏附剂（中药油膏、凡士林等）、镊子、棉签等；通常认为，用新艾施灸，火烈且有灼痛感；而用陈艾施灸，灸火温和，灸感明显，疗效好，故一般选用陈艾绒进行操作。要求选用的艾绒细柔如绵，可用拇指、食指和中指搓成麦粒大小的艾炷。艾炷的大小及松紧程度不同需要施灸者自行调控。大艾炷如一颗完整麦粒大小；中等艾炷如大半个麦粒；小艾炷如半个麦粒大小，反复搓捻则燃烧时间长、温度较高，略加按压则相对松散、燃烧时间短，

【操作方法】

麦粒灸属于艾炷灸的一种，主要包括化脓灸和非化脓灸，又称瘢痕灸和非瘢痕灸。

1. 非瘢痕灸 用麦粒大的小艾炷直接在腧穴施灸，灸后不引起化脓的方法。用线香点燃艾炷，至其烧近皮肤，患者有温热或轻微灼痛感时，即用镊子将未燃尽的艾炷移去或压灭，再施第2壮；也可待其燃烧将尽，有清脆之爆炸声时，将艾炷余烬清除，再施第2壮。一般每次可灸3～7壮。因其艾炷小，刺激强，时间短，收效快，仅有轻微灼伤或发泡，不留瘢痕，故目前在临床应用较多。

2. 瘢痕灸 将艾炷直接放置在腧穴上进行施灸，局部组织经烧伤后产生

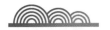

灸疮（无菌性化脓现象）的灸法。用线香点燃艾炷，至其燃尽熄灭后，除去灰烬，再重新换另一个艾炷点燃，称为间断法，这种方法不易出现灸循经传导感；在艾炷将灭未灭之际，在余烬上再加新艾炷，不使火力中断，每可出现灸感传导，这种方法称为连续法。因灸疮愈合之后，多有瘢痕形成，影响美观，目前临床应用相对较少。

【适应范围】

非瘢痕灸适用于气血虚弱、小儿发育不良及虚寒轻证等；瘢痕灸适用于全身各系统顽固病证而可用灸法者，如哮喘、瘿瘤、瘰疬、肺结核、关节病、胃肠系统病证等。

【注意事项】

1. 非瘢痕灸

（1）为防止艾炷滚落，可在穴位涂抹适量中药油膏、凡士林等，增强黏附性。

（2）若需减轻灸穴疼痛，可在该穴位周围轻轻拍打，以减轻痛感。若灸处皮肤呈黄褐色，可涂一点冰片油以防止起泡。

（3）若施灸后皮肤起小水疱，可在2～3日内结痂脱落，一般不留瘢痕。

2. 瘢痕灸

（1）为防止艾炷滚落，可在穴位涂抹适量中药油膏、凡士林等，增强黏附性。

（2）颜面部禁用瘢痕灸。

（3）灸后化脓位置若处置不当，极易感染，因此要特别注意施灸部位的护理工作。

（4）灸疮结痂脱落，局部会留有瘢痕，需提前告知患者。

二、隔物灸技术

【概述】

隔物灸是将艾炷与皮肤之间用不同药物制品衬隔而施灸，以达到治疗目的的一类操作技术，又称间接灸、间隔灸。隔物灸种类繁多，施灸时既可发挥艾灸的作用，又能发挥药物的功能，具有特殊的治疗效果，且火力温和、不易灼伤皮肤为患者所接受，广泛应用于内外妇儿及五官科等各种疾病，特别是证属虚寒性的各类疾病。

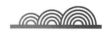

【灸材准备】

评估患者病情、当前主要症状、预施灸处皮肤状况、对热的耐受程度及心理状况，根据患者病情选择合适大小的艾炷、间隔物（如姜片、蒜片、食盐及药饼等）、线香等。

【操作方法】

1. 隔姜灸　以姜片作为间隔物而施灸的一种灸法。选取大块新鲜生姜，切 2～3 mm 厚度的姜片（要求：厚薄均匀，过厚不易传热，太薄则容易烫伤），用针点刺小孔若干。施灸时，将艾炷放置姜片上点燃施灸，快燃尽时续接另一艾炷。若初灸时患者感觉灼痛，为生姜刺激所致，可将姜片略向上提起，待灼痛感消失重新放下再灸。一般每次灸 3～9 壮，施灸过程中需适当移动姜片，以局部皮肤潮红湿润，患者觉热为度（图 4‑42）。

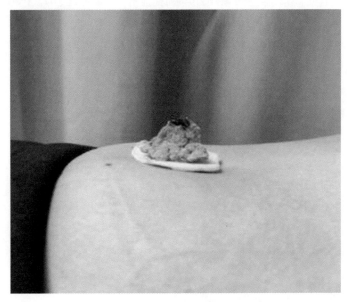

图 4‑42　隔姜灸操作

2. 隔蒜灸　以蒜作为间隔物而施灸的一种灸法，分为隔蒜片灸和隔蒜泥灸。

（1）隔蒜片灸：取新鲜独头大蒜切成 2～3 mm 的蒜片，用针点刺小孔若干。施灸时，将艾炷放置蒜片上点燃施灸，快燃尽时续接另一艾炷，每灸 3～4 壮后换去蒜片（图 4‑43）。

（2）隔蒜泥灸：取适量新鲜大蒜捣成泥状，置患处或穴位上，点燃艾炷进行施灸。以上两种，一般每次灸3～9壮，以局部皮肤潮红湿润，患者觉热为度。

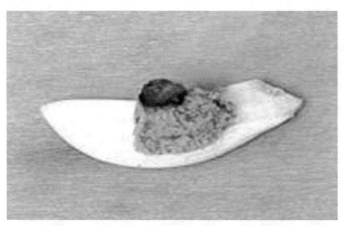

图4-43 隔蒜灸操作

3. 隔盐灸 盐作间隔物而施灸的一种灸法，仅用于神阙穴，故又称神阙灸。嘱患者取仰卧位，充分暴露脐部。取适量青盐（可炒至温热），填满脐窝，略高脐约0.1 cm，进行施灸待患者稍感烫热再更换艾炷。一般每次施灸3～9壮，以患者腹腔觉热为度（图4-44）。

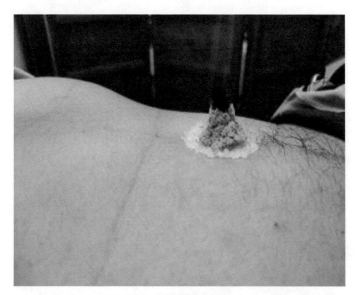

图4-44 隔盐灸操作

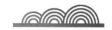

4. 隔附子灸　以附子作间隔物而施灸的一种灸法，分隔附片灸和隔附子饼灸。

（1）隔附子片灸：取熟附子用水浸透后，切成 3～5 mm 的薄片，用针点刺小孔若干。施灸时，将艾炷放置蒜片上点燃施灸，快燃尽时续接另一艾炷。

（2）附子饼灸：取生附子研细末，加白及粉或面粉少许，以黄酒调和作厚度 3～5 mm，直径 20～40 mm 薄饼，用针点刺小孔若干。施灸时，将艾炷放置药片上点燃施灸，快燃尽时续接另一艾炷，附饼若干焦可再换新饼。以局部皮肤潮红湿润，患者觉热为度（图 4－45）。

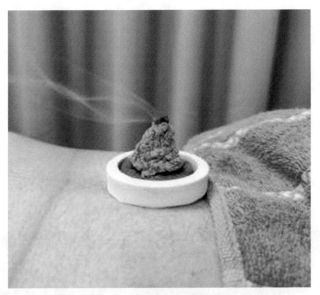

图 4－45　隔附子饼灸操作

【适应范围】

隔姜灸适用于风寒咳嗽、呕吐、泻痢、虚寒腹痛、风寒湿痹、面瘫、肾虚遗精、肢体痿软无力等病证；隔蒜灸适用于痈疽未溃、虫蛇咬伤、无名肿毒、虚劳顽痹等；隔盐灸常用于霍乱吐泻致肢冷脉伏者，以及寒证腹痛、虚寒痢疾、中风脱证的四肢厥冷及虚脱休克等，可有救急之效；隔附子灸适用于治疗阳虚病证，如阳痿、早泄、遗精、疮疡久溃不敛等证。

【注意事项】

1. 隔姜灸、隔蒜灸

（1）若灰烬和残艾积累过多，及时清理，并重新换艾炷施灸。

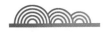

（2）施灸过程中若不慎灼伤皮肤，须及时消毒处理防止感染。

（3）施灸后宜暂避风吹，或以干毛巾覆之轻揉，促使汗孔闭合。

2. 隔盐灸

（1）如需隔其他药物，可先填入其他药粉，再填入青盐施灸。

（2）为防止食盐受热爆裂烫伤皮肤，可在盐上放一薄片生姜再施灸。

（3）施灸时要求患者保持原有体位，呼吸均匀，不可乱动以免烫伤其他部位。

3. 隔附子灸

（1）附子中含有乌头碱类生物碱，施灸过程中需注意室内通风，预防患者及医务人员中毒。

（2）孕妇禁用。

三、悬灸技术

【概述】

悬灸技术是将点燃的艾条悬于施灸部位之上的一种灸法技术，一般艾火距离皮肤约 3 cm，灸 15 分钟左右，以皮肤温热红晕、不被灼伤为度。其中，悬灸又分为温和灸、回旋灸和雀啄灸（图 4-46）。

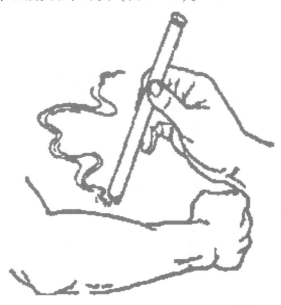

图 4-46　悬灸技术

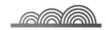

【操作方法】

1. 温和灸　将艾卷的一端点燃，对准应灸的腧穴部位或患处，距离皮肤 2～3 cm，进行熏烤，使患者局部有温热感而无灼痛为宜，一般每穴灸 10～15 分钟，至皮肤红晕为度。如遇到昏厥或局部知觉减退的患者及患儿时，医生可将示指、中指两指置于施灸部位两侧，这样可以通过医生的手指来测知患者局部受热程度，以便随时调节施灸距离，掌握施灸时间，防止烫伤患者皮肤。

2. 雀啄灸　将点燃的艾卷置于穴位或患处上方约 3 cm 高处，施灸时，艾卷点燃的一端与施灸部位的皮肤并不固定在一定的距离，而是像鸟雀啄食一样，将艾卷一上一下地移动。

3. 回旋灸　施灸时，艾卷点燃的一端与施灸皮肤保持在一定的距离，但位置不固定，而是均匀地向左右方向移动或反复旋转地进行灸治。

【适应范围】

悬灸技术适应范围广泛，可适用于普通感冒，周围性面瘫，颈型、神经根型、椎动脉型颈椎病，腰椎间盘突出症，膝骨性关节炎、变应性鼻炎、痛经等疾病。

【注意事项】

1. 如因施灸不慎灼伤皮肤，局部出现小水疱，可嘱患者保护好水疱，勿使破溃，任其吸收，一般 2～5 日即可愈合。如水疱较大，可用消毒毫针刺破水疱，放出水液，再适当外涂烫伤油等，保持疮面洁净。

2. 注意晕灸的发生。如发生晕灸现象，按晕针处理。

3. 患者在精神紧张、大汗后、劳累后或饥饿时不适宜艾灸。

4. 注意防止艾灰脱落或艾炷倾倒而烫伤皮肤或烧坏衣被。艾条灸毕后，应将剩下的艾条套入灭火管内或将燃头浸入水中，以彻底熄灭，防止再燃。如有绒灰脱落床上，应清扫干净，以免复燃。

四、温针灸技术

【概述】

温针灸技术是针刺与艾灸结合应用的一种操作技术，是在毫针留针时在针柄上置以艾绒（艾团或艾条段）施灸，通过针体将热力传入穴位以治疗疾病的方法。

温针灸技术具有温通经脉、行气活血之效，主要应用于既需要留针又适宜

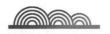

用艾灸的病证，如风湿痹痛、冷麻不仁，便溏腹胀等寒盛湿重，经络壅滞之证（图4-47）。

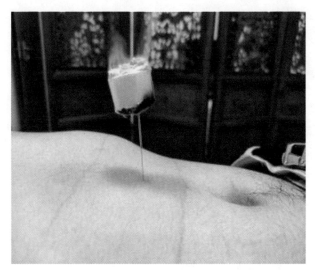

图4-47 温针灸技术

【材料准备】

毫针、2～3 g艾绒，或1～3 cm长短的艾条段。

【操作方法】

首先在选定的腧穴上针刺，毫针刺入穴位得气并施行适当的补泻手法后，在留针时将2～3 g艾绒包裹于毫针针柄顶端捏紧成团状，或将1～3 cm长短的艾条段直接插在针柄上，点燃施灸，待艾绒或艾条燃尽无热度后除去灰烬。艾灸结束，将针取出。

【操作方法】

1. 针根与皮肤表面距离2～4 cm，留针不动。

2. 放置艾团，取粗艾绒，用右手拇指、示指、中指，搓成枣核大小，中间捏一痕，贴于针柄上，围绕一搓，即紧缠于针柄之上。艾团要求光滑紧实，切忌松散，以防脱落。或放置艾条，可在艾条中间先用针柄钻孔，然后安装在针柄上。

3. 艾绒每次可灸3～4壮，艾条则可用1～2壮。

【适应范围】

温针灸适用于既需要留针又需要施灸的疾病。

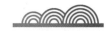

【注意事项】

1. 温针灸时，要嘱咐患者不要任意移动肢体，以防艾团（条）脱落灼伤。

2. 在燃烧过程中，为防止落灰或温度过高灼伤皮肤，可在该穴区置一带孔硬纸片以作防护。

五、热敏灸技术

【概述】

热敏灸疗法又称腧穴热敏化艾灸疗法，以腧穴热敏化理论为指导，选择热敏腧穴施以饱和灸量，以激发经气感传，促使气至病所，从而显著提高临床疗效。热敏灸疗法重视腧穴敏化状态与个体化消敏灸量（图4-48～图4-53）。

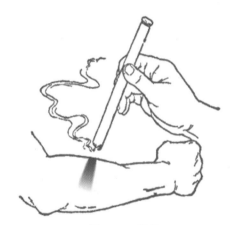

图4-48 透热

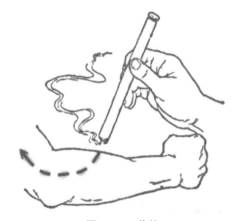

图4-49 传热

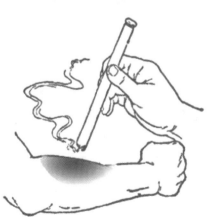

图4-50 扩热

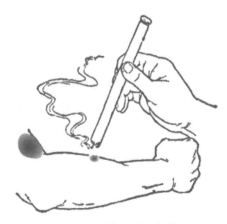

图4-51 局部不热远部热

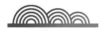

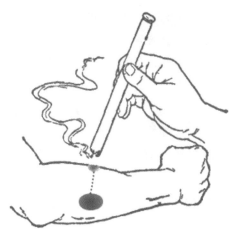

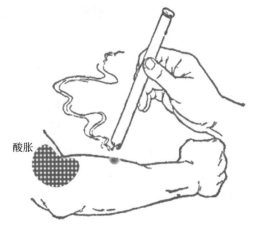

酸胀

图 4－52　表面不热深部热　　　　　　图 4－53　非热觉

【操作方法】

1. 操作前准备　调定灸态：灸态就是艾灸时的状态，包括环境、患者和医生 3 方面因素，概括来说就是静、松、匀、守 4 个字。

（1）静：一指环境安静，二指心神宁静。进行热敏灸操作时，必须保证环境安静。同时，患者和医生均须保持心神宁静。只有在这种条件下，灸性感传才能被最大限度激发。

（2）松：是指患者肌肉放松。患者放松全身肌肉，使机体处于最自然的状态，有利于配合医生的治疗，能更加有效地接受艾灸刺激，从而有利于激发经脉感传。

（3）匀：是指患者呼吸匀而慢。均匀的呼吸有利于调整机体内环境，有利于增强机体反应的敏感性。

（4）守：即意守施灸部位，包括两个方面：一是患者集中注意力体会施灸部位的感觉，二是医者须将艾条固定在热敏化腧穴上施灸。

2. 操作要领　热敏灸操作要领可用"十六字技术要诀"来概括：探感定位、辨敏施灸、量因人异、敏消量足。

（1）探感定位：热敏灸在腧穴选取上和传统选穴不同，是以感觉法确定最佳施灸部位。即 6 种热敏灸感的出现部位为最佳施灸部位。因此，需要以艾热为刺激源探查不同部位的灸感从而确定热敏腧穴以为施灸部位。临床上，不同的疾病或疾病的不同状态热敏腧穴出现的部位也不同，操作上可根据二步定位法来进行探查，具体如下：

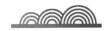

1）粗定位：首先找到与疾病相关的热敏化发生的大概区域，用体表标志法、骨度分寸法、指寸法、简便取穴法等方法定位区域部位。腧穴发生热敏化是有规律的，有其高发部位。如腰椎间盘突出症的热敏腧穴高发部位在大肠俞区域，大肠俞可通过体表标志法确定，位于人体的腰部，当第4腰椎棘突下，旁开1.5寸；又如膝骨关节炎的热敏腧穴高发部位在犊鼻穴，可用体表标志、骨度分寸法等在膝部找到，屈膝，在髌骨与髌韧带外侧凹陷中。粗定位有助于确定热敏腧穴的大致位置，便于医者针对性地在某一个或几个局部区域对热敏腧穴进行细定位，即准确定位。

2）细定位：用点燃的艾条，对准上述热敏腧穴高发区域进行悬灸探查（距离皮肤3 cm左右），使患者局部感觉温热而无灼痛感。热敏腧穴在艾热的刺激下，会产生透热、扩热、传热、局部不（微）热远部热、表面不（微）热深部热、其他非热觉6种灸感，只要出现其中的一种或一种以上的灸感就表明该部位已发生热敏化，即为热敏腧穴的准确位置。例如治疗腰椎间盘突出症时，在粗定位定出的热敏腧穴高发部位大肠俞区域悬灸，若患者觉热感向深部渗透及向四周扩散并沿一定路线传至下肢，说明此部位已发生热敏化，即为腧穴的准确位置，可继续施灸。又如悬灸膝骨关节炎热敏腧穴高发部位犊鼻穴区域时，患者可自觉热感透至膝关节内并扩散至整个膝关节。

（2）辨敏施灸：不同热敏灸感传达了不同的艾灸信息，有首选与后选、主选与次选之分，需要加以分析和辨别。临床中一般按以下原则，择优选取热敏腧穴进行治疗。

1）以出现灸感经过或直达病变部位的热敏腧穴为首选热敏腧穴。

2）以出现非热觉灸感的热敏腧穴为首选热敏腧穴，痛感又优于酸胀感。

3）以出现较强灸感的热敏腧穴为首选热敏腧穴。

（3）量因人异：艾灸剂量由艾灸强度、面积、时间3个因素组成，在前两个因素基本不变的情况下，艾灸剂量主要由艾灸时间所决定。在施行热敏灸疗法时，每穴的施灸时间不是固定的，而是因人、因病、因穴而不同，以个体化的热敏灸感消失为度。不同热敏腧穴施灸时从热敏灸感产生至热敏灸感消失所需要的时间是不同的，从10分钟至200分钟不等。

（4）敏消量足：热敏灸疗法强调每次艾灸要达到个体化地消除腧穴敏化状态的饱和灸量。每次给予艾热刺激的量最终取决于热敏化态腧穴的消敏或脱

敏量，达到这个剂量则疗效明显提高，这时腧穴的热敏态转化为消敏态（即非热敏态），这是此热敏腧穴的最佳剂量。

【适应范围】

经过近30年的临床研究，热敏灸对过敏性病症（变应性鼻炎、荨麻疹、支气管哮喘）、胃肠功能性病症（非溃疡性消化不良、功能性胃肠病）、男性前列腺病症（慢性前列腺炎、良性前列腺增生症、性功能障碍）、女性宫寒性病症（原发性痛经、卵泡发育不良不孕、卵巢早衰）、脊柱关节病症（颈椎病、腰椎间盘突出症、膝骨关节炎、肩周炎、网球肘）、皮肤病症（湿疹、神经性皮炎、带状疱疹）、虚性病症（亚健康、慢性病、肿瘤化放疗后的阳虚、气虚诸症）临床疗效显著。此外，对神经系统的缺血性中风、面瘫、偏头痛、面肌痉挛、枕神经痛等，女性生殖系统的原发性痛经、慢性盆腔炎等，运动系统的纤维肌痛综合征、网球肘、肩周炎等常见病以及部分疑难杂症均有独特的疗效。

【注意事项】

1. 施灸前应告知患者艾灸过程，消除患者对艾灸的恐惧感或紧张感。

2. 施灸时应根据年龄、性别、体质、病情，采取适宜的体位，并充分暴露施灸部位。防止艾火脱落灼伤患者，或烧坏衣物。

3. 治疗后应告知被灸者在施灸结束后2小时之内不宜洗澡，注意保暖，避风寒。

4. 婴幼儿，昏迷、脑出血急性期、大量吐（咯）血等患者，或孕妇的腹部和腰部、感觉障碍等部位不宜施灸。

5. 过饥、过饱、过劳、酒醉等情况下，不宜施灸。

6. 局部出现水疱时，如水疱较小，宜保护水疱，勿使破裂，一般数日即可吸收自愈；如水疱过大，用注射器从水疱低位刺入，将渗出液吸出，保持局部清洁，以防感染。

六、穴位贴敷技术

【概述】

穴位敷贴技术是指在某些穴位上贴敷药物，通过药物和腧穴的共同作用以治疗疾病的一种方法（图4－54）。

【操作方法】

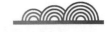

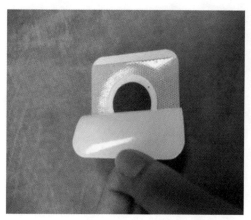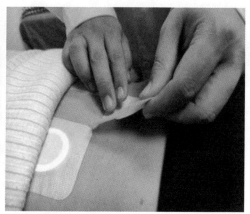

图 4-54　穴位贴敷技术

1. 选穴处方　穴位敷贴技术是以脏腑经络学说为基础，通过辨证选取敷贴腧穴，腧穴力求少而精。一般选穴有以下特点：

（1）选取病变局部穴位如膝关节疾病可敷贴于疼痛局部或犊鼻穴等。

（2）辨证选穴根据脏腑或经络辨证选取相应脏腑的背俞穴或循经远道腧穴，如消化不良敷贴脾俞、足三里。

（3）选用经验穴以敷贴药物如吴茱萸敷贴涌泉穴治疗小儿流涎，细辛敷贴肺俞穴治疗百日咳等。

（4）选用常用腧穴以敷贴药物如神阙穴、涌泉穴、膏肓穴等。

2. 敷贴方法　根据所选穴位，采取适当体位，准确取穴，用75% 医用乙醇棉球擦净，然后敷药。也可使用助渗剂，在敷药前先在穴位上涂以助渗剂或将助渗剂与药物调和后再用。对于所敷之药，无论是糊剂、膏剂或捣烂的鲜品，均应将其很好地固定，以免移位或脱落。目前有专供敷贴穴位的特制敷料，使用固定都非常方便。

如需换药，可用消毒干棉球蘸温水或各种植物油，或液状石蜡轻轻擦去粘在皮肤上的药物，擦干后再敷药。一般情况下，刺激性小的药物，每隔 1～3 日换药 1 次。不需溶剂调和的药物还可适当延长到 5～7 日换药 1 次。刺激性大的药物，应视患者的反应和发疱程度确定敷贴时间，数分钟至数小时不等，如需再敷贴，应待局部皮肤愈后再敷贴，或改用其他有效穴位交替敷贴。

敷脐疗法每次敷贴 3～24 小时，隔日 1 次，所选用药物不应为刺激性大及发疱之品。冬病夏治穴位敷贴从每年入伏到末伏，每 7～10 日贴 1 次，每次贴

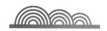

3～6 小时，连续 3 年为 1 个疗程。

3. 异常情况及处理措施　敷贴后局部皮肤可出现潮红、轻微红肿、小水疱、微痒、烧灼感、色素沉着等情况，均为药物的正常刺激作用，不需特殊处理，但应注意保持局部干燥，不要搓、抓局部，也不要使用洗浴用品及涂抹其他止痒药品，防止对局部皮肤的进一步刺激。若出现以下异常情况，应及时进行处理。

（1）敷贴处有烧灼或针刺样剧痛，难以忍受时，可提前揭去药物，及时终止敷贴。

（2）皮肤过敏可外用抗过敏药膏或防过敏敷贴，若敷贴过程出现过敏范围较大、程度较重的皮肤红斑、水疱、瘙痒现象，应立即停药，进行对症处理。出现全身性皮肤过敏症状者，应及时到医院就诊处理。

（3）皮肤出现小水疱，可表面涂抹聚维酮碘，让其自然吸收。若水疱较大，可先用消毒针从水疱下端刺破，排尽疱液，或用一次性注射器抽出疱液，然后涂以甲紫液收敛，破溃水疱处也可涂以消炎软膏，外用消毒敷料包扎，以防感染。如果水疱体积巨大或水疱中有脓性分泌物，或出现皮肤破溃、露出皮下组织、出血等现象应到专业医院对症治疗。

【适应范围】

穴位敷贴技术的历史悠久，广泛应用于内、外、妇、儿、皮肤、五官等科的多种急慢性疾病。治疗病证主要有感冒、哮喘、关节炎、三叉神经痛、面神经麻痹、神经衰弱、胃下垂、胃肠神经症、腹泻、冠心病、糖尿病、遗精、阳痿、月经病、牙痛、口疮、小儿夜啼、厌食、遗尿等。此外，还可用于防病保健。

【注意事项】

1. 凡用溶剂调敷药物，需随调配随敷贴，以防时间过长，药性挥发。

2. 若用膏剂敷贴，应掌握好温化膏剂的温度，不应超过 45°C，以免烫伤皮肤。

3. 对胶布过敏者，可选用低过敏胶布或用绷带固定敷贴药物。

4. 刺激性强的药物如斑蝥、马钱子、巴豆等敷贴药量宜少、面积宜小、时间宜短，防止中毒。

5. 能引起皮肤发疱的药物不宜敷贴面部和关节部位。

6. 对久病、体弱、消瘦、孕妇、幼儿以及有严重心肝肾功能障碍者慎用。

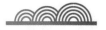

7. 敷贴部位有创伤、溃疡者禁用。

8. 敷贴后若出现范围较大、程度较重的皮肤红斑、水疱、瘙痒现象，应立即停止贴敷，并进行对症处理。出现全身性皮肤过敏症状者，应及时到医院就诊。

9. 对于残留在皮肤的药膏等，不宜用刺激性物品擦洗。

10. 敷贴药物后注意局部防水。

第三节　推拿康复疗法

一、一指禅推法

【概述】

用拇指着力，通过前臂的主动摆动，带动腕部的往返摆动，使所产生的力通过拇指持续地作用于治疗部位，称为一指禅推法。（图 4 - 55）。

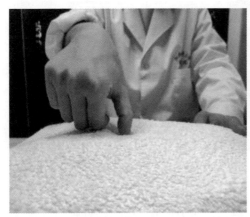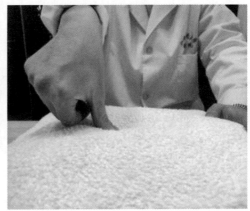

图 4 - 55　一指禅推法

【操作方法】

拇指自然伸直，余指的掌指关节和指间关节自然屈曲，以拇指端或罗纹面着力于治疗部位，沉肩、垂肘、悬腕、掌虚、指实，前臂摆动，带动腕关节有节律地内、外摆动，使所产生的功力通过拇指，持续地作用于治疗部位。

【适应范围】

一指禅推法接触面小，功力集中，渗透性强，故可应用于全身各个部位。

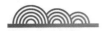

临床常用于头面部、颈项部、胸腹部和四肢关节等部位，尤以取经络腧穴为佳，即所谓"循经络，推穴道"。一指禅推法具有舒经活络、调和营卫、祛瘀消积、开窍醒脑、调节脏腑功能等功效。广泛应用于内、外、妇、儿各科病证，尤其擅长治疗胃肠疾病（如胃脘痛、久泻、便秘等）、内科杂病（如头痛、失眠、高血压、面瘫、劳倦内伤等）和关节疼痛等病证。

【注意事项】

一指禅推法节律性摆动操作时，虎口应随之开合，示指、拇指不宜相抵，但个别人拇指掌指关节背伸幅度过大，为避免掌指关节受伤，允许以示指抵住拇指指腹操作。

二、一指禅偏锋推法

【概述】

用拇指末节桡侧缘着力做一指禅推法的手法，称为一指禅偏锋推法。此法由一指禅推法演化而来。由于是用拇指的侧面操作，类似于书法中用毛笔的偏锋行笔，故名（图4-56）。

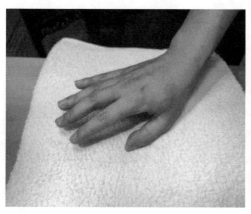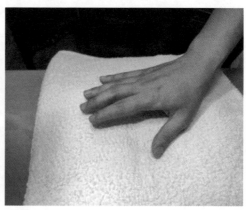

图4-56 一指禅偏锋推法

【操作方法】

术者掌指部自然伸直，拇指内收，以拇指桡侧偏锋着力于受术部位，腕关节自然放松，呈微屈或自然伸直状态。沉肩、垂肘，以肘关节为支点前臂做主动摆动，带动腕部往返摆动和拇指掌指关节或拇指指间关节的屈伸活动，使所产生的功力作用于受术部位。

【适应范围】

一指禅偏锋推法动作轻快、柔和、舒适，适用于头面部、胸腹部和胁肋部等，尤以头面部最为常用。此法具有镇静安神、活血通络等功效。临床可用于治疗失眠、头痛、头晕、近视、视物模糊、牙痛、面瘫、劳倦内伤等病证。

【注意事项】

部分拇指指间关节背伸幅度较大者，操作时应适当微屈指骨间关节，以避免因接触面过大而影响移动。

三、滚法

【概述】

以手背近尺侧部分在受术部位做节律性往返滚动的手法，称为滚法。滚法由丁季峰先生于20世纪40年代初始创，由一指禅推拿流派原有的滚法发展而来，是滚法推拿流派的标志性手法（图4-57）。

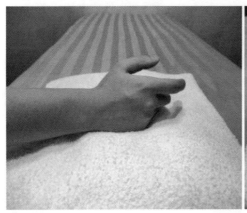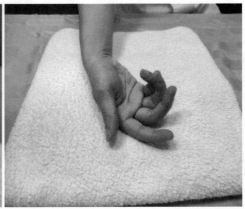

图4-57 滚法

【操作方法】

术者五指自然放松，以小指掌指关节背侧为主吸定于受术部位，沉肩，以肘部为支点，前臂做主动摆动，带动腕关节屈伸和前臂旋转的复合运动，使手背近尺侧部分在受术部位做节律性来回滚动。

【适应范围】

滚法接触面较大，刺激平和舒适，适用于颈项部、肩背部、腰臀部和四肢等肌肉较丰厚的部位。滚法具有舒筋通络、活血祛瘀、滑利关节的功效，既是

防治颈椎病、肩关节周围炎、腰椎间盘突出症、各种运动损伤、运动后疲劳、偏瘫、截瘫等疾病的常用手法，也是保健推拿的重要手法。

【注意事项】

㨰法操作时着力面滚动时要吸定于治疗部位上，不能跳动和摩擦移动。腕关节屈伸和前臂旋转的运动要自然协调。

四、揉法

【概述】

以指、掌等部位吸定于人体体表做环旋运动，并带动皮下组织一起运动的手法称为揉法。包括指揉法、鱼际揉法、掌揉法、前臂揉法等。

【操作方法】

1. 指揉法　用指腹着力于受术部位，做轻柔缓和的小幅度环旋揉动，并带动皮下组织一起运动。常用的有拇指揉法和中指揉法，以及用示、中指着力的二指揉法（图4-58～图4-60）。

2. 鱼际揉法　术者沉肩，屈肘成120°左右，腕关节放松，呈微屈或水平状，拇指略内收，其余四指自然放松，用鱼际吸定于受术部位，稍用力下压，

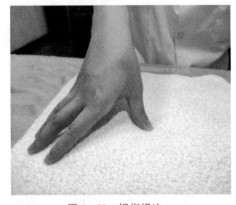

图4-58　拇指揉法

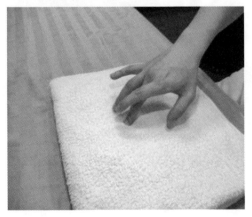

图4-59　中指揉法

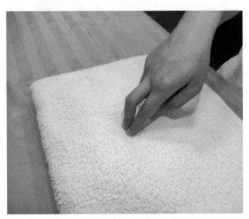

图4-60　二指揉法

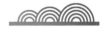

以肘关节为支点，以前臂主动做有节律的摆动，通过鱼际带动皮下组织一起揉动（图4－61）。

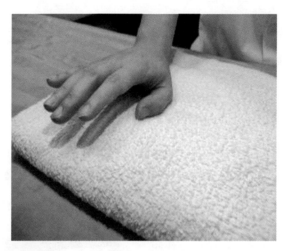

图4－61　鱼际揉法

3. 掌揉法　用手掌或掌根着力于受术部位，以肘关节为支点，前臂做主动运动，带动腕及手掌做小幅度的环旋揉动，并带动皮下组织一起揉动。做掌根揉时，要求掌根部稍用力下压，以加大深透力。如以一手掌叠加于另一手背之上做掌揉法，称为叠掌揉法（图4－62、图4－63）。

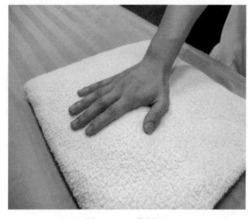

图4－62　掌揉法

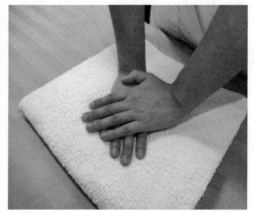

图4－63　叠掌揉法

4. 前臂揉法　用前臂尺侧的上1/3部位着力于受术部位，以肩关节为支点，连同上臂带动前臂做环旋揉动。要求带动皮下组织一起揉动。此法又称臂

揉法或膊揉法（图4-64）。

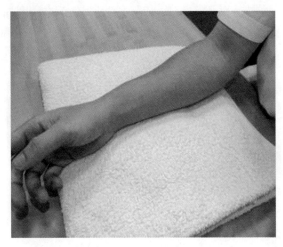

图4-64 前臂揉法

【适应范围】

揉法具有疏通经络、行气活血、消肿止痛、宁心安神、宽胸理气、健脾和胃等功效。指揉法接触面积小，功力集中，多在经络腧穴或压痛点上操作，也是小儿推拿的常用手法。鱼际揉法柔和舒适，常用于前额部、腹部和四肢关节等部位。掌揉法适用于面积较大的背部、腹部、下肢后部等处。前臂揉法压力较大，多用于肌肉丰厚的肩颈部、腰背部、臀部等。揉法可用于治疗头痛、眩晕、耳鸣、失眠、焦虑、面瘫等头面部疾病；胸闷胁痛、脘腹胀痛、便秘、泄泻等胸腹部疾病；颈肩腰背部、四肢关节部位的软组织损伤、肿痛、肌肉酸痛等疾病。

【注意事项】

揉法操作时着力面要吸定于治疗部位，带动皮下组织产生运动，不能在表皮形成摩擦。

五、摩法

【概述】

用手在体表做环形摩动的手法，称为摩法。根据着力部位的不同，主要有指摩法、掌摩法两种。

【操作方法】

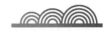

1. 指摩法　以手指指面作用于受术部位，手指自然伸直、并拢，腕关节放松微屈，沉肩、垂肘，以肘关节为支点，做肘关节的轻度屈伸运动，带动手指在体表做环形摩动。具体操作可以用拇指、示指、中指或多指并拢施术（图4-65）。

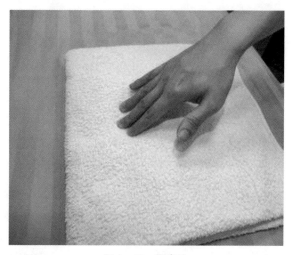

图4-65　指摩法

2. 掌摩法　以手掌掌面作用于受术部位，腕关节放松，掌指自然伸直，以肩关节为支点，通过肩、肘关节的运动带动手掌做环形摩动。操作时可分别用掌面、鱼际、小鱼际及掌根等部位施术（图4-66）。

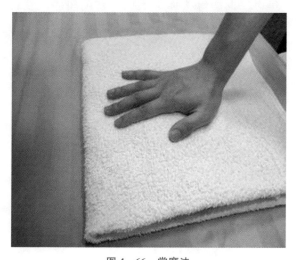

图4-66　掌摩法

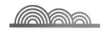

【适应范围】

摩法轻柔舒适，具有疏肝理气、健脾助运、消积导滞等功效，适用于全身各部，以面部、胸部、腹部为常用。临床主要用于脘腹胀满、消化不良、泄泻、便秘、咳嗽、气喘、月经不调、痛经、阳痿、遗精、外伤肿痛等病证，以及面部、腹部保健。掌摩膻中、胁肋部，可宽胸理气、宣肺止咳，治疗咳嗽、气喘等症；掌摩中脘、天枢、脐部及全腹部，可和胃理气、消食导滞，调节胃肠功能，治疗脘腹胀痛、消化不良、泄泻、便秘等胃肠道疾病；掌摩小腹部的关元、气海，可暖宫调经，治疗月经不调、痛经；掌摩下腹部、腰骶部，可涩精止遗、温肾壮阳，治疗遗精、阳痿；掌摩外伤肿痛及风湿关节痹痛处，可行气活血、散瘀消肿；指摩面部具有润肤美容、祛皱抗衰、增加皮肤弹性的功效；保健摩法用于经络腧穴还有保健作用。常用的保健穴位有涌泉、肾俞、关元、神阙等。为增强疗效，可在腧穴上涂擦精油或中药软膏。

【注意事项】

1. 摩动的速度不宜过快，力度适中。

2. 指摩时腕关节保持适度紧张，掌摩时腕关节要放松。

3. 操作时，仅与皮肤表面摩擦，不可带动皮下组织。

六、推法

【概述】

术者用指、掌或肘在受术部位做单方向直线推动的手法，称为推法。根据着力部位的不同可分为指推法、掌推法、肘推法等。

【操作方法】

1. 指推法　术者以手指贴附于施术部位，做单方向的向前挤压推动。具体操作时可有以下几种形式。

（1）拇指指腹推法：术者虎口张开，四指并拢，拇指向中指方向做对掌运动式直线推动（图4-67）。

（2）拇指侧推法：术者以拇指桡侧缘着力，向示指指尖方向做对掌运动式直线推动。可单手也可双手交替操作

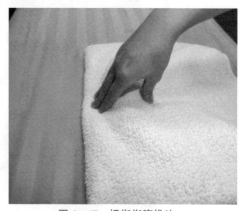

图4-67　拇指指腹推法

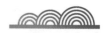

（图4 - 68）。

（3）指节推法：术者用拇指指骨间关节背面骨突着力，做单方向直线推动。也可用屈曲的示指、中指二指指骨间关节背面着力直线推动（图4 - 69）。

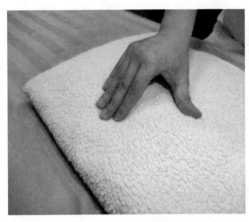

图4 - 68　拇指侧推法　　　　　　　　　图4 - 69　指节推法

2. 掌推法　术者用手掌面或掌根着力于受术体表，以掌根为重点，肩关节发力，推动肘关节由屈到伸，带动掌面或掌根做直线推动。仅以掌根着力推动者，称为掌根推法。拇指与其余四指分开，以手掌近虎口部（第1、第2掌骨部）着力推动者，称为虎口推法。掌推法可双手协同操作（图4 - 70）。

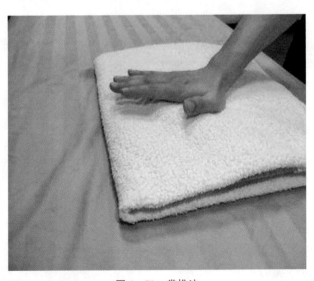

图4 - 70　掌推法

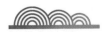

3. 肘推法　术者肘关节屈曲，用前臂上端近肘尖处着力，以肩关节的运动为主，带动前臂近肘端在手术部位做直线推动（图4-71）。

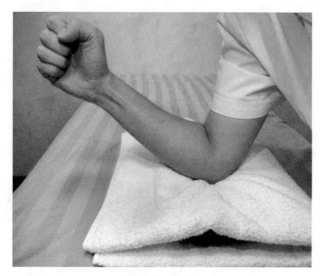

图4-71　肘推法

【适应范围】

推法具有活血化瘀、促进血液循环等作用。四肢离心性的推法能促进动脉血向四肢输送，向心性的推法能促进静脉血和淋巴液回流，适用于全身各部，主要治疗高血压、头痛、头晕、失眠、腰腿痛、腰背部僵硬、风湿痹痛、感觉迟钝、胸闷胁胀、烦躁易怒、腹胀、便秘、食积、软组织损伤、局部肿痛等病证。指推法适用于全身各部位，常用于头面部、肩背部、胸腹部、腰臀及四肢部；掌推法多用于肩背部、腰臀部及四肢肌肉较丰厚的部位；肘推法多用于体形肥胖者，或用于背脊部、腰臀部、大腿肌肉较丰厚的部位和脊柱两侧膀胱经。

【注意事项】

1. 推法要直线运动，不可扭曲歪斜。

2. 操作全程着力面贴实皮肤，压力均匀。

3. 掌推法和肘推法宜慢而平稳。

4. 肘推法刺激最强，应根据病情需要和受术者的耐受性选择运用，老弱瘦小者慎用。

5. 四肢掌推法的方向可以是离心性的，也可以是向心性的。

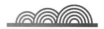

6. 直接在体表操作而用力较重时，可在受术部位涂少许油性介质，以利于手法操作和保护皮肤。

七、擦法

【概述】

在受术部位做直线来回摩擦运动的手法，称为擦法。根据着力部位的不同，可分为小鱼际擦法（侧擦法）、鱼际擦法、掌擦法、指擦法等。

【操作方法】

术者腕关节伸直并保持一定的紧张度，着力部位贴附于体表，稍用力下压，以肩关节和肘关节的联合屈伸动作，带动手指或手掌在受术体表做均匀的直线往返摩擦运动。用小鱼际着力摩擦的，称为小鱼际擦法，又称为侧擦法；用鱼际着力摩擦的，称为鱼际擦法；用全掌着力摩擦的，称为掌擦法；用拇指、中指二指或示指、中指、环指三指螺纹面着力摩擦的，称为指擦法（图4-72～图4-74）。

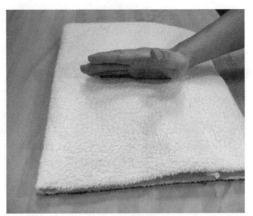

图4-72 小鱼际擦法

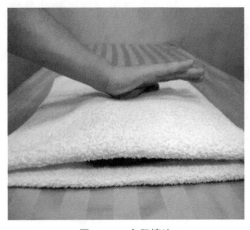

图4-73 鱼际擦法

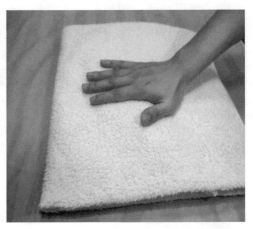

图4-74 掌擦法

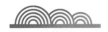

【适应范围】

擦法适用于全身各部。擦法具有温经散寒的作用，能治疗寒证。用于风寒外感，风湿痹痛，胃脘冷痛及肾阳虚所致的腰腿痛、小腹冷痛、月经不调等病证。其中，小鱼际擦法适用于脊柱两侧、肩胛上部、肩胛间区、肋间部；鱼际擦法适用于四肢部位，尤以上肢部为多；掌擦法接触面积大，适用于肩背部、胁肋部、胸腹部等部位；指擦法适用于四肢小关节及胸骨部、锁骨下窝等处。擦法是一种柔和温热的刺激，临床多用于虚证、寒证和痛证。

【注意事项】

1. 操作时保持直线运动，动作连续不断且有节奏。

2. 往返都要用力，力度要均匀。

3. 将往返操作的距离尽可能拉长，以提高单位时间内的运动速度，增加产热量。

4. 要根据受术体表的起伏形状调整手形，指掌贴实体表，保持操作全程压力均匀。

5. 用力大小以热量能渗透而皮肤不起皱褶为度。

6. 本法操作时用力要稳，动作要均匀连续；术者要呼吸自然，不可屏气。

7. 擦法可隔着一层棉质单衣或治疗巾操作，如直接接触皮肤，应先在受术部位涂上少许芝麻油、冬青膏等润滑介质，既有助于热量渗透，也可防止破皮。

8. 经擦法操作过的皮肤，一般不能再在该处施用其他手法，以免皮肤损伤。

9. 操作环境应保持温暖，以免着凉。

八、抹法

【概述】

用拇指螺纹面或掌面在体表做上下、左右或弧形的抹动，称为抹法。分为指抹法和掌抹法两种。

【操作方法】

1. 指抹法　以指腹或螺纹面置于受术体表，以腕关节为支点，手掌主动施力，做自由的直线及曲线抹动，称为指抹法。可用拇指、示指或中指抹动，也可采取二指、三指或四指抹法。可双手同时操作（图4-75）。

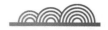

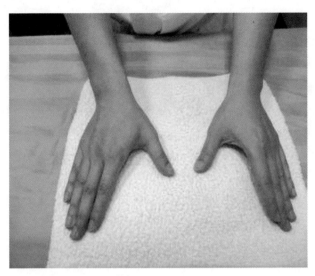

图 4 - 75　指抹法

2. 掌抹法　以掌面局部着力于施术部位，以肘关节为支点，腕关节放松，以前臂主动运动带动腕关节做自由的抹动。可用全掌、鱼际、小鱼际操作。也可双手同时操作（图 4 - 76）。

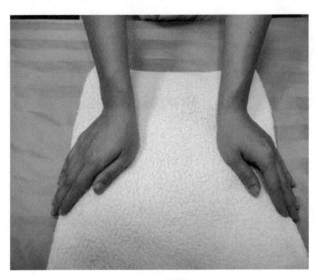

图 4 - 76　掌抹法

【适应范围】

抹法轻柔舒适，多应用于头面部、胸腹部和手部。

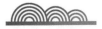

1. 抹前额、头面部具有开窍镇静、安神明目的功效，常用于治疗感冒、头痛、头晕、失眠、近视、面瘫等病证。

2. 抹肋间具有宽胸理气的功效，常用于治疗胸闷、气喘等症。

3. 抹掌心及手背具有舒筋通络、行气活血的功效，常用于治疗手指掌部麻木、酸痛等症，也是上肢保健推拿的常用手法。

4. 掌抹腰部具有舒筋活血，解痉止痛的功效，配合涂抹精油或红花油，治疗急慢性腰部软组织损伤。

5. 面部保健抹法手法柔和，较多应用于面部美容、胸部保健，应用时常涂抹按摩膏或精油。

【注意事项】

1. 抹法的运动路线比较自由，可直线也可弧线、曲线移动，可单向也可往返操作，应根据受术体表的解剖特点灵活运用。

2. 抹法要求平稳缓和，轻而不浮，重而不滞。

3. 可在操作部位涂以润滑介质。

九、按法

【概述】

按法是指用指腹、手掌或肘尖等部位着力，先轻渐重，由浅而深地反复垂直按压体表的手法。根据其着力部位的不同，可分为指按法、掌按法与肘按法等。

【操作方法】

1. 指按法　以手指螺纹面或指节着力于受术部位，由轻而重垂直向下用力按压。可单指或多指操作，也可双手操作或双手叠指操作。如拇指按法，以拇指螺纹面着力，其余四指握拳或张开以支撑协作，使刺激充分达到肌肉组织的深层，待受术者产生酸、麻、重、胀等感觉时持续数秒，然后逐渐减压放松，如此反复操作。叠指按时，一拇指螺纹面置于治疗点上，另一手拇指叠按其指甲部助力（图4-77、图4-78）。

2. 掌按法

（1）单掌按法：术者上身略前倾，腕关节背伸，用掌根部或全掌着力于受术部位，以上臂发力，由浅入深，由轻而重，垂直向下按压至局部产生得气感，稍作停留，即"按而留之"，再逐渐减压，回复起始位置（图4-79）。

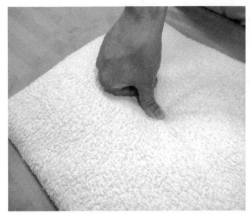

图 4 - 77　指按法　　　　　　　　　图 4 - 78　叠指按法

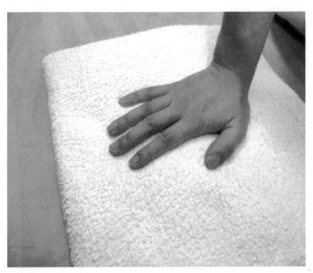

图 4 - 79　掌按法

（2）叠掌按法：一手掌在下，作为主力手置于受术部位，另一手掌叠放在其手背上助力，上身前倾，依靠躯干发力，使力沿上肢纵轴传导到手掌，垂直向下按压，再逐渐减压，回复起始位置。另外，当叠掌按法用于整复胸、腰椎后关节紊乱时，可在上半身前倾、重心落到相应的棘突之后，再用"寸劲"做快速发力按压，旋即抬手，可反复2～3次（图4-80）。

（3）肘按法：术者上身前倾，一手肘关节屈曲，以前臂上端近肘关节部着力于受术体表，依靠身体重力发力，由浅入深，由轻而重，向下垂直按压，再逐渐减压，回复起始位置（图4-81）。

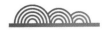

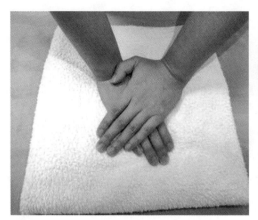

图 4-80　叠掌按法

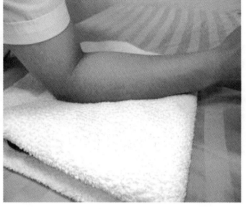

图 4-81　肘按法

【适应范围】

按法具有开通闭塞、解痉止痛、舒筋活血、蠲痹通络、理筋整复的作用。

1. 指按法施术面积小，可"以指代针"，用于全身各部的经穴及压痛点，对软组织损伤、各种退行性病变以及内科、妇科、五官科等疾病均适用。

2. 掌按法多用于面积大而又较为平坦的部位，如腰背部、臀部、腹部、下肢部等，适用于急慢性腰痛、脊柱后关节紊乱、脊柱生理曲度变直或后弓畸形、腹痛等，并常与揉法复合成按揉法。

3. 肘按法压力较大、刺激较强，具有理气止痛的功效，多用于肩胛上部、臀部、股后部、腰骶部等肌肉丰厚处，主要适用于慢性腰腿痛等顽固性软组织疼痛。

【注意事项】

1. 按压的方向应垂直于受术体表。

2. 除了用于整复脊柱以外，用力要由轻到重平稳加压，再由重而轻逐渐减压，缓慢而有节律。

3. 临证时需根据受术部位及受术者个人体质的强弱与耐痛的程度，辨证选用各种按法。

4. 可用叠指、叠掌、伸肘、上身前倾等姿势来增加按压的力量。

5. 指按或掌按背部时须节律性操作，下按时患者呼气，减压时患者顺势吸气，一个动作周期 4～6 秒。

6. 掌按腹部时，手掌应吸住部位随着受术者的呼吸而起伏用力。

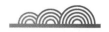

十、点法

【概述】

以指端、指骨间关节突起部或肘尖垂直按压的手法，称为点法。点法由按法演化而来。包括指点法和肘点法。

【操作方法】

1. 指点法　有指端点法和指节点法两种方法。

（1）指端点法：主要有拇指指端点法、中指指端点法。拇指点时腕关节伸直或略屈曲，手握空拳，拇指伸直并紧贴示指中节桡侧，用拇指端着力于受术部位，逐渐垂直用力向下按压。或以拇指、示指、环指三指用力夹持中指末节，以中指指端着力于体表，垂直向下用力按压。前者平稳用力，后者可冲击发力（图4-82）。

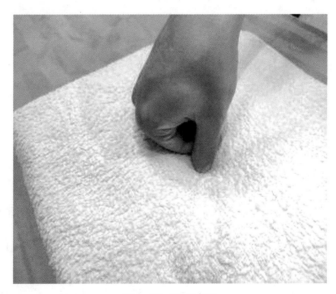

图4-82　指端点法

（2）指节点法：又称屈指点法。手握空拳，前臂略旋前，以屈曲的示指或拇指的指骨间关节背侧突起部着力，垂直用力平稳下压（图4-83）。

2. 肘点法　术者一手屈肘握拳，拳心向胸，以肘尖部着力于受术体表，另一手屈肘，以掌按住下面的拳面，上身前倾、以肩及躯干发力，垂直用力平稳下压（图4-84）。

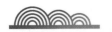

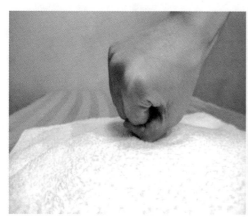
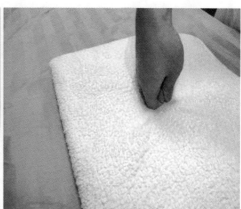

图 4 - 83　指节点法

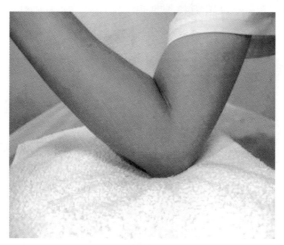

图 4 - 84　肘点法

【适应范围】

1. 点法着力面小，压力集中，作用层次深，刺激较强，适用于全身各部腧穴或压痛点。此法具有开通闭塞、通络止痛、调节脏腑的功效，用于治疗脘腹挛痛、风湿痹痛、经筋或骨缝深处的慢性疼痛、痿证瘫痪等，也可根据腧穴的主治特点治疗相应的病证。

2. 冲击式的指点法多用于中风偏瘫、截瘫等感觉迟钝、麻木不仁的患者。

3. 肘点法一般用于环跳等肌肉丰厚处，主治顽固性腰腿痛。

【注意事项】

1. 点法的用力方向要垂直于受术部位。

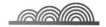

2. 用力由轻至重，由浅入深，再由深而浅，平稳持续。

3. 指点法操作时腕关节保持紧张，既有利于力的传导，又能避免腕关节损伤。

4. 拇指指端点按时，示指桡侧缘须抵住拇指螺纹面，以避免拇指受伤。

5. 中指冲击式点法刺激较强，会引起疼痛，在操作前须告知患者。

6. 肘点法压力大、刺激强，要根据受术部位、病情、患者体质等情况酌情使用，点后常继以揉法。

十一、捏法

【概述】

用拇指与其他手指相对用力挤捏肌肤的手法，称为捏法。有二指捏法、三指捏法、五指捏法等（图4-85）。

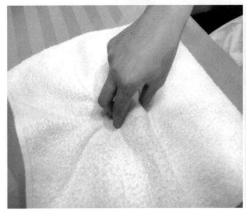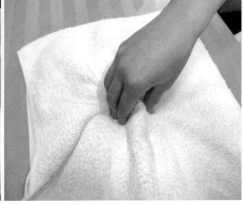

图4-85 捏法

【操作方法】

术者用拇指与其他手指指腹相对用力挤捏肌肤。二指捏法为拇指与示指或中指末节指腹或屈曲的示指中节桡侧相对用力；三指捏法为拇指与示指、中指二指相对用力；五指捏法为拇指与其余四指相对用力。可反复多次。

【适应范围】

捏法适用于肩背、四肢、颈项部和头面部，具有舒筋通络、行气活血、解肌发表、解除疲劳的作用。常用的捏法操作有捏风池、捏内外关、捏合谷、捏脊、捏胸锁乳突肌、捏跟腱等。常用于治疗颈项和四肢的肌肉痉挛、酸痛、小

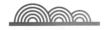

儿肌性斜颈等病证。二指捏法在面部操作还可治疗面瘫、面肌痉挛后期肌肉萎缩、麻痹等，也可用于美容保健。

【注意事项】

1. 手指要用力平均，不能过大力和过小力。

2. 捏法应尽量简单，每个动作停留的时间要适当。

3. 捏的力度要适度，不能过大或过小。

十二、拿法

【概述】

用拇指和其余手指相对用力，提捏或揉捏肌肤，称为拿法，有"捏而提起谓之拿"的说法。拿法是临床常用手法之一，具有十分舒适的特点。"抓沙袋"等一些功法的训练，主要就是针对拿法，以增进手部拿捏的力量。拿法可单手操作，亦可双手同时操作。根据拇指与其他手指配合数量的多寡，而分为三指拿法、五指拿法。

【操作方法】

1. 三指拿法　以拇指和示指、中指指面相对用力，捏住施术部位肌肤并逐渐收紧、提起，腕关节放松。以拇指同其他手指的对合力进行轻重交替、连续不断地提捏并施以揉动（图4-86）。

2. 五指拿法　以拇指和其余四指的指面相对用力，余操作方法同三指拿法。拿法可单手操作亦可双手操作（图4-87、图4-88）。

【适应范围】

拿法适用于颈项部、肩部、四肢部和头部等。拿法常用于颈椎病、四肢酸痛、头痛恶寒等症，临床应用比较广泛。颈椎病，可拿颈项部、肩井及患侧上肢，以行气活血，疏经通络，可与颈项部捏法、按揉法等配合使用；四肢酸痛，可自四肢近端拿向远端，具有松肌舒筋，止痛除酸的作用，常与四肢部捏法、揉法、抖法等配合应用；头痛恶寒等外感表证，可拿风池、

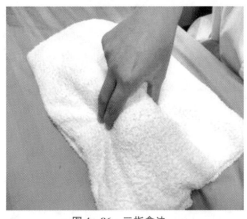

图4-86　三指拿法

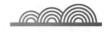

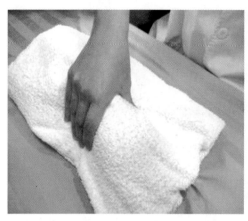
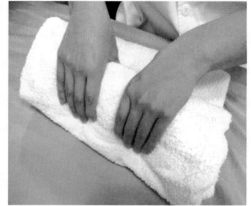

图 4 - 87　五指拿法　　　　　　　　　　图 4 - 88　双手拿法

颈项部、肩井及头部，以祛风散寒，多与抹头面、颞部扫散等方法配合使用。

【注意事项】

1. 用拇指和其余手指的指面着力，指端不能内扣。

2. 腕部要放松，使动作柔和灵活，连绵不断，且富有节奏性。

3. 捏提中宜含有揉动之力，实则拿法为一复合手法，含有捏、提、揉这 3 种成分。

4. 提起后需配合回送动作，以使动作连贯。

5. 捏拿和回送的操作要由轻到重，再由重到轻，平稳过渡。

6. 双手拿时，两手可同步或交替地做提拿与放松动作。

7. 可沿肌筋走行方向边拿边移动，也可在局部反复操作。

8. 应避开骨突部位，防止引起疼痛。

9. 拿法应注意动作的协调性，不可死板僵硬。初习者不可用力久拿，以防伤及腕部与手指的屈肌肌腱及腱鞘。

十三、搓法

【概述】

用双手掌面夹住肢体或以单手、双手掌面着力于施术部位，做交替搓动或往返搓动，称为搓法。搓法包括夹搓法和推搓法两种。

【操作方法】

1. 夹搓法　以双手掌面夹住施术部位，令受术者肢体放松。以肘关节和

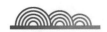

肩关节为支点，前臂与上臂部主动施力，做相反方向的较快速搓动，并同时做上下往返移动（图4-89）。

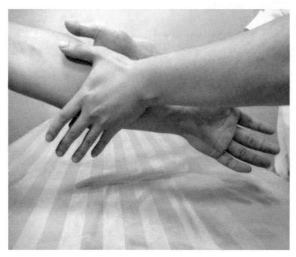

图4-89 夹搓法

2. 推搓法 以单手或双手掌面着力于施术部位。以肘关节为支点，前臂部主动施力，做较快速地推去拉回的搓动（图4-90）。

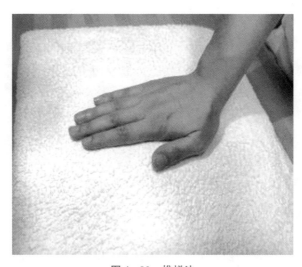

图4-90 推搓法

【动作要领】

1. 操作时动作要协调、连贯。搓法含有擦、揉、摩、推等多种成分，搓

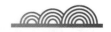

动时掌面在施术部位体表有小幅度位移，受术者有较强的疏松感。

2. 搓动的速度应快，而上下移动的速度宜慢。

3. 夹搓法双手用力要对称。

4. 操作频率为每分钟 200 次左右。

【适应范围】

夹搓法适于四肢部、胁肋部；推搓法适于背腰部及下肢后侧。主要用于肢体酸痛、关节活动不利及胸胁屏伤等病症。四肢部酸痛，关节活动不利，宜用双手夹搓法搓四肢部及患病的关节；背腰部酸痛，宜用单手或双手推搓法于背腰部施治；胸胁屏伤及肝郁气滞之证，可用双手夹搓法夹搓胸胁部。搓法治疗以上病症，具有舒松肌筋，调和气血，解痉止痛及疏肝理气等作用，常作为治疗疾病的辅助手法使用，并可作为上肢部治疗的结束手法。

【注意事项】

施力不可过重。夹搓时如夹得太紧或推搓时下压力过大，会造成手法呆滞。

十四、拨法

【概述】

用拇指深按于治疗部位，进行单向或往返的拨动，称为拨法，又称拨络法、弹拨法等。拨法力量沉实，拨动有力，有较好的止痛和解除粘连的作用，临床有"以痛为腧，不痛用力"之说，即指拨法的应用而言，是常用手法之一。拨法包括指拨法和肘拨法两种。

【操作方法】

1. 指拨法　拇指伸直，以指端着力于施术部位，余四指置于相应位置以助力。拇指适当用力下压至一定深度，待有酸胀感时（得气），再做与肌纤维或肌腱、韧带、经络成垂直方向的单向或往返拨动。若单手指力不足时，亦可以双拇指重叠进行操作。如用示指、中指、环指三指指端用力，称为三指拨法（图 4-91、图 4-92）。

2. 肘拨法　以前臂上段靠近肘尖部位着力于受术部位的肌筋，用力下压至一定深度，待有酸胀感时（得气），以肩部发力，做与肌纤维或肌腱、韧带、经络成垂直方向的单向或往返拨动（图 4-93）。

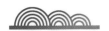

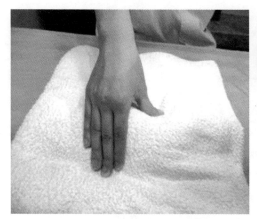
图 4-91 拇指拨法

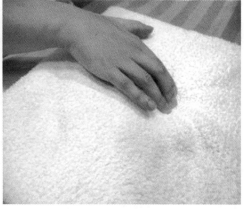
图 4-92 三指拨法

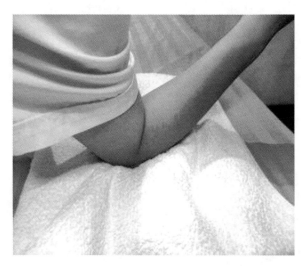
图 4-93 肘拨法

【适应范围】

拨法适用于四肢部、颈项部、肩背部、腰部、臀部等部位。拨法主要用于颈椎病、肩周炎、腰椎间盘突出症、慢性腰肌劳损、网球肘等肌骨关节病症。

【注意事项】

拨法在操作时，应注意掌握"以痛为腧，不痛用力"的原则。即在患处先找到最痛的一点，以拇指端按压此点不放，随后转动患部肢体，在运动过程中，找到并保持在指面下的痛点由痛变为不痛或者痛减的新体位，而后施用拨法。

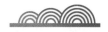

十五、拍法

【概述】

用虚掌拍打体表，称为拍法。拍法可单手操作，亦可双手同时操作。拍法根据操作部位的不同，可以分为指拍法、单掌拍法和双掌拍法。

【操作方法】

1. 指拍法　手指伸直并拢，借用前臂力量，以中间 3 个手指的指腹轻巧而有节奏地拍打受术部位。

2. 掌拍法　五指并拢，掌指关节微屈，使掌心空虚，腕关节放松，前臂主动运动，带动腕关节自由屈伸，上下挥臂，平稳而有节奏地用虚掌拍击施术部位。用双掌拍打时，宜双掌交替操作（图 4-94）。

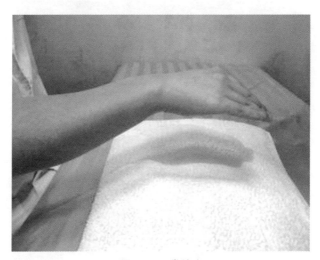

图 4-94　掌拍法

【动作要领】

1. 拍打时动作要平稳，要使整个掌、指周边同时接触体表，声音清脆而无疼痛。

2. 腕部要放松。上下挥臂时，力量通过放松的腕关节传递到掌部，使刚劲化为柔和。

3. 直接接触皮肤拍打时，以皮肤轻度充血发红为度。

4. 掌拍背部用于肺部排痰时，要由下而上、由内而外地操作。

5. 操作频率一般为每分钟 100 次左右。

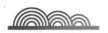

【适应范围】

肩背部、腰骶部和下肢后侧。主要用于腰背筋膜劳损及腰椎间盘突出症。对腰背筋膜劳损、腰椎间盘突出症，可以拍法拍背部、腰部及下肢后侧，宜反复操作，具有舒筋通络、行气活血的作用。常配合背部、腰部及臀腿部击法应用。拍法亦常作为推拿结束手法和保健手法使用。

【注意事项】

1. 拍击时力量不可有所偏移，否则易抽击皮肤而疼痛。

2. 要掌握好适应证，对严重骨质疏松、结核、肿瘤、冠心病等禁用拍法。

十六、击法

【概述】

用拳背、掌根、掌侧小鱼际、指尖或桑枝棒击打体表一定部位，称为击法。击法根据操作部位的不同，可以分为拳击法、掌根击法、掌心击法、侧击法、指尖击法、捶击法和棒击法等。用拳背击打称为拳击法；用掌根击打称为掌根击法；用掌心击打称为掌心击法；用掌侧小鱼际击打称为侧击法；用指端击打称为指尖击法；用虚拳击打称为捶击法；用桑枝棒击打称为棒击法。

【操作方法】

1. 拳击法　手握空拳，腕关节伸直。前臂主动施力，用拳背节律性平击施术部位（图4-95）。

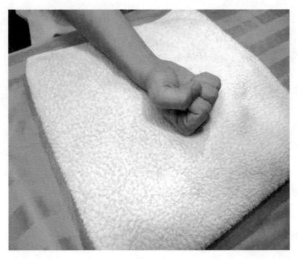

图4-95　拳击法

2. 掌击法　手指伸直，腕关节背伸。前臂主动施力，用掌根节律性击打施术部位（图4－96）。

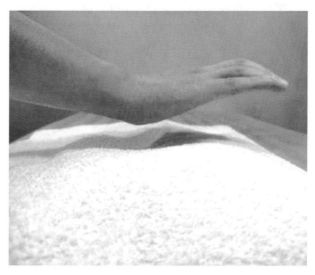

图4－96　掌击法

3. 侧击法　掌指部伸直，腕关节略背伸。前臂主动运动，用小鱼际节律性击打施术部位。侧击法可单手操作，但一般多双手同时操作，左右交替进行（图4－97）。

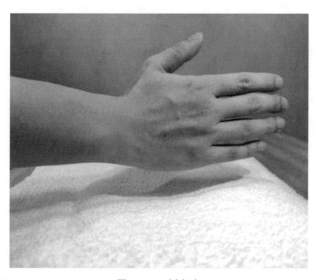

图4－97　侧击法

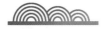

4. 指尖击法　手指半屈，腕关节放松。前臂主动运动，通过腕部使指端节律性击打施术部位（图4-98）。

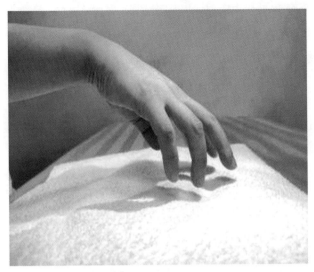

图4-98　指尖击法

5. 棒击法　手握桑枝棒一端。前臂主动运动，用棒体节律性击打施术部位。

【适应范围】

拳击法，适于胸背、腰骶部；掌击法，适于腰臀及下肢肌肉丰厚处；侧击法，适于肩背部、四肢部；指尖击法，适于头部；棒击法，适于背腰部、下肢部。击法主要用于颈腰椎疾病引起的肢体酸痛或麻木、风湿痹痛、疲劳酸痛、肌肉萎缩等病症。

【注意事项】

1. 应避免暴力击打。

2. 须严格掌握各种击法的适用部位和适应证。

3. 击打时用力要稳，要含力蓄劲，收发自如。

4. 击打时要有反弹感，当一触及受术部位后即迅速弹起，不要停顿或拖拉。

5. 击打动作要连续而有节奏，快慢要适中。

6. 击打的力量要适中。应因人、因病而异。

7. 拳击法和棒击法操作时应提前告知受术者，或注意轻重节奏，不可施

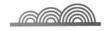

加冷拳或冷棒。

8. 棒击法操作时，棒体一般应与肢体或肌纤维方向平行（腰骶部除外）。

9. 骨骼关节突起处慎用掌击和指击，禁用棒击；后脑、肾区部位和小儿禁止拳击、棒击。

十七、弹法

【概述】

用手指弹击受术部位的手法，称为弹法。分指甲弹法和指腹弹法两种。

【操作方法】

1. 指甲弹法　施术者以拇指指腹扣住屈曲的示指或中指指甲，然后将示指或中指快速伸直弹击受术部位，反复操作。如以拇指扣住示指、中指、环指三指指甲，然后三指同时或轮流快速伸直弹击，称为多指弹法（图 4 - 99）。

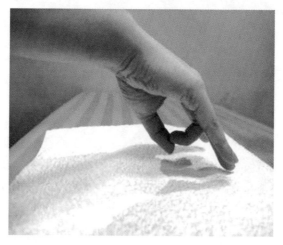

图 4 - 99　指甲弹法

2. 指腹弹法　先用示指指腹压住中指指甲，示指和中指相对用力，在中指伸直向上的同时示指突然向下滑落，以示指指腹快速弹击受术部位（图 4 - 100）。

【适应范围】

弹法适用于枕部、头顶、项部、前额及印堂、风池等穴，具有醒脑聪耳、行气通络的功效，常用于头痛、失眠、耳鸣等病证的辅助治疗。也是保健推拿手法之一。

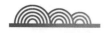

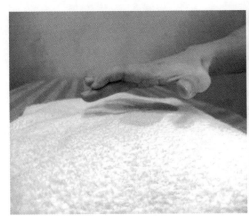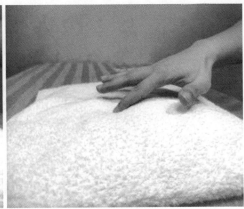

图 4 - 100　指腹弹法

【注意事项】

1. 连续弹击的频率每分钟约 160 次。

2. 弹击的力度要均匀而连续。

3. 弹击的强度以不引起疼痛为度。

4. 动作要轻巧、灵活。

十八、抖法

【概述】

握住受术者的四肢做连续、小幅度径向抖动的手法，称为抖法。

【操作方法】

1. 抖上肢法　受术者取坐位或仰卧位，术者用双手握住受术者的腕部，将其上肢缓缓向前外侧抬起 60°左右，然后做小幅度连续的、频率较高的上下抖动，将抖动波向上传送到肩部。也可单手握住受术者掌部做左右横向抖动，要求将抖动波向上传送到肱三头肌（图 4 - 101）。

2. 抖腕部法　受术者取坐位，腕关节放松。术者站在其侧前方，双手拇指相对，横置于腕背横纹处，两示指相对，横置于受术者腕关节掌侧横纹处，双手拇指和示指相对用力捏住受术者腕关节上下横纹处，并做上下往返的快速搓动，带动腕关节做频率较快的、连续的、小幅度屈伸运动。或者术者面朝受术者手指，双手拇指在上、四指在下握住前臂下段，做上下快速抖动，使腕关节产生小幅度连续的、频率较快的屈伸运动（图 4 - 102）。

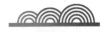

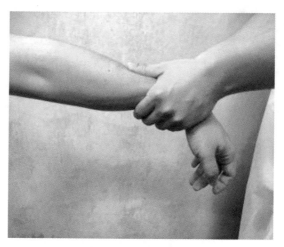

图 4－101　抖上肢法

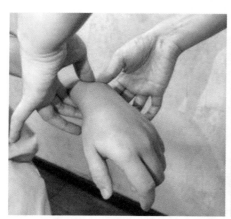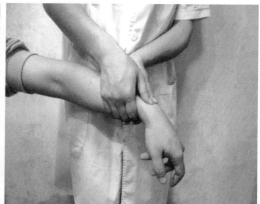

图 4－102　抖腕部法

3. 抖下肢法　受术者取仰卧位，下肢自然放松伸直。术者站于其足后方，用双手握住受术者的踝部，向上提起并抬离床面，然后做连续的、小幅度的上下抖动，使抖动波向上传送到股四头肌及髋部（图 4－103）。

【适应范围】

抖法主要用于四肢，以上肢最为多用，经常作为一个部位的结束手法。抖法有舒筋活血、通络解痉、滑利关节、松解粘连、消除疲劳的功效，对三角肌、肱三头肌、股四头肌等上、下肢肌肉的放松效果较好，可对肩关节周围炎、肩部伤筋、肘部伤筋、腕部伤筋、髋部伤筋、膝部伤筋及四肢运动性疲劳酸痛等病症起到辅助性治疗作用。

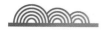

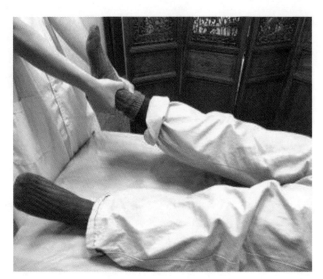

图 4 - 103 　抖下肢法

【注意事项】

1. 抖上肢的频率为每分钟 200～250 次，抖下肢的频率为每分钟 100 次左右。

2. 抖动频率要由慢到快。

3. 受术肢体要伸直，自然放松。

4. 操作时动作要连续不断。

5. 抖上肢的幅度较小，应控制在 2～3 cm，抖下肢则幅度稍大。

6. 术者操作时要保持呼吸自然，不可屏气。

7. 在抖上、下肢前，可先施以拔伸法和搓法。

十九、振法

【概述】

以指或掌做垂直于体表的快速振颤运动的手法，称为振法，又称振颤法。主要有掌振法与指振法两种。

【操作方法】

1. 掌振法　受术者取坐位或卧位。术者站立或坐位，沉肩、垂肘，放松上臂和前臂，五指自然伸直，以手掌根及五指指腹为着力点，将手掌面轻放于受术部位，意念集中于掌心，主要靠前臂肌肉做静止性收缩，发出快速而强烈

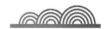

的振颤，使振动波通过掌心垂直作用于受术体表（图4－104）。

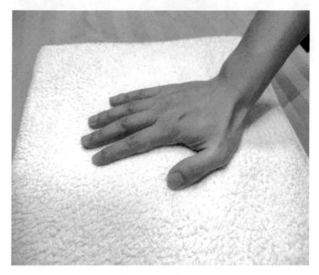

图4－104　掌振法

2. 指振法　受术者取坐位或卧位。术者以中指端轻轻抵住受术部位，示指和环指屈曲并夹住中指，意念集中于指端，前臂和手部的肌肉做静止性收缩，手臂发出强烈而快速的振颤，使振颤波沿着手指的轴线方向垂直作用于受术部位。也可将示指叠于中指之上做指振法（图4－105）。

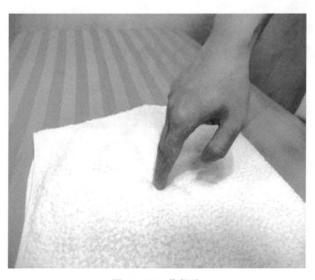

图4－105　指振法

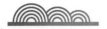

【适应范围】

振法具有温经止痛、活血消肿、宽胸理气、温阳补虚等功效，多用于腹部、背部和腰骶部，指振法适用于全身各部腧穴。

1. 掌振疼痛局部有温经散寒、消肿止痛的作用，可治疗软组织损伤肿痛、寒湿痹痛。

2. 掌振腹部有温中健脾等作用，可治疗胃脘挛疼痛、呕吐、脾虚泄泻、便秘、痛经、月经不调。

3. 掌振肩胛骨间区有宽胸理气、化痰畅肺的作用，用于治疗咳嗽痰多等肺系病证及心悸、胸痹等。

4. 掌振小腹丹田和腰骶命门有益气温阳、调理冲任的作用，用于遗尿、怕冷、腰膝酸软、阳痿、早泄、前列腺炎、不育不孕、月经不调、痛经、闭经诸证。

5. 指振翳风和耳后乳突可治疗面瘫。

6. 指振印堂可治疗失眠、头晕。

7. 指振颧髎、迎香可治疗鼻塞不通。

【注意事项】

1. 振法的频率可高达每分钟 700 次左右，最低要求为每分钟 300 次。掌振法略快于指振法。

2. 前臂、掌指部必须静止性用力，即手部及前臂肌肉绷紧，而外观无大幅度的关节运动。

3. 掌振法根据流派师传而有多种发力方法。一法需腕关节松直，以前臂屈肌群快速收缩发力；一法需腕关节背伸，以前臂伸肌群紧张振颤发力。

4. 振动时手掌或手指轻置于受术体表，不要用力按压。

5. 意念集中在指端或掌心，呼吸自然匀称，不可屏气。

6. 术者可通过肘关节做缓慢的小幅度屈伸，使上肢的屈肌群与伸肌群交替紧张与放松，保持血流通畅，以缓解疲劳，但施术压力要尽可能保持均匀不变。

7. 振法的振动波要垂直作用于受术体表。

8. 振动要持续，最好能达到 3 分钟以上。

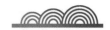

二十、摇法

【概述】

将关节沿运动轴的方向做被动的环旋运动，称为摇法。

【操作方法】

1. 颈椎摇法　受术者取坐位，颈项部放松，头略前倾。术者站其侧后方，以一手扶持其顶枕部，另一手托住其下颌部，两手协同用力，将受术者头部做顺时针或逆时针方向环旋运动，从而带动颈椎摇转。或术者一手扶持其后枕部，另一手托住其下颌部，在保持一定向上牵引力的状态下做颈椎环旋摇动（图4-106）。

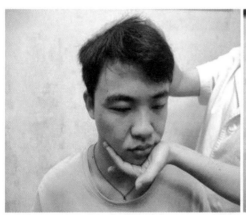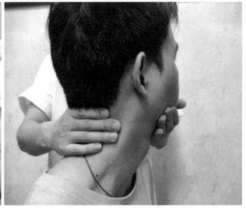

图4-106　颈椎摇法

2. 肩关节摇法

（1）托肘摇肩法：受术者取坐位或仰卧位，上肢放松。术者站于其身侧，一手扶住近侧肩上部，另一手虎口轻扣其肘弯并托住其肘部，使其前臂搭在术者前臂上。然后做肩关节顺时针和逆时针方向的环旋摇动（图4-107）。

（2）握肘摇肩法：受术者取坐位，上肢放松，肘自然屈曲。术者站

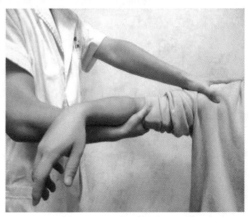

图4-107　托肘摇肩法

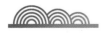

于其侧后方，一手扶住近侧肩上部，另一手轻轻握住肘部，由低到高做肩关节的环旋运动（图4-108）。

（3）握手摇肩法：受术者取坐位或仰卧位，上肢放松。术者站立其侧前方，一手扶住近侧肩上部，另一手握住其同侧手掌，稍用力将其手臂牵引伸直，然后做肩关节顺时针和逆时针方向的环旋摇动（图4-109）。

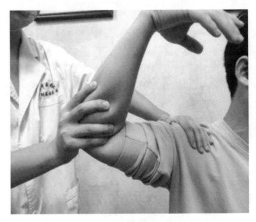
图4-108　握肘摇肩法

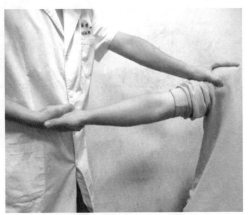
图4-109　握手摇肩法

（4）大幅度摇肩法：受术者取坐位，上肢自然放松下垂，肩关节略外展。起始姿势：术者两足呈"丁"字步立于其外侧，双手夹持住受术者前臂下端近腕部；术者以一手的手背和另一手的手掌夹住受术者手腕，将其上肢缓缓向前上方抬起至水平位；继续前上举，位于下方之手应逐渐旋前翻掌，当前上举至最高点时，翻掌之手以虎口握住其腕部；随即握腕之手引导上肢从最高点向后下方下降至水平位，同时另一手以虎口顺势从腕部沿前臂、上臂下抹至肩上部；一手继续引导受术者上肢下降至起始位置，从水平位下降的过程中，抹至肩部之手掌旋转180°并继续以虎口沿其上臂、前臂下抹至腕部，回复到两手夹持腕部的起始姿势。如此周而复始。摇转若干圈以后，术者可旋转腰部并调整步态，做反方向的大幅度摇肩法（图4-110）。

3. 肘关节摇法　受术者取坐位或仰卧位，上肢放松。术者一手手掌托其肘后部，另一手轻轻捏持其腕部，做顺时针或逆时针方向的肘关节环旋摇动（图4-111）。

4. 腕关节摇法　受术者取坐位或仰卧位，上肢放松。术者一手捏住其前臂下段，另一手捏住其手掌或手指，先略做拔伸，然后双手协同用力，再保持

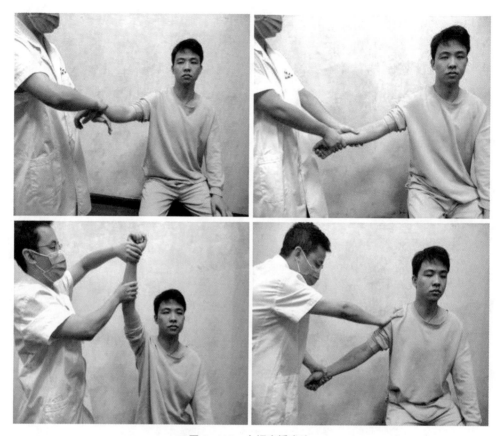

图 4 - 110　大幅度摇肩法

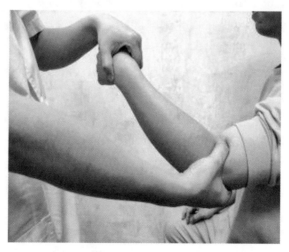

图 4 - 111　肘关节摇法

一定牵拉力的状态下，引导腕关节做顺时针或逆时针方向的环旋摇动。或术者一手捏住前臂下端，另一手五指分开与受术者五指相扣，双手配合，引导腕关节做双向环旋摇动（图4-112）。

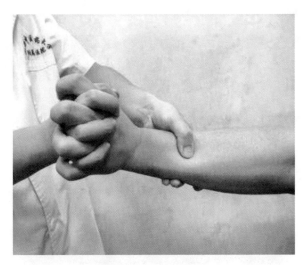

图4-112　腕关节摇法

5. 掌指关节摇法　受术者取坐位或仰卧位。术者一手捏住受术者手掌，另一手捏住某一手指，在稍做牵拉的状态下做掌指关节的双向环旋摇动（图4-113）。

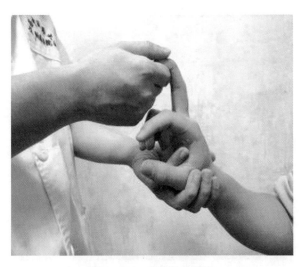

图4-113　掌指关节摇法

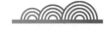

6. 腰椎摇法

（1）俯卧位腰椎摇法：受术者俯卧，双下肢并拢伸直。术者一手按于其腰部，另一手从其双膝下穿过，将双下肢托起，引导双下肢做双向环旋摇动，逐渐加大摇转的幅度（图4-114）。

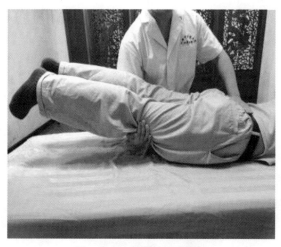

图4-114 俯卧位腰椎摇法

（2）坐位腰椎摇法：受术者取坐位，双手十指相扣并环抱于枕项部。术者站于其侧后方，一手按住其腰部，另一手从其肩前穿过，以手掌扣住其项部，两手协调用力，引导受术者腰部做缓慢的环旋运动，逐渐加大摇转的幅度（图4-115）。

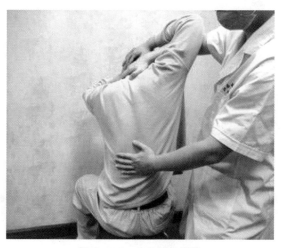

图4-115 坐位腰椎摇法

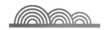

7. 髋关节摇法　受术者取仰卧位。术者站于其侧，先一手扶其膝部，另一手握其足踝部或足跟部，先将一侧下肢屈髋屈膝，然后两手协同用力，做髋关节的顺时针或逆时针方向的环旋摇动。或术者一手前臂从受术者腘窝下穿过，双掌抱住受术者膝部两侧，做髋关节的双向环旋摇动（图4-116）。

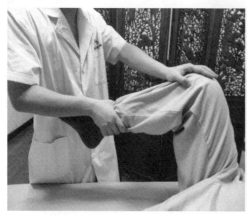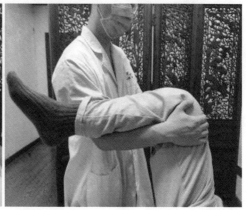

图4-116　髋关节摇法

8. 膝关节摇法　受术者仰卧，一侧下肢屈髋屈膝，对侧下肢伸直放松。术者以一手托住腘窝下方，另一手握住其足跟部或足踝部，做小幅度的双向环旋摇动。也可取俯卧位屈膝摇之（图4-117）。

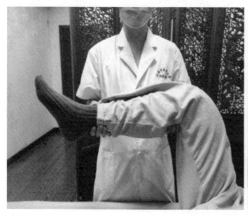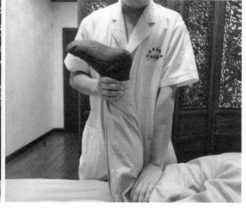

图4-117　膝关节摇法

9. 踝关节摇法　受术者取仰卧位或坐位，下肢放松伸直。术者站于其足后，以一手掌心托住足跟另一手捏住脚掌侧面，在稍用力拔伸的状态下做双向

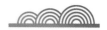

环旋摇动。或受术者取俯卧位，一腿屈膝。术者站于其侧，一手握住小腿下端近踝关节部，另一手捏住其足趾部，双手配合做踝关节的双向环旋摇动（图4－118）。

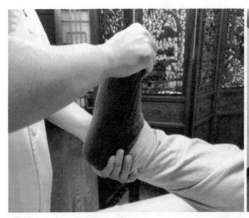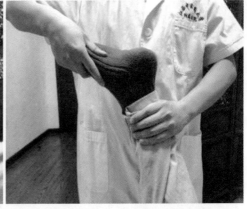

图4－118　踝关节摇法

【适应范围】

摇法具有舒筋活络、滑利关节、松解粘连等功效，适用于颈椎、腰椎、肩关节、肘关节等全身各关节部位。多用于治疗关节酸痛、各种软组织损害性疾病及运动功能障碍等病症。如针对落枕、颈椎病和颈项部软组织损害，可用颈椎摇法；肩关节周围炎、肩部软组织损害，可用肩关节摇法；急性腰扭伤或腰肌劳损、腰椎间盘突出症的恢复期，可用腰部摇法；髋部伤筋、中风后遗症髋外旋畸形、股骨头无菌性坏死等病症，可酌情用髋关节摇法；膝、踝关节扭伤的恢复期、骨折后遗症等，可用膝关节摇法和踝关节摇法。

【注意事项】

1. 摇转的幅度应由小到大，并控制在关节的生理活动范围内，或在受术者能够耐受的范围内操作。

2. 摇转的速度宜慢，尤其是起始操作时速度要缓慢，在受术者逐渐适应后稍微加速。

3. 操作要协调平稳，因势利导，适可而止。

4. 习惯性关节脱位、椎动脉型颈椎病、交感神经型颈椎病以及颈部外伤、颈椎骨折等病症，禁用相应部位的摇法。

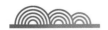

二十一、拔伸法

【概述】

固定关节或肢体的一端,沿纵轴方向牵拉另一端的手法,称为拔伸法,又称牵引法。包括脊柱和四肢关节的拔伸法。

【操作方法】

1. 颈椎拔伸法

(1) 坐位颈椎拔伸法之一:受术者取坐位,头部呈中立位或略前倾。术者站于其身后,双手前臂下 1/3 处置于受术者肩上部,虎口张开,双手拇指抵住枕部两侧的风池处,双手其余手指托住受术者下颌骨两侧,以前臂的压肩点为支点,肘部下压,双手上托,将受术者头部平稳地向上提伸。此法又称虎口托颌拔伸法(图 4-119)。

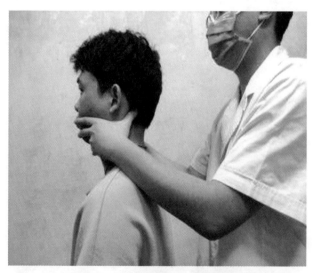

图 4-119　坐位颈椎拔伸法之一

(2) 坐位颈椎拔伸法之二:受术者取低坐位,头部呈中立位或略前倾。术者站于受术者侧面,略下蹲,两肘屈曲并夹住胸廓,以一手掌心托住受术者下颌部,另一手以张开的虎口托住其枕部,以下肢从下蹲位起立的力量将受术者头部平稳地向上提伸。此法又称掌托拔伸法(图 4-120)。

(3) 坐位颈椎拔伸法之三:受术者取低坐位,头部呈中立位或略前倾。术者站于其侧后方,一手的手掌搭在对侧肩上部,以肘弯部勾住受术者下颌部

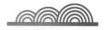

并向上抬起，另一手以手掌抵住枕部并前推，两手协调，以抬肘和推掌的合力将头部平稳地向上提伸。此法又称肘托拔伸法（图4－121）。

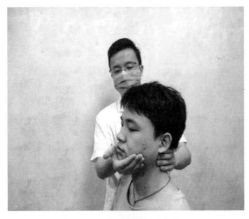

图4－120 坐位颈椎拔伸法之二

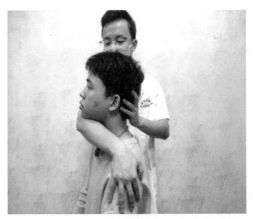

图4－121 坐位颈椎拔伸法之三

（4）仰卧位颈椎拔伸法：受术者仰卧。术者坐或站于其头后方，以一手掌心托住其枕部，另一手掌心勾住其下颌部。上身略后仰，双手协同用力，持续拔伸颈椎（图4－122）。

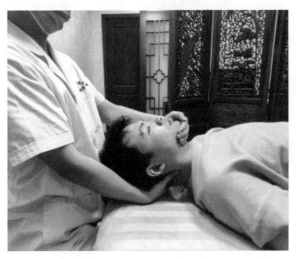

图4－122 仰卧位颈椎拔伸法

2. 肩关节拔伸法

（1）肩关节上举拔伸法：受术者取坐位。术者站于其身后，双掌握住其上臂近肘部，慢慢引导上肢上举至最大限度，并保持向上的牵引力。如凳子较低，术者可握住受术者的前臂近腕部向上拔伸（图4－123）。

（2）肩关节对抗拔伸法：受术者取坐位。术者站于其侧，双手分别握住其腕部和肘部，引导肩关节外展，并逐渐用力牵拉；同时嘱受术者身体向另一侧倾斜（或请助手协助，双手抱住其上半身），以对抗拔伸之力。此法术者也可坐位操作（图4－124）。

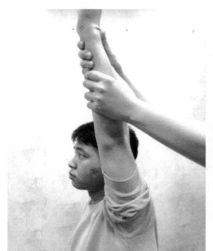
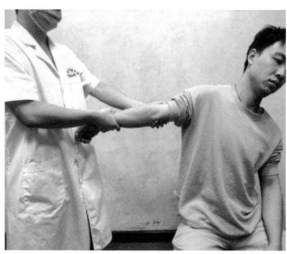

图4－123　肩关节上举拔伸法　　　　　　　图4－124　肩关节对抗拔伸法

3. 腕关节拔伸法　受术者取坐位。术者站于其对面，一手握住其前臂中段，另一手握住其手掌，双手缓缓做相反方向的用力拔伸（图4－125）。

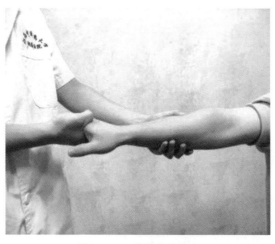

图4－125　腕关节拔伸法

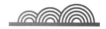

4. 手指拔伸法　受术者取坐位或卧位。术者以一手握住其腕部或手掌，另一手捏住手指远端，双手缓缓向相反方向用力，持续拔伸掌指关节或指骨间关节（图4－126）。

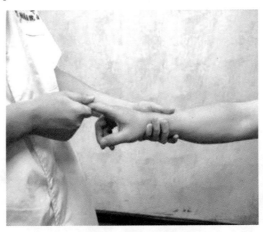

图4－126　手指拔伸法

5. 腰椎拔伸法

（1）俯卧位腰椎拔伸法：受术者取俯卧位，双手抓住头前床沿，或由助手固定受术者两腋部以对抗牵引。术者站于其足端后方，双手分别握住其两踝部，使小腿与床面约成20°，然后身体后倾，借助两足蹬地或两膝顶床头发力，使牵引力作用到腰椎。还可用治疗巾或大毛巾缚住受术者双踝来拔伸，以减轻工作强度（图4－127）。

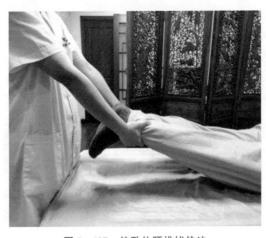

图4－127　俯卧位腰椎拔伸法

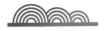

（2）坐位腰椎拔伸法：受术者取低坐位，两前臂上下平行交错于腹前。术者站立其后，胸部抵住受术者背部，两手从其两腋下穿过，双掌扣住受术者前臂，向上提拉受术者上半身，并使拔伸之力作用于腰椎，结束前可上下颠几下以加强拔伸效果。女性受术者行此法时可在胸前垫枕（图4-128）。

6. 髋关节拔伸法　受术者取仰卧位。术者一手以手掌按住受术者的膝部，一手以上臂夹住受术者足踝部，而前臂从小腿下面穿过，扣住另一手的前臂，双手将下肢交锁住，上身后仰，利用躯干的力量拔伸其下肢。为加强拔伸力，可在受术者会阴部垫一软枕，术者以一足跟部抵住其会阴部软枕处，手牵足蹬，持续牵引。此法亦可作用于骶髂关节（图4-129）。

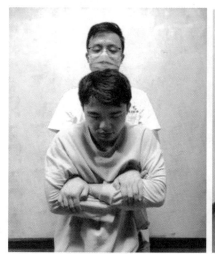

图4-128　坐位腰椎拔伸法

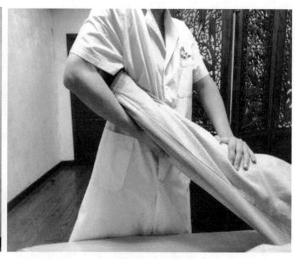

图4-129　髋关节拔伸法

7. 膝关节拔伸法　受术者取俯卧位，屈膝90°。术者站于其患侧，用膝部压住其股后近腘窝部（或请助手按压），双手握住其踝部，向上拔伸膝关节并停留片刻。或受术者取仰卧位，下肢自然伸直。术者双手握住一侧腿的踝部拔伸之，并用膝部顶住受术者另一侧下肢足底。此法可同时拔伸髋关节（图4-130）。

8. 踝关节拔伸法　受术者取仰卧位。术者以一手托住其患侧足跟部，另一手握住其患侧脚掌或脚趾，双手协同，持续牵引踝关节（图4-131）。

9. 脚趾拔伸法　受术者仰卧位或半靠位。术者一手固定脚掌，另一手捏住其脚趾并拔伸之。可酌情拔伸单个脚趾，或依次拔伸每个脚趾（图4-132）。

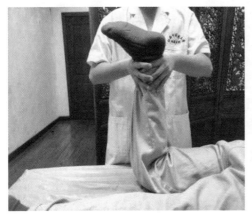

图4-130　膝关节拔伸法

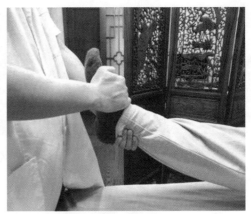

图4-131　踝关节拔伸法

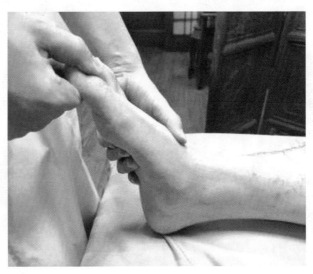

图4-132　脚趾拔伸法

【适应范围】

拔伸法适用于颈椎、腰椎及四肢等全身各关节部位，具有良好的滑利关节、整复错位、舒筋通络、缓解痉挛等作用，多用于治疗椎骨错缝、关节僵硬疼痛、屈伸转侧不利、肌肉痉挛疼痛等症。如颈椎病，宜用颈椎拔伸法；腕关节扭伤、腕骨错位等可用腕关节拔伸法；腰椎间盘突出症、腰椎后关节紊乱、腰椎后关节滑膜嵌顿、急性腰扭伤等症，可用腰部拔伸法；骶髂关节、髋关节、膝关节病症，可用髋关节、膝关节拔伸法；陈旧性踝关节扭伤，可采用踝关节拔伸法。

【注意事项】

1. 一般需要持续拔伸1～2分钟。

2. 拔伸时动作要平稳和缓，用力要均匀持续。用力要由小到大逐渐增加，待拔伸力达到一定程度后，则需保持稳定的持续牵引力，并维持足够的拔伸时间。

3. 根据病情的轻重缓急和不同的施术部位，控制好拔伸的力量和方向。如拔伸颈椎时，受术者头部应保持中立位或略前倾位。

4. 拔伸时不可使用蛮力，一般不使用瞬间发力牵引，避免造成牵拉损伤。

5. 关节复位时不可在疼痛、痉挛较重的情况下拔伸，以免手法失败和增加患者的痛苦。

6. 颈椎、腰椎等部位拔伸前，应先以适当的手法放松局部软组织。

7. 尽量运用大肌肉群用力，以节省体力，减少疲劳。

二十二、屈伸法

【概述】

缓慢、反复地屈伸关节，使关节周围的软组织得到伸展，并使关节活动度增加的手法，称为屈伸法。

【操作方法】

1. 伸肩法　术者半马步，站于受术者侧方或侧后方，将受术者上肢搭于术者肩上，双手合抱受术者肩部，缓慢地站起，根据受术者肩关节可以外展和前屈的功能状态及疼痛程度，控制伸肩的幅度并保持在一定高度，持续1分钟左右后放松，反复数次（图4-133）。

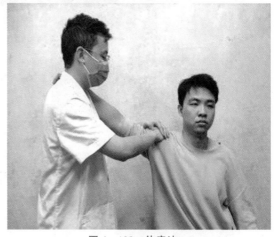

图4-133　伸肩法

2. 伸肘法　受术者与术者相对而坐（或站）。术者用一手托住受术者肘部，另一手握住腕部，在腕关节背伸的状态下，将肘关节缓缓伸直，至限制位后保持数秒钟，反复数次（图4-134）。

3. 伸腕法　术者一手握住受

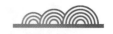

术者前臂近手腕部，另一手与受术者五指外相叉扣住，在将其掌指关节背伸的状态下，做缓慢的腕关节背伸运动，到位后需保持数秒，反复数次。此法可指导腕关节功能障碍者自我操作（图4-135）。

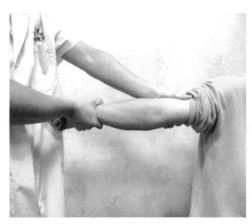
图4-134 伸肘法

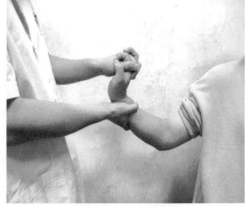
图4-135 伸腕法

4. 伸髋法 受术者取健侧卧位，术者站于其身后。一手握住患侧踝部，另一手按于其腰骶部。然后两手协同用力，一手将患肢向后牵拉，而置于腰骶部之手同时向前推按，状似拉弓，如此有弹性地反复一拉一按，重复操作数次（图4-136）。

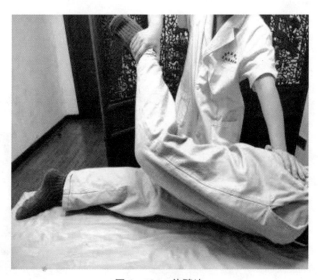
图4-136 伸髋法

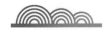

5. 屈膝屈髋法　受术者取仰卧位或坐位，术者一手握住其患肢的踝部，另一手按于膝部，使患肢屈膝，然后术者两手协调用力，使其髋、膝同时缓缓屈曲，使受术者大腿尽量靠近其腹部，并保持数秒（图4－137）。

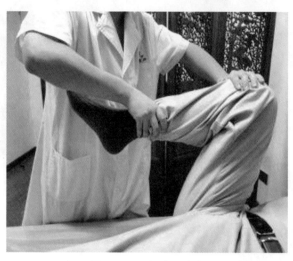

图4－137　屈膝屈髋法

6. 双屈髋法　受术者取仰卧位，嘱其两腿屈髋屈膝，双侧踝部交叉，术者一手按住受术者膝部，另一手握住其踝部，将两侧髋、膝关节缓缓屈曲，并使其大腿尽量靠近腹部。如在双屈髋法的基础上加大幅度，一手扶住膝部，另一手托其骶骨部，使其腰骶部产生屈曲动作，则演变为屈腰法（图4－138、图4－139）。

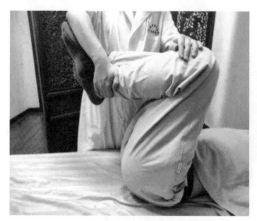

图4－138　双屈髋法

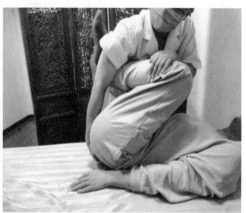

图4－139　屈腰法

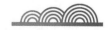

7. 屈膝法　受术者俯卧位。术者一手握住其小腿远端，另一手按住股后近腘窝部，然后缓缓屈曲其膝关节，使足跟向大腿靠近，并保持数秒（图4-141）。

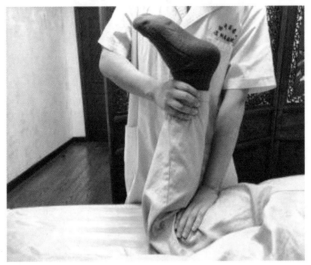

图4-140　屈膝法

8. 伸膝法　受术者仰卧位，两下肢伸直放松。术者站于患侧，以一手从患肢小腿下穿过，将其小腿搁于术者前臂，双手合抱膝部，使其屈膝屈髋；继而做伸髋伸膝动作：托扶小腿的手做抬肘动作，使其膝关节伸直，同时使患腿逐渐上抬。直腿抬高的幅度，需根据病情以及受术者能忍受的程度而定（图4-141）。

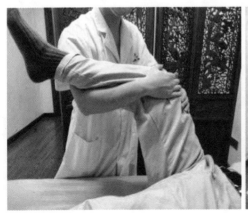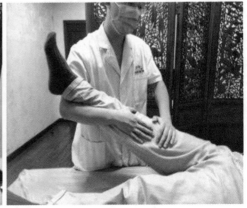

图4-141　伸膝法

【适应范围】

屈伸法主要用于肩、肘、腕、髋、膝、踝等关节，具有舒筋解痉、松解粘连、滑利关节的功效。常用于关节疼痛、屈伸不利、骨折后遗症、中风后遗症等的治疗和康复，如肩关节周围炎的粘连期、腰骶关节劳损、强直性脊柱炎、髋关节滑膜炎、膝关节滑膜炎、中风后遗症之上肢屈曲性痉挛等。

【注意事项】

1. 关节的屈伸法有以伸为主和以屈为主之不同，要求能针对性地作用于欲拉伸的目标软组织。

2. 熟悉各关节的生理活动范围，以免造成损伤。

3. 屈伸幅度应由小到大。

4. 对痉挛性瘫痪肌张力亢进者，在伸展其关节时要小心缓慢，逐步拉开。

5. 对于肌张力下降的患者，做屈伸关节手法时，动作不宜过快。

6. 将痉挛的肌肉拉长，最好同时伸展两个关节。如在伸腕的状态下伸肘，在伸指的同时伸腕等。

7. 对肩关节周围炎等患者做肩关节屈伸时，应先以手法放松其局部软组织。

二十三、背法

【概述】

将受术者背起，对腰椎进行牵引、摇晃、振动及瞬间后伸的操作方法，称为背法。

【操作方法】

术者与受术者背靠背站立，双足分开与肩同宽，两臂从受术者腋下穿过，两肘勾住受术者两肘。然后屈膝、弯腰，以骶部抵住受术者腰部，将受术者反背起，使其双足离地，停留片刻后，小幅度地左右摇晃或上下抖动数次，最后做一突发、快速地伸膝挺臀动作，常可听到腰椎关节的弹响声（图 4 - 142）。

【适应范围】

背法用于腰部，既可利用下肢重量对腰部进行牵引拔伸，又可增加腰部后伸屈度，具有舒筋解痉、整复错缝的作用。适用于腰部急慢性软组织损伤、腰椎间盘突出症及腰椎退行性病变所出现的腰肌痉挛、腰椎后关节紊乱等症的治疗。

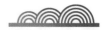

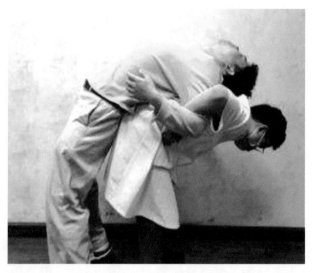

图 4-142　背法

【注意事项】

1. 术者应以骶部抵住受术者腰部病变节段。

2. 受术者被背起时应自然呼吸，仰靠于术者背上，充分放松身体，两腿自然下垂，利用其自重牵拉腰椎。

3. 背法的关键动作是伸膝挺臀，伸膝挺臀动作的准备姿势是弯腰屈膝。整个动作要协调连贯，一气呵成。

4. 操作时要根据受术者的体质、病情、耐受力调整挺臀的力量、速度，避免暴力。

5. 操作完毕将受术者缓慢放下时，须避免因体位改变而失去平衡。

6. 术者如身高明显低于受术者，可站在踏板上操作。

7. 对于腰部后伸时疼痛剧烈者，应适当减少瞬间后伸力度和幅度，或不做本法。

二十四、扳法

【概述】

以"寸劲"作用于关节，使之瞬间突然受力，而产生被动的旋转、屈伸、展收等关节运动的手法，称为扳法。扳法可分为旋转扳法、侧扳法、屈伸扳法等，可作用于脊柱和四肢关节。

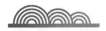

（一）脊柱扳法

【操作方法】

1. 颈椎斜扳法　受术者取坐位，颈部放松并略前屈。术者站于其侧后方，一手扶持其头部，另一手托住下颌部。术者两手相反方向用力，先使受术者颈部向运动受限侧旋转至弹性限制位，稍做停顿后，再做一瞬间的、小幅度的、有控制的旋转扳动，常可听到颈椎关节弹响声。临床上可根据颈椎病变的不同阶段，在不同的颈椎前屈角度下实施扳法，做一个大致的定位（图 4 - 143）。

2. 颈椎定位旋转扳法　受术者取坐位。术者站立于受术者侧后方，以一手肘弯勾住受术者下颌，手掌环抱住对侧枕部，另一手拇指抵住偏凸的颈椎棘突；在抱头的上肢引导下，逐渐被动屈曲受术者颈部至偏凸棘突的上位间隙张开，维持这一颈部前屈角度；然后向棘突偏凸侧被动旋转颈部至弹性限制位，略作停顿，做一突发有控制的扳动，扩大旋转幅度 3°～5°，同时，另一手拇指用力顶推偏凸的棘突（图 4 - 144）。

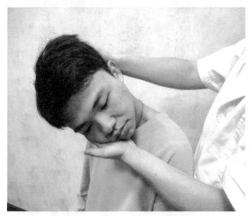

图 4 - 143　颈椎斜扳法

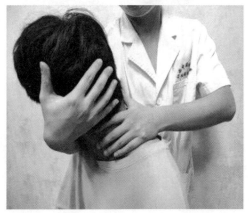

图 4 - 144　颈椎定位旋转扳法

3. 胸椎旋转定位扳法　受术者坐于凳上，助手面向受术者站立，双腿夹住受术者健侧大腿以固定骨盆。术者坐（或站）于其侧后方，一手拇指抵住偏凸的胸椎棘突，另一手从患侧腋下穿过，扣住受术者项部，嘱受术者躯干主动前屈至偏凸胸椎棘突的上位间隙张开后，术者两手协调将其脊柱旋转至弹性限制位，做一突发有控制的扳动，扩大旋转幅度 3°～5°，同时，拇指用力推顶偏凸的胸椎棘突。此法适用于第 8 胸椎以下节段的椎骨错缝。

4. 胸椎对抗复位法　受术者取坐位，身体略前倾，低头，两手指交叉扣

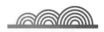

于项部。术者站于受术者身后，单足站立，用上提的膝部抵住病变节段的胸椎棘突下缘；双手分别从受术者腋下伸出，并扣住其前臂下段；双手下压，同时两前臂上抬，将受术者脊柱向后上方牵引至弹性限制位，在受术者呼气期末双手向后上方做突发短促的扳动（图4-145）。

5. 腰椎斜扳法　受术者取健侧卧位，健侧下肢在下，自然伸直，患侧下肢在上，屈膝屈髋，患侧上肢置于身后。术者与受术者相对站立，一手手掌（或前臂上段）按于患侧肩前部并向后推，另一手手掌（或前臂上段）按住患侧臀部外上方并向前扳，双手协调将腰椎旋转至弹性限制位后，做一有控制的、快速的旋转扳动，扩大旋转幅度3°～5°，常可听到腰椎关节弹响声（图4-146）。

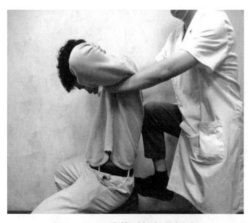
图4-145　胸椎对抗复位扳法

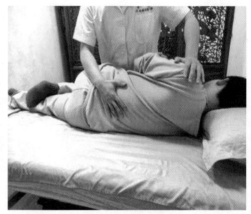
图4-146　腰椎斜扳法

6. 腰椎坐位定位旋转扳法　受术者以骑马式跨坐于治疗床上以固定骨盆（如坐在凳子上，须由助手夹住其一侧大腿以固定骨盆）。术者站于其后方，一手拇指抵住偏凸的腰椎棘突，另一手从患侧腋下穿过，扣握其项部，引导受术者腰椎前屈至病变腰椎节段的上位棘突间隙张开，进一步旋转腰椎至弹性限制位，最后双手协调用力，做一突发有控制的扳动，扩大旋转幅度3°～5°，同时，拇指推顶偏凸的棘突（图4-147）。

7. 腰椎定位斜扳法　受术者取健侧卧位（以下以右侧卧位为例）。术者面对受术者而站，右手拇指置于病变节段的两个棘突之间，左手将受术者上半身向前屈曲，至右手拇指感觉到上下棘突松动、间隙扩大，即停止前屈；将左手拇指置于原来右手拇指触摸的棘突间隙中；右手将受术者的右下肢伸直后向前

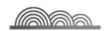

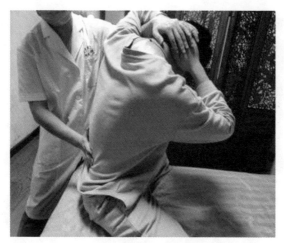

图 4-147 腰椎坐位定位旋转扳法

屈曲（屈髋），至左手拇指感觉上下棘突间隙进一步张开为止；将受术者的左下肢尽量屈膝屈髋；将右手拇指放回原来的棘突间隙中，并以前臂上段压住受术者臀部以固定其骨盆；然后令受术者先左手抱住右肩，再右手抱住左肩；术者略下蹲，左手屈肘，用左掌托住受术者右肘，将受术者上身向左旋转，至弹性限制位时，做一有控制的、稍增大幅度的突发性扳动。此时，术者可感觉右手拇指所在的棘突间隙有弹动感，并可听到"喀"一声响，手法结束（图4-148）。

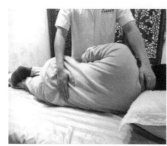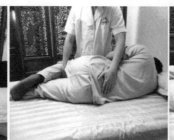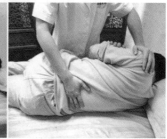

图 4-148 腰椎定位斜扳法

8. 腰椎后伸扳法 受术者取俯卧位。术者站于受术者腰椎棘突偏凸侧，一手以掌根豌豆骨部按抵偏凸的棘突，另一手托住对侧大腿远端，向上扳到弹性限制位，扩大腰椎后伸幅度3°～5°，同时以掌根豌豆骨部推压棘突。也可用一手按住腰骶部，另一手前臂从大腿远端下方托起两腿，边做摇法边后伸至限制位，再向上做一突发有控制的扳动（图4-149）。

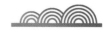

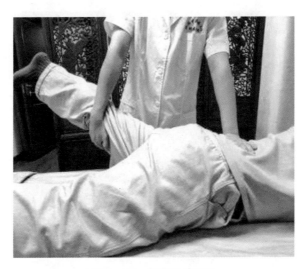

图 4 - 149　腰椎后伸扳法

9. 腰椎后伸杠杆定位扳法　受术者俯卧张口，两臂垂放于床的两侧。术者站其一侧，将受术者屈膝屈髋，交叉双踝，两膝分开。术者一手肘尖定位并着力于受术者腰部患椎正中，另一手前臂勾住交叉的脚踝下方，两手握住患者两踝，通过力臂杠杆用力向上向后缓缓提起，当后伸上提到限制位时，用"寸劲"做一快速扳动，术者常可听到腰椎定位点有弹响声或感到有松动感（图 4 - 150）。

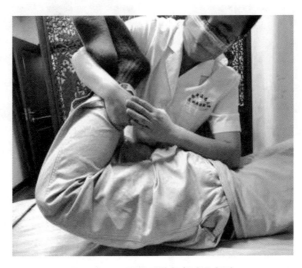

图 4 - 150　腰椎后伸杠杆定位扳法

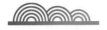

【适应范围】

脊柱扳法广泛适用于各脊柱节段，具有滑利关节、整复错缝的功效。颈椎斜扳法和颈椎旋转定位扳法多用于颈椎椎骨错缝。胸椎对抗复位法多用于第4～10胸椎后关节及肋椎关节骨错缝。胸椎旋转定位扳法适合于第8胸椎以下椎骨错缝的调整。腰椎斜扳法和坐位腰椎旋转定位扳法应用于腰段的各椎骨错缝调整。腰椎定位斜扳法非常适用于腰椎有明确定位的压痛点，或确诊某一腰椎节段椎骨错缝的患者。后伸扳腰法可治疗下腰段椎骨的错缝。腰椎后伸杠杆定位扳法能精确定位于需要整复的腰椎节段，可用于治疗腰椎间盘突出症、腰椎后关节紊乱等，此法如定位于骶髂关节，也可用于治疗骶髂关节紊乱。

【注意事项】

1. 脊柱扳法操作者，应该具备良好的脊柱解剖学知识，必须对脊柱关节的结构特征和生理活动范围了然于胸。

2. 扳法的"寸劲"，是指短促有力的、目的明确的、有控制的发力，要求随发随收，中病即止。这种功夫，要靠较长时间的训练和临床实践才能获得。在没有把握之前，切忌在人体上试验。

3. 不得使用暴力和蛮力，不可强求关节弹响声。

4. 诊断不明确的脊柱外伤及带有脊髓症状、体征者禁用扳法。

5. 老年人有较严重的骨质增生、骨质疏松者慎用或禁用扳法。对于骨关节结核、骨肿瘤者禁用扳法。

6. 后伸扳腰时可致腰椎管容积变小，若引起受术者神经刺激症状加重，则不宜使用该手法。

（二）四肢关节扳法

【操作方法】

1. 肩关节扳法　肩关节基本动作有前屈、后伸、外展、内收、上举等运动，故肩关节扳法有前上举扳法、外展扳法、外展上举扳法、内收扳法、后伸扳法等。

（1）肩关节外展扳法：受术者取坐位，肩关节放松。术者站于患肩后侧或前面，一手掌按其肩部为支点，另一手用前臂托住（或握住）其肘部，做患肩外展运动，至90°（或至限制位）时，两手协同用力，一按一抬，做肩关节外展扳动（图4-151）。

（2）肩关节内收扳法：受术者取坐位，屈肘关节，将患肢放于胸前。术者

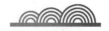

站于其后侧，紧靠其背部，稳定其身体，一手扶住患肩，另一手托住患肢的肘部做肩关节内收，至有阻力时，以"寸劲"做肩关节内收扳动（图4-152）。

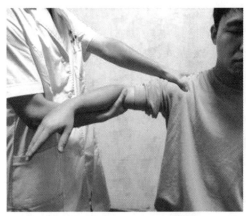

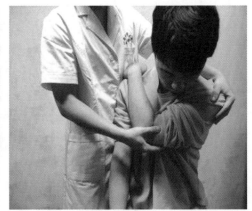

图4-151　肩关节外展扳法　　　　　　　图4-152　肩关节内收扳法

（3）肩关节外展上举扳法：受术者取坐位，术者站于受术者侧前方或侧后方。用上臂托起受术者上肢，同时用双掌按住受术者肩部，用抬肘的力量使肩关节外展，待肩关节外展上举到一定限度时，手掌下按，肘部抬起，同时用"寸劲"向上扳动肩部（图4-153）。

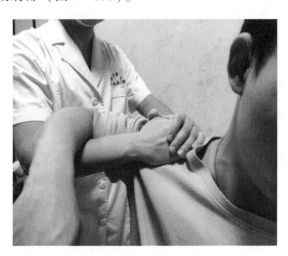

图4-153　肩关节外展上举扳法

（4）肩关节前上举扳法：受术者取坐位，术者以半蹲位站于受术者侧前方，受术者上肢伸直，前臂搭在术者肩上。术者用双手按住其患肩，以患肩为

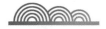

支点，慢慢地用肩将患肢抬起，做前屈上举被动运动至限制位，然后以"寸劲"做肩关节前屈上举扳动。此法如术者站于侧方，也可做肩关节外展上举扳动（图4-154）。

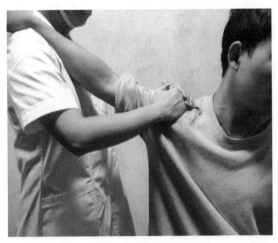

图4-154 肩关节前上举扳法

（5）肩关节后伸扳法：受术者取坐位，一手屈肘，手背置于腰骶部。术者立于其侧方，以一手扶按其患肩以固定，另一手握住其腕部（或手掌），将其前臂沿腰背部缓缓上抬，使其肩关节逐渐内收，至有阻力时，以"寸劲"做一快速的、有控制的上抬其前臂动作，使受术者肩关节产生旋前位的内收扳动，并使其手背沿着背脊上移1 cm左右，迅即放松。可重复3～5次（图4-155）。

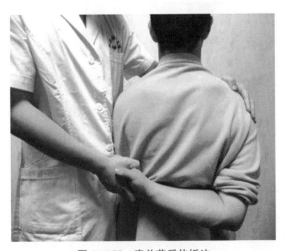

图4-155 肩关节后伸扳法

2. **肘关节扳法**　受术者取坐位，上肢放松。术者立于其侧后方，用一手扶住受术者肘后上方，另一手捏住其腕部，先将其肘关节缓慢地伸直到最大限度，随后两手协调做相反方向用力，轻巧地做伸肘扳动（图4-156）。

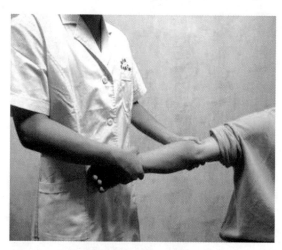

图4-156　肘关节扳法

3. **腕关节扳法**　有屈腕扳法、伸腕扳法和腕侧屈扳法3种。

（1）屈腕扳法：术者与受术者相对而坐，以一手捏住受术者前臂远端，另一手握住其手掌，先反复屈伸其腕关节，然后将腕关节屈曲并加压，至有阻力时以"寸劲"做一突发的、稍增大幅度的屈腕动作。反复数次（图4-157）。

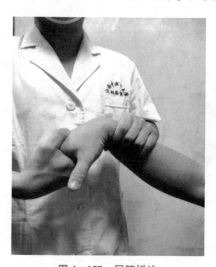

图4-157　屈腕扳法

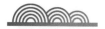

（2）伸腕扳法：术者与受术者相对而坐。以一手捏住受术者前臂远端，另一手五指与受术者五指外相叉，先将其腕关节背伸至阻力位，再以"寸劲"做一突发的、稍增大幅度的背伸推动。反复数次（图4-158）。

（3）腕侧屈扳法：术者与受术者相对而坐。一手握住受术者前臂远端，另一手捏住其手掌，先拔伸腕关节，然后以"寸劲"在保持拔伸力的同时做腕关节的左右侧屈扳动（图4-159）。

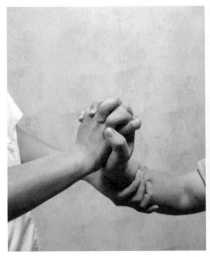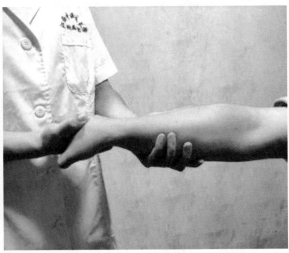

图4-158　伸腕扳法　　　　　　　　图4-159　腕侧屈扳法

4. 踝关节扳法　有跖屈扳法和背伸扳法。

（1）跖屈扳法：受术者取仰卧位，下肢伸直。术者面向其足底而坐，以一手托住其足跟，另一手握住其脚掌，两手协调用力，在将踝关节跖屈至有明显阻力时，以"寸劲"做一稍增大幅度的跖屈扳动（图4-160）。

（2）背伸扳法：受术者取仰卧位，下肢伸直。术者面向其足底而坐，以一手托住其足跟，另一手握住其脚掌，两手协调用力，在将踝关节背伸至有明显阻力时，以"寸劲"做一稍增大幅度的背伸扳动（图4-161）。

【适应范围】

四肢扳法主要用于肩关节、腕关节和踝关节，具有滑利关节、松解粘连的功效。多用于治疗肩关节周围炎、肩关节功能障碍、肩外伤后遗症、腕部伤筋、腕骨错缝、陈旧性踝部扭伤、踝关节骨折后遗症及中风后遗症等各种关节功能障碍。

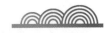

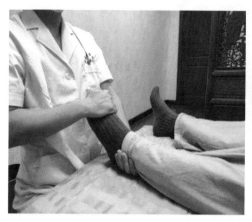
图 4 - 160　跖屈扳法

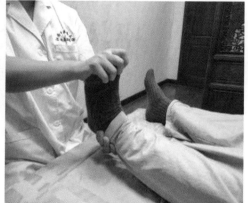
图 4 - 161　背伸扳法

【注意事项】

1. 四肢扳法的操作一般分为三步：第一步是做关节小范围的屈伸活动，令其放松；第二步是将关节极度屈曲或伸展，使其到达明显的阻力位；第三步才是发"寸劲"扳动。

2. 四肢扳法主要是为了伸展关节周围肌肉、分离软组织粘连，所以关节运动只需超过病理限制位少许，通常没有关节弹响声。

3. 切忌暴力性操作，避免意外事故。

4. 对于有比较严重的骨质疏松的老年患者，慎用四肢关节扳法。

5. 骨关节结核、骨肿瘤患者禁用扳法。

6. 对于病程日久、粘连严重的肩关节周围炎患者，不能依赖于通过扳法一次性分解粘连，应该循序渐进地进行治疗。

第四节　刮痧疗法

【概述】

刮痧疗法是指在中医基础理论的指导下，以经络学说皮部理论为基础，术者利用铜钱、瓷匙、牛角片、玉石片等工具，按照一定的动作要求和技术要领，在人体体表进行刮拭，使皮下出现点状或斑状出血点（"痧象"），从而达到防病治病、保健强身目的的一种外治疗法。这是狭义的刮痧疗法（图 4 - 162）。

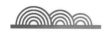

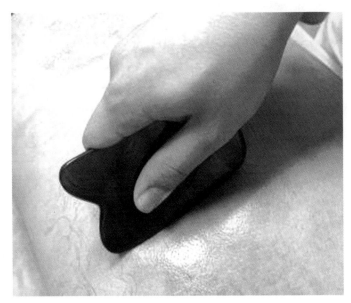

图 4 - 162　刮痧疗法

刮痧疗法多用于治疗中医学及民间所特指的"痧症"，而事实上治疗"痧症"除"刮痧法"外，还有"焠痧""放痧""拍痧""撮痧""揪痧""拈痧""扭痧""拧痧""扯痧""挤痧""提痧""掐痧""拨痧"等方法，因而广义的刮痧疗法还包括了徒手操作和刺血等各种治痧方法。

【操作方法】

1. 刮痧工具　以前民间多用苎麻、铜钱、牛角、瓷碗等作为刮痧工具，用锋利的瓷碗碎片作为"放痧"工具。目前，最常用的刮痧工具为经过精心制备的工艺品般的各种刮痧板（要求边缘光滑圆润，具体形状及规格要根据人体刮拭部位不同，制成不同弧度的边缘、不同厚薄、大小不一的刮板），如水牛角刮痧板、玉石刮痧板及砭石刮痧板等。因背部体表面积较大，背部刮痧常采用拔火罐用的大玻璃火罐，也可采用瓷调羹、平口钢化玻璃杯。三棱针则常用于挑痧和放痧。

2. 刮痧介质　为了减少刮痧或扯痧时的阻力，避免皮肤破损和增强疗效，刮痧时一般要求在刮拭部位涂上适宜的润滑剂，这些润滑剂统称为刮痧介质。

（1）水剂：夏秋季节可用凉开水，冬春季节宜用热开水。亦可使用薄荷水、木香水、葱姜水等水剂。

（2）油剂：茶籽油、芝麻油及其他植物油，以及液状石蜡、凡士林等都

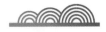

可以用作刮痧介质。茶籽油刮后皮肤有辣感，为民间首选刮痧油性介质。目前，市面有特制的专用刮痧油。临床上也可用红花油等。居家常备的清凉油、风油精、白花油等都可用作刮痧介质。

（3）水油混剂：民间多在小碗内盛热水，然后加少许植物油，即成易得而又上好的刮痧或扯痧介质。《景岳全书·杂证谟》中记载的"择一光滑细口瓷碗，别用热汤一盏，入香油一二匙，却将碗口蘸油汤内，令其暖而且滑"，现仍可参考用之。

（4）乳膏剂：目前，用于美容与保健的面部刮痧介质，多采用既能护肤又有润滑作用，且对眼睛无刺激的乳膏剂或凝胶。

（5）鸡蛋清：鸡蛋清也可用作刮痧介质，尤其适用于夏季。

3. 治病疗疾常用刮痧法的操作

（1）放痧法：用锋利的瓷碗碎片或三棱针点刺腘窝处静脉或点刺十指指尖或指甲正中后方近指甲处，使之流出或挤出少量紫黑色血液。多用于重症急救。瓷碗碎片及三棱针用前要严格消毒，民间常将瓷碗碎片在火苗上烧过后使用。

（2）扯痧法（又称揪痧法、拧痧法）：施术者手上蘸适量介质并涂抹于受术部位，术者五指屈曲，用屈曲呈钳状之中指和示指第二指节夹住施术部位，将皮肤和肌肉夹起并用力回扯，在回扯的过程中，被夹持之皮肤和肌肉会从中指和示指间快速滑脱，发出"叭"的一声，如此反复进行，并连续发出"叭"的声响。同一部位应连续反复操作，直至局部皮下出现纵向条状红色或暗红色痧块。本法适用于皮肤张力较小的头面部、胸胁及腹部、颈项部以及上肢前面等处。此法用于重症急救时，常用扯舌头法。令患者伸出舌头，施术者快速施扯痧术，扯5～7次，对于急痧症效佳。急痧症患者舌面下常有瘀血或呈紫黑色、花斑样，扯一两下患者即觉宽松，视物昏暗症状改善尤其明显，可使患者立刻睁眼。

（3）挤痧法：术者双手拇指与示指相对向上用力挤捏少许受术部位皮肤，以挤出一小块皮下瘀斑。主要适用于头部的太阳穴和两眉心等处，上肢前面也可使用。

（4）拍痧法：术者用虚掌或指尖拍打患者受术皮肤（一般为痛痒、胀麻的部位），使其出痧。本法具有疏经通络、行气活血的功效，可用于治疗痹痛、麻木。

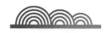

（5）焠痧法：术者用灯心草蘸油点燃后，在患者皮肤表面上的红点处点灼。操作时手法要快，一接触到患者皮肤要立即离开，可听到清脆的灯火燃烧皮肤"噼、噼、噼"的爆痧声。本法具有温中散寒止痛的作用，适用于寒证，如见腹痛、手足发冷等症状。

（6）刮痧法：术者一般右手持刮痧工具，刮具与皮肤之夹角一般以45°为宜。灵活运用臂力、腕力，用力均匀、适中，由轻渐重，力度以患者能耐受为度。刮拭的按压力要深透到深层组织。刮拭面要尽量拉长。刮痧时要顺一个方向刮，不要来回刮，以皮下出现轻微紫红或紫黑色痧点、斑块为度。此为最常见的一种方法。

刮痧的一般顺序是：头颈部→脊柱及其两侧→胸、腹部→四肢部。刮拭方向：通常为由上而下、由内到外、由左到右顺序刮拭。头部由上到下直刮，或从内到外横刮；肩胛部由上到下或从阴到阳横刮；背腰部、胸腹部由上到下、从内到外刮拭；上下肢由上而下刮拭（下肢水肿应从下向上刮拭）；面部、胸胁部由内而外斜刮。

4. 防病保健常用刮痧法的操作　用于防病保健的刮痧法与治病疗疾的刮痧法既有联系，又有较大的区别。二者所采用的刮法操作要领相同，但在具体方法上多有不同。后者采用多种治痧方法，且部分方法独特，前者多用刮法；后者操作部位较多，前者多限于背部、头面部及部分保健要穴；后者手法较重，前者手法宜轻；后者大多治疗一次即可，尤其是急痧、重痧，前者宜坚持使用，直至体质改善。

（1）头面部刮痧：先清洁皮肤，再均匀涂抹介质，用玉石或其他刮痧板依次按照前额、眼周、面颊、口周、鼻部、下颌的顺序操作，刮时应沿肌肉纹理走向或顺应骨骼形态单方向刮拭，如觉刮痧板下有条索或粒状物宜采用压力稍大、速度稍慢的手法重点操作，刮至皮肤轻微发热或皮肤潮红即可，不要求出痧。头部有头发覆盖，不必涂介质，直接在头上刮拭，由头顶向四周、由上至下的方向刮拭，刮至头皮有发热感为宜。

（2）背部刮痧：先清洁皮肤，再均匀涂抹介质，用刮痧板于背部由上向下刮拭。一般先刮后背正中线的督脉，再刮两侧的膀胱经，肩背部由内向外呈"八"字刮拭。如发现有敏感压痛点，则重点刮拭或采用局部按揉法，以局部出痧为佳。刮拭时同样要求距离尽量拉长，力度由轻到重，至受术者最大耐受后保持均匀力度。背部保健刮痧还可采用拔罐疗法的走罐法操作。

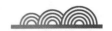

【适应范围】

刮痧疗法适用于内科、外科、妇科、皮肤科、眼科、耳鼻咽喉科、儿科等各科病证。还可用于养生保健及美容等。

具体治疗的主要病证如下：

1. 中暑、感冒、外感发热等。

2. 恶心呕吐、食积、胃肠炎、便秘、腹泻等。

3. 头痛头昏、失眠、神经症、高血压等。

4. 各种软组织疼痛、风湿性关节炎及骨关节病等。

5. 牙痛、耳鸣、鼻炎、鼻窦炎、咽喉肿痛、视力减退、弱视、青少年假性近视等。

6. 月经不调、乳腺增生、黄褐斑、女性围绝经期综合征、产后病等。

7. 皮肤瘙痒症、荨麻疹、痤疮、湿疹等。

8. 晕车、晕船、晕机、慢性疲劳综合征、轻度脏腑功能失调以及亚健康状态等。

【注意事项】

1. 用于治疗急痧及重症痧症时，必须强调痧毒出尽，切不可因为患者怕痛或患者稍觉病情好转就中途停止治疗，如痧未出尽，会卷土重来，病情反复。若用于防病保健，如反复刮拭仍无痧出则不必强求。用于面部美容时则不要求出痧。

2. 刮痧出痧后的1～2日，皮肤可能出现轻度疼痛、发痒或有轻微灼热感，亦属正常现象，无须特殊处理。可嘱咐受术者注意保护刮痧面皮肤，衣着以棉质柔软宽松为主，避免衣物摩擦引起刮痧面创伤而感染。少数受术者因身体虚弱，可于刮痧后24小时出现疲劳反应或类似感冒样症状，此属正常反应，一般不需要处理。

3. 应注意防止传染性疾病的交叉感染。

4. 刮拭时遇关节部位不可强行重刮，皮肤感染、破溃、痣瘤及急性骨折、扭挫伤的局部应避开刮拭。

5. 一般第一次刮完痧斑消退后再刮第二次，头面部刮痧因不要求出痧则不必拘泥于此。用于防病保健时可1周1次。

6. 刮痧时应注意保持室内温暖，但夏季应保持室内空气流通。

7. 心脏病患者及经期女性慎用刮痧疗法。

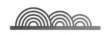

8. 刮痧时间约 20 分钟，或以患者能耐受为度。

9. 刮痧后最好饮一杯温开水、姜汁或淡糖盐水；如为急痧，治疗后可在温开水中加入"十滴水"或"藿香正气水"。刮痧后宜休息 15～20 分钟。刮痧后 4 小时内忌洗冷水澡。

10. 对于急痧与重症痧症刮痧后，如闻及患者矢气及打嗝声，提示病情缓解，可继续治疗以巩固疗效；如患者出现不适或病情加重，应立即送医院诊治。

11. 刮痧前受术者需知情同意，并选择合适的体位。刮痧过程中需仔细观察和询问患者的反应，及时调整刮痧的操作。

12. 刮痧后嘱受术者生活规律，饮食清淡，忌生冷及肥甘食物。

13. 有些受术者在刮痧过程中会出现头晕或晕厥的现象，就像针刺晕针一样。轻者神疲倦怠、头晕目眩、恶心呕吐、心慌、出冷汗、四肢发凉及面色苍白；重者则出现血压下降甚至昏厥的症状。多见于体质虚弱及敏感体质者，或刮痧时间过长、手法过重，如出现上述情况，应该立即停止刮痧治疗，让受术者平卧，注意保暖，掐水沟、合谷及内关等穴，并给予温开水或者糖水。严重者应及时送医院急救治疗。

第五节　拔罐疗法

【概述】

拔罐疗法是一种以罐为工具，利用燃烧、抽吸蒸汽等方法造成罐内负压，使罐吸附于体表腧穴或患处的一定部位，使局部皮肤充血、瘀血产生良性刺激，以达到调节脏腑、平衡阴阳、疏通经络、防治疾病目的的方法。又称吸筒疗法，古称角法（图 4 - 163）。

【操作方法】

1. 留罐　又称坐罐法。拔罐后将吸拔在皮肤上的罐具留置一定时间（5～15 分钟），使浅层皮肤和肌肉局部潮红，甚或皮下瘀血呈紫红色后，再将罐具取下。罐大吸力强者应适当减少留罐时间，留罐时间视拔罐反应与体质而定，肌肤反应明显、皮肤薄弱、老年人与儿童留罐时间不宜过长；夏季及肌肤薄处，留罐时间也不宜过长，以免起疱伤及皮肤。此法多用于深部组织损伤、颈肩腰腿痛、关节病变，以及临床各科多种疾病。

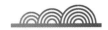

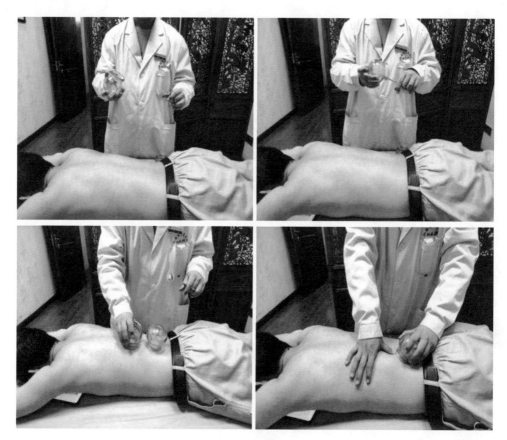

图4－163 拔罐疗法

2. 走罐 又称推罐法、拉罐法。先于施罐部位涂上润滑剂（常用医用凡士林、医用甘油、液状石蜡或润肤霜、温水、药液等），使用闪火法将罐吸住后，立即用手握住罐体，略用力将罐沿着一定路线反复推拉，至走罐部位皮肤紫红为度，推罐时着力在罐口，用力均匀，防止罐漏气脱落。该法适用于病变范围较广、肌肉丰厚而平整的部位，如背部脊柱两旁、下肢股四头肌处、腰骶部、腹部及肩关节等。操作时应根据病情与患者体质，调节负压及走罐的快慢与轻重，若负压过大或用力过重、速度过快，患者往往疼痛难忍且易拉伤皮肤；负压过小，吸拔力不足，罐容易脱落，治疗效果较差（图4－164）。

3. 闪罐 用闪火法将罐吸拔于应拔部位，随即取下，再吸拔，再取下，反复吸拔至局部皮肤潮红，或罐体底部发热为度，动作要迅速而准确，必要时也可在闪罐后留罐。适用于肌肉较松弛，吸拔不紧或不易留罐的部位，以及局

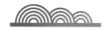

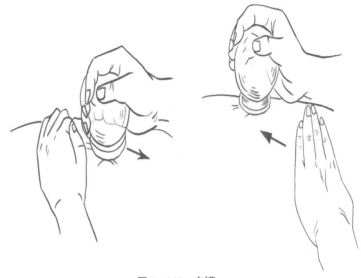

图 4 - 164 走罐

部皮肤麻木或功能减退的虚证患者。适用于治疗风湿痹症、中风后遗症，以及肌肤麻木、肌肉萎缩等。

4. 刺络拔罐 消毒应拔部位后，用三棱针点刺出血或用皮肤针叩打出血后，再将火罐吸拔在所刺部位，以加强活血祛瘀、消肿止痛的作用。此法应用较广泛，多用于治疗扭伤、丹毒、痤疮、风湿痹证等。使用本法时需注意，不可在大血管上行刺络拔罐法，以免造成出血过多。

5. 留针拔罐 留针拔罐法，简称针罐。在毫针针刺留针时，将罐拔在以针为中心的部位上，待皮肤红润、充血或瘀血时，将罐起下，然后将针取出（图 4 - 165）。

【适应范围】

拔罐法的适应范围非常广泛，尤其对于各种疼痛类疾病、软组织损伤、急慢性炎症、风寒湿痹证，以及脏腑功能失调、经脉闭阻不通所引起的各种病症均有较好的疗效。临床上使用已从早期的疮疡发展到包括内科、外科、妇科、儿科、皮肤科、五官科等 100 多种疾病的治疗。

1. 内科疾病 感冒、发热、咳嗽、急慢性支气管炎、支气管哮喘等肺系疾病；呕吐、便秘、胃肠痉挛、慢性腹泻等胃肠疾病；此外还有中暑、高血压、面神经麻痹、头痛、三叉神经痛、神经衰弱、中风后遗症、尿潴留、尿失禁等其他内科疾病。

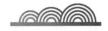

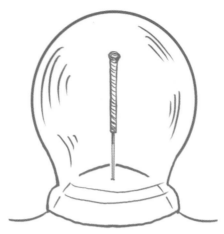

图 4-165 留针拔罐

2. 妇科疾患 痛经、月经不调、闭经、带下、盆腔炎、更年期综合征、乳腺炎等。

3. 儿科疾痛 厌食症、腹泻、消化不良、遗尿、百日咳、流行性腮腺炎等。

4. 外科疾病 疖、疔、痈、疽、丹毒、痔疮、脱肛、虫蛇咬伤等。

5. 皮肤科疾病 痤疮、湿疹、荨麻疹、神经性皮炎、皮肤瘙痒症、白癜风、带状疱疹，还可用于养颜美容等。

6. 耳鼻咽喉口腔科疾病 鼻炎、牙痛、口腔溃疡、慢性咽喉炎、扁桃体炎等。

【注意事项】

1. 一般选择肌肉丰满、皮下组织充实及毛发较少的部位为宜。吸拔力过大，吸拔时间过久，可能使拔罐部位的皮肤起疱。拔罐前应充分暴露应拔部位，有毛发者宜剃去，操作部位应注意防止烫伤。

2. 患者体位应舒适，局部宜舒展、松弛。拔罐时嘱患者不要移动体位，以免罐具脱落。拔罐数目多时，罐具之间的距离不宜太近，以免罐具牵拉皮肤产生疼痛，或因罐具间互相挤压而脱落。

3. 老年、儿童、体质虚弱及初次接受治疗、易发生意外反应的患者，拔罐数量宜少，留罐时间宜短，以卧位为宜。妊娠妇女及婴幼儿慎用拔罐方法。

4. 若留针拔罐，选择罐具宜大，毫针针柄宜短，以免吸拔时罐具碰触针柄而造成折针等损伤。

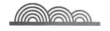

5. 使用电罐、瓷罐时应注意询问患者是否带有心脏起搏器等金属物件，有佩戴者应禁用。

6. 手法要熟练，动作要轻、快、稳、准。用于燃火的乙醇棉球，不可吸含乙醇过多，以免拔罐时滴落到皮肤上造成烧烫伤。若不慎出现烧烫伤，应按外科烧烫伤处理。

7. 拔罐过程中若出现头晕、胸闷、恶心欲呕、肢体发软、冷汗淋漓，甚者瞬间意识丧失等晕罐现象，应立即起罐，使患者呈头低脚高卧位，必要时可饮用温开水或温糖水，或掐水沟穴等。密切注意血压、心率变化，严重时按晕厥处理。

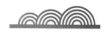

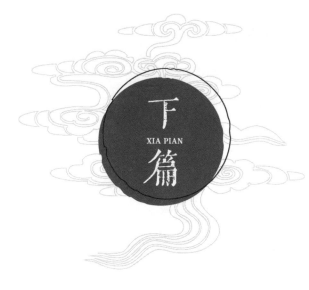

下篇
XIA PIAN

临床篇

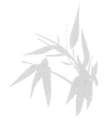

第五章　常见疾病的中医外治适宜技术治疗

第一节　神经系统疾病及功能障碍

一、中风

【概述】

中风是以突然昏仆、不省人事、半身不遂，伴口角㖞斜、语言不利，或不经昏仆仅以口㖞、半身不遂为主症的一类病证。中风的发生与多种因素有关，风、火、痰、瘀为主要病因。本病病位在脑，但与心、肝、脾、肾关系密切。基本病机是脏腑阴阳失调，气血逆乱，上扰清窍，窍闭神匿，神不导气。

中风多见于现代西医学中的脑血管疾病，称为卒中。包括缺血性脑卒中和出血性脑卒中两大类。如脑梗死、脑出血、蛛网膜下腔出血等。

【临床表现】

1. 中经络　半身不遂，肌肤不仁，舌强言謇，口角㖞斜。

兼见面红目赤，眩晕头痛，心烦易怒，口苦咽干，便秘尿黄，舌红或绛，苔黄或燥，脉弦有力，为肝阳暴亢；肢体麻木或手足拘急，头晕目眩，苔白腻或黄腻，脉弦滑，为风痰阻络；口黏痰多，腹胀便秘，舌红，苔黄腻或灰黑，脉弦滑大，为痰热腑实；肢体软弱，偏身麻木，手足肿胀，面色淡白，气短乏力，心悸自汗，舌暗，苔白腻，脉细涩，为气虚血瘀；肢体麻木，心烦失眠，眩晕耳鸣，手足拘挛或蠕动，舌红，苔少，脉细数，为阴虚风动。

2. 中脏腑　突然昏仆，神志恍惚，嗜睡，或昏迷，并见半身不遂、舌强语謇、口角㖞斜等。

兼见神志迷蒙，牙关紧闭，两手握固，面赤气粗，喉中痰鸣，二便不通，脉弦滑而数为闭证；目合口张，手撒溺遗，鼻鼾息微，二便失禁，四肢逆冷，脉细弱等为脱证。

【治疗】

1. 针灸

（1）中经络：

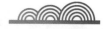

[主穴] 水沟、内关、极泉、尺泽、委中、三阴交。

[配穴] 肝阳暴亢，配太冲、太溪；风痰阻络，配丰隆、合谷；痰热腑实，加曲池、内庭、丰隆；气虚血瘀，配气海、血海、足三里；阴虚风动，配太溪、风池。上肢不遂，配肩髃、手三里、合谷；下肢不遂，配环跳、阳陵泉、悬钟、太冲；头晕，配风池、完骨、天柱；足内翻，配丘墟透照海；便秘，配水道、归来、丰隆、支沟；复视，配风池、天柱、睛明；尿失禁、尿潴留，配中极、曲骨、关元。

[操作] 水沟穴用雀啄法，以眼球湿润为度；内关用捻转泻法；极泉在原位置下1寸心经上取穴，避开腋毛，直刺进针，用提插泻法，以上肢有麻胀感和抽动为度；尺泽、委中直刺，提插泻法，使肢体抽动；三阴交用提插补法。

（2）中脏腑：

[主穴] 内关、水沟。

[配穴] 闭证，配十二井穴、太冲、合谷；脱证，配关元、气海、神阙。

[操作] 内关、水沟操作同前。十二井穴用三棱针点刺出血；太冲、合谷用泻法，强刺激；关元、气海用大艾炷灸法，神阙用隔盐灸法，直至四肢转温为止。

2. 热敏灸

[取穴] 热敏高发部位百会、风池、手三里、阳陵泉等。

[操作] 被灸者取合适体位，辨证辨敏后，每次选取1～2个热敏腧穴施灸，施灸时艾热在施灸穴区附近缓慢移动，找到热感有渗透、远传、扩散、舒适等艾灸得气热感的部位，进行重点循经往返施灸。每次每穴施灸40～45分钟。

3. 推拿

[取穴及部位] 大椎、肩井、臂臑、曲池、手三里、合谷、居髎、环跳、殷门、承扶、委中、承山、昆仑、血海、足三里、阳陵泉、风市、梁丘、肾俞、大肠俞、命门等。

[手法] 一指禅推法、㨰法、按法、揉法、拿法、摇法、擦法、捻法，配合患肢关节的被动运动。

[操作]

（1）患者取俯卧位，医生先以按法作用于背部脊柱两侧5～8分钟，按腰骶部的同时，配合腰后伸被动运动；接着按揉臀部、下肢后侧及跟腱3分钟，

在臀部同时配合髋外展被动运动；然后按揉大椎、膈俞、肾俞、命门、大肠俞、环跳、委中、承山诸穴，以酸胀为度，擦腰骶部以透热为度。

（2）患者取侧卧位，医生施擦法于居髎、风市、阳陵泉穴3分钟，并按揉上述穴位以酸胀为度。

（3）患者取仰卧位，医生施擦法于大腿前侧、小腿前外侧至足背部，并使患侧膝关节做极度屈曲，背伸踝关节，然后按揉伏兔、梁丘、两膝眼、足三里、丘墟、解溪、太冲诸穴位，以酸胀为度，拿委中、承山、昆仑、太溪穴位，以有酸、胀、麻的感觉为佳。

（4）患者取坐位，医生施擦法于肩井和肩关节周围到上肢掌指部5分钟，在肩前缘时结合肩关节上举、外展的被动运动，在腕部时结合腕关节屈伸被动运动，按揉肩内陵穴以酸胀为度，拿曲池、合谷穴以酸胀为度，摇掌指关节，捻指关节，最后搓肩部及上肢。

（5）患者取坐位或仰卧位，医生施一指禅推法于下关、颊车、地仓、人中、承浆穴5～8分钟，拿两侧风池、肩井穴结束治疗。

4．其他疗法

（1）头针法：取顶颞前斜线、顶颞后斜线、顶旁1线及顶旁2线，快速捻转2～3分钟，每次留针30分钟。

（2）电针法：在患侧上、下肢各选一组穴位，采用断续波或疏密波，以肌肉微颤为度，每次通电20～30分钟。

（3）皮肤针法：取肝俞、肾俞、八髎、夹脊（5～12椎）、曲池、太渊、阳陵泉、风市、悬钟，用皮肤针叩击至皮肤出现细小出血点。间日1次。

（4）耳针法：取皮质下、脑点、肝、三焦、降压沟，用直刺法，强刺激，留针30～60分钟，隔日1次。

（5）穴位注射法：取肩髃、曲池、手三里、足三里、丰隆。每次选2～3穴，选用丹参注射液或川芎嗪注射液、维生素B_1注射液、维生素B_{12}注射液，常规穴位注射。适用于中经络。

【按语】

1．针灸治疗中风疗效较好，对中风急性期应采取综合治疗措施。

2．后遗症期应配合功能锻炼。

3．凡老年形盛气虚，或有中风预兆者，宜保持心情平静，饮食清淡，起居有常，并可针灸风市、足三里等穴预防中风。

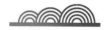

二、颤证

【概述】

颤证是以头部或肢体摇动、颤抖为主症的病证，又称颤振、振掉、震颤。轻者仅有头摇或手足微颤，尚能坚持工作和生活自理，重者头部振摇大动，甚则有痉挛扭转样动作，两手及上下肢颤动不止，或兼有项强、四肢拘急。其发生与肾精亏耗、脑髓不足、气血亏虚、阳气虚衰、痰热内盛等因素有关。本病病位在脑，病变脏腑主要在肝，涉及脾、肾。基本病机为虚风内动，神机失司，或痰热动风，脑神被扰。

本病可见于西医学的锥体外系疾病所致的不随意运动，如特发性震颤、帕金森病、舞蹈病、手足徐动症等，以及脑炎、动脉硬化、颅脑损伤、基底节钙化或肿瘤、甲状旁腺功能减退症、小脑疾病、甲状腺功能亢进症、慢性肝脑变性、一氧化碳或二硫化碳等化学物质中毒等疾病。

【临床表现】

头部及肢体摇动、颤抖。

1. 风阳内动　眩晕头胀，面红，口干舌燥，易怒，腰膝酸软，睡有鼾声，舌红，苔薄黄，脉弦紧。

2. 髓海不足　头晕目眩，耳鸣，记忆力差，溲便不利，寤寐颠倒，舌质淡红，舌体胖大，苔薄白，脉沉弦无力或弦细紧。

3. 气血亏虚　眩晕，心悸，懒言，纳呆，乏力，舌体胖大，舌质淡红，苔薄白滑，脉细。

4. 阳气虚衰　腰膝酸软，畏寒肢冷，汗出，舌质淡，苔薄白，脉沉细。

5. 痰热动风　头晕目眩，胸闷泛恶，多痰涎，舌体胖大有齿痕，舌质红，苔厚腻或白或黄，脉沉滑或沉濡。

【治疗】

1. 针灸

[主穴] 百会、四神聪、风池、合谷、太冲、阳陵泉

[配穴] 风阳内动配大椎、风府、太溪；髓海不足配肾俞、三阴交、太溪；气血亏虚配气海、足三里；阳气虚衰配关元、肾俞；痰热动风配中脘、丰隆、内庭。

[操作] 毫针刺，按虚补实泻操作。头部穴针刺后可加用电针治疗。

2. 热敏灸

［取穴］热敏高发部位腰阳关、命门、悬枢、至阳、身柱、大椎、风府、百会等。

［操作］被灸者取合适体位，辨证辨敏后，每次选取 1～2 个热敏腧穴施灸，施灸时艾热在施灸穴区附近缓慢移动，找到热感有渗透、远传、扩散、舒适等艾灸得气热感的部位，进行重点循经往返施灸。每次每穴施灸 40～45 分钟。

3. 推拿

［取穴及部位］百会、风池、肝俞、肾俞、合谷、三阴交、太冲、膻中、中脘、关元、气海、足三里、脾俞、命门、肺俞、中府、云门等穴。

［手法］滚法、一指禅推法、点按法、揉法、摇法、拿法、搓法等。

［操作］

（1）患者取坐位，医生先以滚法在患者项部施术 3～5 分钟；接着以掌揉法放松患者背部两侧膀胱经；然后点按风池、风府、肝俞、肾俞穴，每穴点按 1 分钟，以患者酸胀为度。

（2）患者取仰卧位，医生用滚法作用于患者双下肢内侧，操作 2～3 分钟；接着按揉血海、太溪、太冲、涌泉穴，每穴 1 分钟，以患者酸胀为度；然后用摇法活动四肢关节；最后搓揉指关节结束治疗。

4. 其他疗法

（1）头针法：取顶中线、顶颞后斜线、顶旁 1 线、顶旁 2 线。将 2 寸毫针刺入帽状腱膜下，快速行针，使局部有热感，或加用电针，留针 30～40 分钟。

（2）耳针法：取皮质下、脑点、神门、枕、颈、肘、腕、指、膝、肝、脾、肾、心。每次选 3～5 穴，毫针刺，轻刺激。亦可用埋针法或压丸法。

（3）穴位注射法：取天柱、大椎、曲池、阳陵泉、足三里、三阴交、风池。每次选用 2～3 穴，选当归注射液、丹参注射液、黄芪注射液、10% 葡萄糖注射液等，每穴注射 1～2 ml。

【按语】

1. 针灸治疗本病有一定疗效，病程短者疗效较好，但须坚持较长时间治疗。针灸可以改善症状，减少西药用量及其不良反应。在治疗时，对轻症患者要进行耐心训练和教育，合理安排生活和工作；重症患者要注意生活护理，防止跌倒等异常情况的发生。

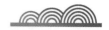

2. 患者应保持心情愉快，起居有节，饮食清淡，劳逸适度。

3. 针灸治疗本病，可通过对多巴胺神经元的影响、抑制细胞凋亡、改善氧化应激、调节免疫异常、抗兴奋毒性作用以及调节线粒体功能紊乱等方面缓解症状，并能减缓多巴胺能神经元变性退化。

三、面瘫

【概述】

面瘫是指人体正气不足，络脉空虚，卫外不固，风、寒、热等外邪侵袭面部经络，导致人体气血痹阻、经筋缓纵不收而引起的一种病证，俗称"歪嘴巴"。可发生于任何年龄、任何季节，好发年龄为20～40岁。

现代医学认为，面瘫分为中枢性和周围性两大类。周围性面瘫多由于急性非化脓性茎乳突孔内的面神经炎引起，常因夜间工作疲劳，面部受冷风侵袭而诱发；中枢性面瘫因脑血管疾病或脑肿瘤等原因而发生。

【临床表现】

一侧面部表情肌瘫痪，面部歪向健侧。患侧不能做蹙额、皱眉、露齿、鼓颊、吹口哨等动作，口角向健侧㖞斜，眼裂变大，露睛流泪，额纹消失，嚼食障碍，口角流涎，患侧鼻唇沟变浅或消失，眼睑闭合不全。在耳郭、外耳道、鼓膜等处可见到疱疹。

1. 外感风寒　风寒之邪侵袭面部经络，导致人体气血痹阻、经筋缓纵不收而致面瘫，伴有恶寒、肌肉关节酸痛、耳下压痛等症状。

2. 外感风热　风热之邪侵袭面部经络，导致人体气血痹阻、经筋缓纵不收而致面瘫，伴有肌肉关节酸痛、耳下压痛等症状，可伴有咽红、口渴、汗出、大便干等症状。

3. 气血亏虚　人体正气不足，阴亏血少，络脉空虚，卫外不固，风、寒、热等外邪侵袭面部经络，经筋缓纵不收，而致面瘫。久治不愈的面瘫，多为正气不足。

【治疗】

1. 针灸

[主穴] 阳白、四白、颧髎、颊车、地仓、翳风、牵正、太阳、合谷。

[配穴] 外感风寒配风池、风府；外感风热配外关、关冲；气血亏虚配足三里、气海。味觉减退配足三里；听觉过敏配阳陵泉；抬眉困难配攒竹；鼻唇

沟变浅配迎香；人中沟歪斜配水沟；颏唇沟歪斜配承浆；流泪配太冲。

［操作］面部腧穴均行平补平泻法，翳风宜灸；恢复期主穴多加灸法；在急性期，面部穴位手法不宜过重，肢体远端的腧穴行泻法且手法宜重；在恢复期，合谷行平补平泻法，足三里行补法。

2. 热敏灸

［取穴］热敏高发部位翳风、阳白、下关、颊车、大椎、神阙、足三里等。

［操作］被灸者取合适体位，辨证辨敏后，每次选取1～2个热敏腧穴施灸，施灸时艾热在施灸穴区附近缓慢移动，找到热感有渗透、远传、扩散、舒适等艾灸得气热感的部位，进行重点循经往返施灸。每次每穴施灸40～45分钟。

3. 推拿

［取穴及部位］印堂、睛明、阳白、四白、迎香、下关、颊车、地仓、风池、合谷。

［手法］一指禅推法、按法、揉法、擦法、拿法。

［操作］以患侧颜面部为主，健侧做辅助治疗。

（1）患者取坐位或仰卧位，医生立于患侧，用一指禅推法自印堂、阳白、睛明、四白、迎香、下关、颊车、地仓穴进行往返治疗，并可用揉法或按法先患侧后健侧，配合擦法治疗，但在施手法时注意防止颜面部破皮。

（2）患者取坐位，医生站于患者背后，用一指禅推法施于风池及项部，随后拿风池、合谷穴1～2分钟，结束治疗。

4. 其他疗法

（1）皮肤针：叩刺阳白、颧髎、地仓、颊车，以局部潮红为度。适用于恢复期。

（2）刺络拔罐：用三棱针点刺阳白、颧髎、地仓、颊车，然后拔罐。每周2次。适用于恢复期。

（3）电针：取太阳、阳白、地仓、颊车，针刺得气后接通电针仪，以断续波刺激10～20分钟，强度以患者面部肌肉微见跳动而能耐受为度。适用于恢复期。

（4）穴位贴敷：选太阳、阳白、颧髎、地仓、颊车。将马钱子锉成粉末1～2分，撒于胶布上，然后贴于穴位处，5～7日换药1次；或用蓖麻仁捣烂

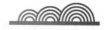

加麝香少许，取绿豆粒大一团，贴敷穴位上，每隔 3～5 日更换 1 次；或用白附子研细末，加冰片少许做面饼，贴敷穴位。每日 1 次。

【按语】

1. 推拿治疗面瘫疗效较佳，但面瘫早期面部操作时手法应轻柔，避免使用重刺激手法。

2. 嘱患者注意面部保暖，免受风寒刺激，并避免过度疲劳。

3. 眼裂不能闭合者，可用金霉素眼膏涂抹眼睛或戴眼罩，保护角膜以防损伤。

4. 患者平时可用湿毛巾（或热水袋）热敷于患侧耳下方。

四、头痛

【概述】

头痛是指由于外感或内伤，致使脉络拘急或失养，清窍不利所引起的患者自觉头部疼痛为主要表现的病证。头痛既是一种常见病证，也是一个常见症状。头痛可发生于一侧、两侧，或前额，或后枕，或巅顶，或整个头部，也可连及颈项。头痛可单独出现，也可伴随各种急、慢性疾病而出现。男女患病率之比约为 1∶4，本病中医又称"头风""脑风"。

常见于西医学的紧张性头痛、血管神经性头痛以及脑膜炎、高血压、脑动脉硬化、头颅外伤等疾病。

【临床表现】

头痛的部位多在前额、巅顶、一侧额颞，或左或右或呈全头痛而辗转发作。疼痛的性质有昏痛、隐痛、胀痛、跳痛、刺痛或头痛如裂。

十二经脉中，六阳经及足厥阴经循行于头的不同部位，故针灸临床上可将前头痛、偏头痛、后头痛、头顶痛辨位归经为阳明头痛、少阳头痛、太阳头痛和厥阴头痛。

1. 阳明头痛 即前额痛，包括眉棱骨痛和因眼（如青光眼）、鼻（如鼻窦炎）、上牙病引起的疼痛在内。

2. 少阳头痛 即偏头痛，包括耳病引起的疼痛在内。

3. 太阳头痛 即后枕痛，包括落枕、颈椎病引起的疼痛在内。

4. 厥阴头痛 即巅顶痛，包括高血压引起的疼痛在内。

5. 全头痛 即整个头部的疼痛，难以分辨出具体的疼痛部位。

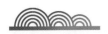

【治疗】

1. 针灸

［取穴］

（1）阳明头痛：印堂、上星、阳白、攒竹透鱼腰及丝竹空、合谷、内庭。

（2）少阳头痛：太阳、丝竹空、角孙、率谷、风池、外关、足临泣。

（3）太阳头痛：天柱、风池、后溪、申脉、昆仑。

（4）厥阴头痛：百会、通天、太冲、行间、太溪、涌泉。

（5）全头痛：百会、印堂、太阳、头维、阳白、合谷、风池、外关。

［配穴］外感风邪加风池、风门，风寒加灸大椎，风热针泻曲池，风湿针泻三阴交；痰浊上扰加丰隆、足三里；气滞血瘀加合谷、太冲、膈俞；气血不足加气海、血海、足三里；肝阳上亢治同厥阴头痛；偏正头痛用印堂、太阳、头维、阳白、合谷、内庭、外关、足临泣；各部头痛均可加阿是穴。

［操作］头部腧穴大多应平刺，少数腧穴如太阳、天柱、风池可直刺，但风池穴应严格注意针刺的方向和深浅，防止伤及延髓；外感风邪、痰浊上扰、气滞血瘀、肝阳上亢针刺用泻法；气滞血瘀、肝阳上亢可在阿是穴点刺出血；气血不足针用补法，加灸。急性头痛每日治疗 1～2 次，每次留针 30 分钟至 1 小时；慢性头痛每日或隔日 1 次。

2. 热敏灸

［取穴］热敏高发部位百会、风池、率谷、阳白、日月、阳陵泉、太冲等。

［操作］被灸者取合适体位，辨证辨敏后，每次选取 1～2 个热敏腧穴施灸，施灸时艾热在施灸穴区附近缓慢移动，找到热感有渗透、远传、扩散、舒适等艾灸得气热感的部位，进行重点循经往返施灸。每次每穴施灸 40～45 分钟。

3. 推拿

［取穴及部位］印堂、头维、太阳、鱼腰、百会等穴及前额部。风池、风府、天柱及项部两侧膀胱经。

［手法］一指禅推、推、按、揉、击、拿、擦等手法。

［操作］

（1）患者仰卧位，医生坐于患者头顶侧，一指禅推印堂推至神庭、太阳，往返 5～8 遍；拇指分推印堂经鱼腰、太阳至耳前，反复操作 3～5 遍；按揉百会、四神聪、攒竹、鱼腰、阳白、太阳等穴，每穴 1 分钟，以酸胀为度；指尖

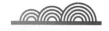

击前额部及头部 2 分钟；拿五经 2 分钟。

（2）患者取坐位，医生站于患者一侧，擦颈项部 3 分钟；拿揉颈项部 2 分钟；拿风池、肩井各 1 分钟；掌擦颈项部，以局部透热为度。每日 1 次。

4. 其他疗法

（1）皮肤针：皮肤针重叩印堂、太阳、阿是穴，每次 5～10 分钟，直至出血。适用于风寒湿邪侵袭或肝阳上亢型。

（2）三棱针：头痛剧烈时，取印堂、太阳、百会、大椎、攒竹等穴，以三棱针刺血，每穴 3～5 滴。

（3）电针：取合谷、风池、太阳、阿是穴等，针刺得气后接电针仪，用连续波中强度刺激。适用于气滞血瘀型或顽固性头痛。

（4）耳针：取枕、颞、额、皮质下、肝阳、神门。每次选 2～3 穴，毫针强刺激，留针时间视头痛缓解情况而定；也可用王不留行贴压；顽固性头痛还可取耳背静脉刺血。

（5）穴位注射：根据中医证型，分别选用柴胡注射液、当归注射液、丹参注射液、川芎注射液、维生素 B_1 或维生素 B_{12} 注射液，常规取 2～3 穴，每穴 0.5 ml。

【按语】

1. 针灸治疗头痛有较好的效果，头痛原因复杂，对于多次治疗无效，或头痛继续加重者，要考虑某些颅脑病变，需查明原因。对高血压头痛慎用强刺激。

2. 古代医家治疗头痛，多以头部、阳经腧穴为主。针法上泻多于补，并应用艾灸、刺络放血、贴敷等疗法综合治疗。

3. 患者在治疗期间，应禁烟酒，适当参加体育锻炼，避免过劳和精神刺激，注意休息。

五、蛇串疮

【概述】

蛇串疮是以皮肤突发簇集性水疱，呈带状分布，痛如火燎为特征的急性疱疹性皮肤病。又称"缠腰火丹""蛇丹""蛇窠疮""蜘蛛疮""火带疮"等。蛇串疮的发生常与情志不畅、过食辛辣厚味、感受火热湿毒等因素有关。本病病位主要在肝、脾两经。基本病机是火毒湿热蕴蒸于肌肤、经络。

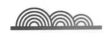

西医之带状疱疹可参照本病辨证施治。

【临床表现】

发病前常有轻度发热，疲倦乏力。食欲不振、全身不适，皮肤灼热刺痛等症状，亦可不发生前驱症状而直接出现丘疱疹。

皮损部神经痛为本病的主症之一。但疼痛程度不一，且不与皮损严重程度成正比。

疱疹好发于腰腹之间，其次是颈项、面部。星带状排列，刺痛。有些患者在皮疹完全消退后仍遗留神经痛。

1. 肝经郁热　皮损鲜红，疱壁紧张，灼热刺痛，口苦咽干，烦躁易怒，大便干，小便黄，苔黄，脉弦滑数。

2. 脾经湿热　皮损色淡、疱破松弛，口渴不欲饮，胸脘痞满，纳差，大便时溏，舌红、苔黄腻，脉濡数。

3. 瘀血阻络　皮疹消退后局部仍疼痛不止。伴心烦不寐。舌紫暗、苔薄白，脉弦细。

【治疗】

1. 针灸

［取穴］支沟、阴陵泉、行间、夹脊穴、皮损局部。

［配穴］肝经郁热加太冲、侠溪、阳陵泉；脾经湿热加大都、三阴交、血海；瘀血阻络则根据皮疹部位不同加相应的穴位，颜面部加阳白、太阳、颧髎；胸胁部加期门、大包；腰腹部加章门、带脉。

［操作］诸穴均常规针刺；皮损局部围刺并加灸拔罐。每日1次。

2. 其他疗法

（1）皮肤针：叩刺疱疹及周围皮肤，以刺破疱疹、疱内液体流出、周围皮肤充血或微出血为度，可加拔火罐。每日1～2次。

（2）耳针：取肝、肺及皮疹所在部位的相应耳穴。行针刺、埋针或药丸按压。

（3）烧棉：医用脱脂棉花撕扯越薄越好，覆盖疱疹皮损面，逐一点火，1～2秒内燃尽即可。每日烧1次。

【按语】

1. 针灸治疗本病有明显的止痛效果，并且能减少神经痛的后遗症状。若早期就采用针灸治疗，多数患者可在1周内痊愈。

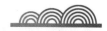

2. 若疱疹处皮损严重，可在患处用2%甲紫涂擦，防止继发感染。组织病或恶性肿瘤合并本病时，应采取中西医综合治疗措施。

3. 本病应与湿疹、单纯疱疹、接触性皮炎、虫咬皮炎等相鉴别。

六、眩晕

【概述】

眩晕又称"头眩""掉眩""冒眩""风眩"等。"眩"是指眼花，"晕"指头晕，是以头晕目眩、视物旋转为主要表现的一种自觉症状。中医学认为本病病位在脑，与忧郁恼怒、恣食厚味、劳伤过度和气血虚弱有关。有因情志不舒、气郁化火、风阳升动、肝阳上亢而发者；有因恣食肥厚、脾失健运、痰湿中阻、清阳不升而发者；有因劳伤过度、肾精亏损、不能上充于脑而发者；病后体虚、气血虚弱、脑失所养亦能发生眩晕。

常见于西医学的梅尼埃病、颈椎病、椎-基底动脉系统血管病以及贫血、高血压、脑血管病等疾病。

【临床表现】

本病以头晕目眩、视物旋转为主要表现。轻者如坐车船，飘摇不定，闭目少顷即可复常；重者两眼昏花缭乱，视物不明，旋摇不止，难以站立，昏昏欲倒，甚则跌仆。可伴有恶心呕吐、眼球震颤、耳鸣耳聋、汗出、面色苍白等症状。

1. 风阳上扰　眩晕耳鸣，头目胀痛，烦躁易怒，失眠多梦，面红目赤，口苦，舌红、苔黄，脉弦数。

2. 痰浊上蒙　头重如裹，视物旋转，胸闷恶心，呕吐痰涎，口黏纳差，舌淡、苔白腻，脉弦滑。

3. 气血不足　头晕目眩，面色淡白或萎黄，神倦乏力，心悸少寐，腹胀纳呆，舌淡，苔薄白，脉弱。

4. 肝肾阴虚　眩晕久发不已，视力减退，少寐健忘，心烦口干，耳鸣，神倦乏力，腰酸膝软，舌红、苔薄，脉弦细。

【治疗】

1. 针灸

[主穴] 百会、风池、头维、太阳、悬钟。

[配穴] 风阳上扰加行间、太冲、太溪；痰浊上蒙加内关、中脘、丰隆；

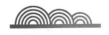

气血不足加气海、血海、足三里；肝肾阴虚加肝俞、肾俞、太溪。

［操作］针刺风池穴应正确把握进针方向、角度和深浅；其他腧穴常规针刺；痰浊上蒙者可在百会加灸。重症每日治疗 2 次，每次留针 30 分钟至 1 小时。

2. 热敏灸

［取穴］热敏高发部位百会、风池、气海、足三里、内关、涌泉等。

［操作］被灸者取合适体位，辨证辨敏后，每次选取 1～2 个热敏腧穴施灸，施灸时艾热在施灸穴区附近缓慢移动，找到热感有渗透、远传、扩散、舒适等艾灸得气热感的部位，进行重点循经往返施灸。每次每穴施灸 40～45 分钟。

3. 推拿

［取穴及部位］前额、巅顶、眼眶等部位，如印堂、攒竹、鱼腰、睛明、四白、百会、太阳穴；项肩部太阳经、少阳经及督脉循行部位，如风府、风池、新设、肩井、大椎。

［手法］一指禅推法、滚法、抹法、推法、按法、揉法、平推法、拿法、拨法、扫散法。

［操作］

（1）患者坐位或仰卧位，医生行一指禅"小∞字"和"大∞字"推法，反复分推 3～5 遍。继之指按、指揉印堂、攒竹、鱼腰、四白等穴位，每穴约 1 分钟；结合抹前额 3～5 遍；从前额发际处至风池穴处做五指拿法，反复 3～5 遍。行双手扫散法，约 1 分钟；指尖击前额部至巅顶，反复 3～6 遍。

（2）患者取坐位或俯卧位，医生用一指禅推法沿项部膀胱经、督脉上下往返操作，揉、拨、推上述穴位 3～5 分钟。拿风池、风府 3～5 分钟。继之拿风池穴、项部两侧肌群、肩井各半分钟；在项、肩、上背部施以滚法，约 2 分钟。

4. 其他疗法

（1）三棱针：眩晕剧烈时可取印堂、太阳、百会、头维等穴，三棱针点刺出血 1～2 滴。

（2）耳针：取肾上腺、皮质下、枕、脑、神门、额、内耳；风阳上扰加肝、胆；痰浊上蒙加脾、缘中；气血不足加脾、胃；肝肾阴虚加肝、肾。每次取一侧 3～5 穴，毫针中等刺激，留针 20～30 分钟；还可用王不留行贴压。

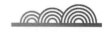

（3）头针：取顶中线、枕下旁线。中等刺激，留针 20～30 分钟。每日 1 次。

（4）穴位注射：选针灸处方中 2～3 穴，注入 5% 葡萄糖注射液或维生素 B_1、维生素 B_2 注射液、当归注射液，每穴 0.5 ml。

【按语】

1. 针灸治疗本病效果较好，但应查明原因，明确诊断，并分清标本缓急。眩晕急重者，先治其标；眩晕较轻者或在发作间歇期，应注意原发病的治疗。

2. 眩晕发作时，嘱患者闭目或平卧，若伴有呕吐应防止呕吐物误入气管。

3. 饮食上以清淡食物为主，戒烟酒。

七、面痛

【概述】

面痛是以眼、面颊部出现放射性、烧灼样抽掣疼痛为主症的疾病，又称"面风痛""面颊痛"。面痛常与外感邪气、情志内伤、久病或外伤成瘀等因素有关。病位在面部，与手足三阳经关系密切。基本病机是面部经络气血阻滞，经脉不通，不通则痛。

面痛相当于西医学的三叉神经痛。

【临床表现】

面部疼痛突然发作，呈闪电样、刀割样、针刺样、火灼样剧烈疼痛。伴面部潮红、流泪、流涎、流涕，面部肌肉抽搐，持续数秒到数分钟，常因说话、吞咽、刷牙、洗脸、冷刺激、情绪变化等诱发。发作次数不定，间歇期无症状。

1. 风寒证　有感受风寒史，面痛遇寒则甚、得热则轻，鼻流清涕，苔白、脉浮紧。

2. 风热证　痛处有灼热感，流涎，目赤流泪，苔薄黄，脉浮数。

3. 气血瘀滞　常有外伤史，或病程日久。痛点多固定不移，舌暗或有瘀斑，脉涩。

【治疗】

1. 针灸

[主穴] 四白、下关、地仓、攒竹、合谷、内庭、太冲。

[配穴] 眼支痛加丝竹空、阳白；上颌支痛加颧髎、迎香；下颌支痛加承

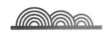

浆、颊车、翳风；风寒加列缺；风热加曲池、外关；气血瘀滞加内关、三阴交。

［操作］针刺时宜先取远端穴。面部诸穴均宜透刺，但刺激强度不宜过大，应柔和、适中；风寒证酌情施灸。

2．热敏灸

［取穴］热敏高发部位下关、四白、夹承浆、风池、鱼腰等。

［操作］被灸者取合适体位，辨证辨敏后，每次选取1～2个热敏腧穴施灸，施灸时艾热在施灸穴区附近缓慢移动，找到热感有渗透、远传、扩散、舒适等艾灸得气热感的部位，进行重点循经往返施灸。每次每穴施灸40～45分钟。

3．其他疗法

（1）皮内针：在面部寻找扳机点，将掀针刺入，外以胶布固定。2～3日更换1次。

（2）刺络拔罐：选颊车、地仓、颧髎，用三棱针点刺，行闪罐法。隔日1次。

（3）耳针：取面颊、额、颌、神门。针刺或埋针。

【按语】

1．针刺对三叉神经痛有较好的止痛效果，特别是原发性三叉神经痛效果更佳。古代医家治疗面痛，多以面部和手足阳明经穴为主。

2．要注意起居有常，忌食生冷辛辣食物，避免精神紧张。

第二节　肌肉关节系统疾病及功能障碍

一、落枕

【概述】

落枕是以颈部突然发生疼痛、活动受限为主症的病证，主要指急性单纯性颈项强痛。属颈部伤筋范畴，又称"失枕""失颈"。

本病可见于西医学中各种原因所致的颈部肌肉痉挛。

【临床表现】

颈项强痛，活动受限，项背部或颈肩部压痛明显。

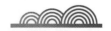

1. 督脉、太阳经证　项背部强痛，低头时加重，项背部压痛明显。

2. 少阳经证　颈肩部疼痛，头部歪向患侧，颈肩部压痛明显。

【治疗】

1. 针灸

［主穴］天柱、阿是穴、后溪、悬钟、外劳宫。

［配穴］督脉、太阳经证配大椎、申脉；少阳经证配风池、肩井。

［操作］毫针泻法。先刺远端穴，持续捻转，嘱患者慢慢活动颈项，一般疼痛可立即缓解。再针局部的腧穴，可加艾灸或点刺出血。

2. 热敏灸

［取穴］热敏高发部位天柱、阿是穴、后溪、悬钟、外劳宫等。

［操作］被灸者取合适体位，辨证辨敏后，每次选取1～2个热敏腧穴施灸，施灸时艾热在施灸穴区附近缓慢移动，找到热感有渗透、远传、扩散、舒适等艾灸得气热感的部位，进行重点循经往返施灸。每次每穴施灸40～45分钟。

3. 推拿

［取穴］落枕、风池、天柱、天宗、颈夹脊、肩外俞、阿是穴；颈肩部。

［手法］𢭾法、拿法、按法、揉法、弹拨法、拔伸法、摇法、扳法、擦法、拍法。

［操作］

（1）𢭾法：摇颈肩部。患者取端坐位，医者用小鱼际𢭾法在其患侧颈肩部轻柔施术，同时配合颈部轻缓地屈伸和旋转活动。操作约3分钟，以促进局部气血运行。

（2）拿拨颈肩部：医者提拿颈项及肩部，并弹拨局部痉挛的肌束，手法力度宜轻。操作约2分钟，以舒筋活血。

（3）按揉穴位：医者用拇指或中指按揉落枕、风池、天柱、天宗、颈夹脊、肩外俞、阿是穴，以得气为度。操作约5分钟，以激发经气，温经通络。

（4）揉拿、弹拨痉挛肌束：医者根据压痛点及肌痉挛的部位，分别在痉挛肌肉的起止点和肌腹部用按揉法、拿法、弹拨法施术。操作约3分钟，以解痉止痛。

（5）拔伸摇颈：患者自然放松颈部，医者一手托住患者下颌，另一手托住枕后部，双手同时用力向上牵拉拔伸，边做拔伸，边做颈部前屈、后伸动作

数次，再缓慢左右摇颈 5～10 次，以解痉通络。

（6）旋转提颈：对颈椎后关节有侧偏、压痛者，在颈部微前屈的状态下，医者以一手拇指按于压痛点处，另一手托住其下颌部，向患侧旋转至有一定阻力感时，再快速、小幅度地向上提拉颈椎，以整复后关节错缝。

（7）擦拍肩背：医者沿患侧肌纤维走行方向做擦法，再轻轻拍打、叩击肩背部 10 次。

4. 其他疗法

（1）指针：取患侧承山。医者以拇指重掐至局部酸胀，边指压边让患者活动颈部。适用于疾病初起。

（2）耳针：取颈、颈椎、神门。毫针中等刺激，持续运针时嘱患者徐徐活动颈项部。

（3）拔罐：取大椎、肩井、天宗、阿是穴。疼痛较重者可行刺络拔罐或走罐法。

（4）刮痧：颈夹脊穴，以患者活动颈部后疼痛明显的颈段夹脊穴、肩部阿是穴为重点进行刮痧。

（5）皮肤针：取颈项强痛部位及肩背部压痛点。轻者用弱刺激，重者用强刺激，可加拔罐放血。

【按语】

1. 针灸治疗本病疗效迅捷显著，常为首选方法，针后可配合推拿和理疗。

2. 反复出现落枕时，应考虑颈椎病。

二、项痹

【概述】

项痹是以头颈部疼痛，活动不利，甚至肩背疼痛，或肢体一侧或两侧麻木疼痛，或头晕目眩，或下肢无力，步态不稳，甚至肌肉萎缩等为主症的病证。本病归属中医学"痹证""痿证""项强""颈肩痛"范畴。其发生与年老体衰、长期劳损、感受外邪或跌仆损伤等因素有关。本病病位在颈项部，涉及督脉、足太阳膀胱经、手太阳和手阳明经经脉及其经筋。基本病机是颈部寒湿痹阻，气滞血瘀或肝肾不足，筋骨肌肉失养。

本病相当于西医学的颈椎病，根据临床表现可分为颈型、神经根型、椎动脉型、脊髓型、交感神经型及混合型。

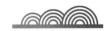

【临床表现】

好发于 40 岁以上中年人，长期低头工作者，呈慢性发病。颈、肩背疼痛，头痛、头晕，颈部发紧、僵硬，上肢麻木。颈部运动功能受限，病变颈椎棘突，患侧肩胛骨内上角常有压痛，可摸到条索状硬结。

1. 风寒痹阻　久卧湿地或夜寐露肩而致项强脊痛，肩臂酸楚，颈部活动受限，甚则手臂麻木冷痛，遇寒加重。舌淡，苔白，脉弦紧。

2. 劳伤血瘀　多在外伤后出现颈项、肩臂疼痛，手指麻木，劳累后加重，项部僵直或肿胀，活动不利，肩胛冈上下窝及肩峰有压痛。舌质紫暗有瘀点，脉涩。

3. 肝肾亏虚　颈项、肩臂疼痛，四肢麻木乏力，头晕耳鸣，腰膝酸软，遗精，月经不调。舌红，苔少，脉细弱。

【治疗】

1. 针灸

［主穴］大椎、天柱、后溪、颈夹脊。

［配穴］风寒痹阻配风门、风府；劳伤血瘀配膈俞、合谷、太冲；肝肾亏虚配肝俞、肾俞、足三里。上肢及手指麻痛甚者加曲池、合谷、外关；头晕头痛目眩者加百会、风池、太阳；恶心、呕吐配天突、内关。

［操作］大椎直刺 1～1.5 寸，使针感向肩臂部传导；夹脊穴直刺或向颈椎斜刺，施平补平泻法，使针感向肩背、上肢传导；其他穴位按常规针刺。

2. 热敏灸

［取穴］热敏高发部位风池、百会、大椎、颈百劳等。

［操作］被灸者取合适体位，辨证辨敏后，每次选取 1～2 个热敏腧穴施灸，施灸时艾热在施灸穴区附近缓慢移动，找到热感有渗透、远传、扩散、舒适等艾灸得气热感的部位，进行重点循经往返施灸。每次每穴施灸 40～45 分钟。

3. 推拿

［取穴及部位］

（1）五线：

1）督脉线：自风府至大椎一线。

2）夹脊线：自风池至颈根穴（大椎旁开 1 寸处）左右各一线。

3）颈旁线：自乳突至颈臂穴（缺盆穴内 1 寸处）左右各一线，即上颈段

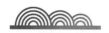

的胸锁乳突肌与下颈段的斜角肌的连线。

（2）五区：

1）肩胛带区：冈上肌区域，左右各一区。

2）肩胛背区：冈下肌区域，左右各一区。

3）肩胛间区：两肩胛骨内侧之间的区域。

（3）十三穴：风府、风池（双）、颈根（双）、颈臂（双）、肩井（双）、肩外俞（双）、天宗（双）。

［手法］一指禅推法、按法、揉法、拿法、抹法、𢪷法、拨法、擦法、扳法。

［操作］

（1）基本操作：

1）五线推拿：医者用一指禅推法、按揉法沿督脉线往返操作；然后用一指禅推法、按揉法、拿法沿夹脊线往返操作；最后用一指禅推法、按揉法、抹法沿颈旁线往返操作。上述操作约 5 分钟，以疏通经络，理气活血。

2）五区推拿：医者用𢪷法、拿法于肩胛带区自肩峰端向颈根部往返操作；然后用𢪷法、按揉法于肩胛背区往返操作；最后用𢪷法、一指禅推法、拨揉法于肩胛间区往返操作。上述操作约 5 分钟，以舒筋解痉，通络止痛。

3）按揉十三穴：按揉风府、风池（双）、颈根（双）、颈臂（双）、肩井（双）、肩外俞（双）、天宗（双）。上述操作约 5 分钟，以疏经通络，活血止痛。

4）擦颈肩项背部：医者先用直擦法或斜擦法于颈项部施术，然后用横擦法于颈肩部施术，以透热为度。

（2）辨证操作：

1）颈型颈椎病：①根据症状累及部位，医者用一指禅推法、按揉法、拨揉法在相应的五区、十三穴进行操作。②伴有偏头痛者，用一指禅推法自风池穴向直上方向操作。③伴有眩晕者，用一指禅推法于风池穴（双）施术，然后用拇指尺侧偏峰沿寰枕关节向风府方向施术，左手推向右侧，右手推向左侧。④若伴有关节突关节紊乱者。用旋转提颈扳法或颈椎定位扳法施术，以纠正关节错缝。

2）神经根型颈椎病：①相应神经根节段治疗：放射至拇指根痛、麻者，用一指禅推法、按揉法于同侧 C5～C6 椎间隙施术；放射至拇指、示指、中指

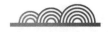

及环指桡侧半指痛、麻者，用一指禅推法、按揉法于同侧 C6～C7 椎间隙施术；放射至小指及环指尺侧半指痛、麻者，用一指禅推法、按揉法于同侧 C7～T1 椎间隙施术。②根据症状累及的部位，医者用一指禅推法、按揉法、拨揉法在相应的五区、十三穴进行施术。③若伴有关节突关节紊乱者，用旋转提颈扳法或颈椎定位扳法施术，以纠正关节错缝。

3）脊髓型颈椎病：①患者坐位，医者立于其身后，用一指禅推法、按揉法沿颈部督脉及两侧夹脊穴上下往返操作 3～5 遍；用滚法沿两侧肩胛带、颈根部、颈夹脊线施术，操作约 3 分钟，以舒筋通络，活血止痛；用一指禅推法或按揉法于患侧风池、风府、肩井、秉风、天宗、颈根及颈臂穴操作，时间约 3 分钟，以解痉止痛。②患者俯卧，医者用滚法、按揉法在腰背部、骶部及下肢部施术 5 分钟。③若有尿潴留者及大小便失禁者，患者仰卧，医者用一指禅推法于关元、气海、三阴交、廉泉、肾俞穴施术，每穴 1 分钟。

4）椎动脉型颈椎病：①患者坐位，医者用一指禅推法于风池穴（双）施术，然后用拇指尺侧沿寰枕关节向风府方向施术，左手推向右侧，右手推向左侧；最后用一指禅推法、按揉法于颈臂穴（双）施术。②患者仰卧，医者用大鱼际揉前额，然后用拇指按揉印堂、睛明、太阳、百会、四神聪，最后分抹前额、拿五经、扫散胆经。

5）交感神经型颈椎病：①患者仰卧，医者用抹法、一指禅推法、按揉法、扫散法于颞部、前额部及眼眶部操作 5～10 分钟。②若伴有视物模糊、眼涩、头晕者，用一指禅推法于风池穴（双）施术．然后用拇指尺侧沿寰枕关节向风府方向操作，左手推向右侧，右手推向左侧。③若伴有头痛、偏头痛、头胀、枕部痛者，用一指禅推法于同侧风池穴向直上方向操作。④若伴有耳鸣者，取同侧风池穴，用一指禅推法向外上方向操作。⑤若伴有心前区疼痛、心动过速或过缓者，取颈臂穴（双），用一指禅推法、按揉法操作。⑥若伴有关节突关节紊乱者，用旋转提颈扳法或颈椎定位扳法操作，以纠正关节错缝。

6）混合型颈椎病：根据证型和症状的轻重缓急随证治疗。

4. 其他疗法

（1）皮肤针：叩刺大椎、大杼、肩中俞、肩外俞，使皮肤发红并有少量出血，然后加拔火罐。

（2）耳针：取颈椎、肩、颈、神门、交感、肾上腺、皮质下、肝、肾。

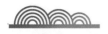

每次选 3～4 穴，毫针强刺激，留针 20～30 分钟；亦可用王不留行贴压。

（3）电针：取颈部夹脊穴、大椎、风池、肩中俞、大杼、天宗。每次选用 2～4 穴，针刺得气后接通电针仪，以连续或疏密波刺激 20 分钟。

（4）穴位注射：取大杼、肩中俞、肩外俞、天宗。用 1% 普鲁卡因 2 ml 或维生素 B_1、维生素 B_{12} 注射液各 2 ml，每穴注射 0.5 ml。

【按语】

1. 推拿手法宜轻巧，切忌暴力。

2. 疼痛较重，不敢转动或脊髓型颈椎病者，应颈围制动或卧床休息。

3. 加强功能锻炼，纠正不良习惯。

4. 注意睡眠姿势及枕头高低。

5. 避免长期伏案工作。注意患处保暖。

三、漏肩风

【概述】

漏肩风是以肩部疼痛，活动受限为主症的病证。因本病多发于 50 岁左右的成人，故俗称"五十肩"。后期常出现肩关节的粘连，活动明显受限，又称"肩凝症""冻结肩"等。

漏肩风的发生常与体虚、劳损及风寒侵袭肩部等因素有关。本病病位在肩部筋肉，与手三阳、手太阴经密切相关。基本病机是肩部经络不通或筋肉失于气血温煦和濡养。无论是感受风寒，气血痹阻，或劳作过度，外伤损及筋脉，还是年老气血不足，筋骨失养，皆可导致本病。

西医学中，漏肩风相当于肩关节周围炎，本病早期以疼痛为主，后期以功能障碍为主。

【临床表现】

肩周疼痛、酸重，夜间为甚，常因天气变化及劳累而诱发或加重，患者肩前、后或外侧压痛，主动和被动外展、后伸、上举等功能明显受限，后期可出现肌肉萎缩。

1. 手阳明经证　疼痛以肩前外部为主且压痛明显，肩髃穴处疼痛或压痛明显，外展疼痛加重。

2. 手少阳经证　疼痛以肩外侧部为主且压痛明显，肩髎穴处疼痛或压痛明显，外展疼痛加重。

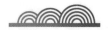

3. 手太阳经证　疼痛以肩后部为主且压痛明显，肩贞、臑俞穴处疼痛或压痛明显，肩内收疼痛加重。

4. 手太阴经证　疼痛以肩前部为主且压痛明显，中府穴处疼痛或压痛明显，后伸疼痛加重。

【治疗】

1. 针灸

[主穴] 肩髃、肩髎、肩贞、肩前、阿是穴、阳陵泉、条口透承山。

[配穴] 手阳明经证配三间；手少阳经证配中渚；手太阳经证配后溪；手太阴经证配列缺。

[操作] 毫针刺，泻法或平补平泻。可行透刺法：肩髃透极泉、肩髎透极泉、肩前透肩贞。局部穴位可加灸法。肩关节活动受限者，在局部穴针刺前或出针后刺远端穴，行针后让患者活动肩关节。

2. 热敏灸

[取穴] 热敏高发部位肩贞、肩前、阿是穴、阳陵泉等。

[操作] 被灸者取合适体位，辨证辨敏后，每次选取1～2个热敏腧穴施灸，施灸时艾热在施灸穴区附近缓慢移动，找到热感有渗透、远传、扩散、舒适等艾灸得气热感的部位，进行重点循经往返施灸。每次每穴施灸40～45分钟。

3. 推拿

[取穴及部位] 肩臂部；肩井、肩髃、肩前、肩贞、天宗、秉风、曲池、手三里、合谷等穴位。

[手法] 㨰、揉、拿、点、弹拨、摇、搓、抖、推、扳等手法。

[操作]

（1）温经活血：患者取坐位，医生站于患侧，以一手托住患者上臂使其微外展，另一手施㨰法及揉法于肩臂部，重点在肩前部、三角肌部及肩后部等压痛明显处，同时配合患肢的被动外展、旋外和旋内活动，并拿捏上臂部，约5分钟，以温通经络。

（2）通络止痛：患者取坐位，医生站于患侧，以点按、弹拨法依次点压、弹拨肩井、肩髃、肩前、肩贞、天宗、秉风等穴位，约5分钟，以酸胀为度。

（3）松解粘连：患者取坐位，医生站于患侧，对粘连部位或痛点视患者的疼痛耐受能力酌情施弹拨法，以解痉止痛，剥离粘连。

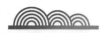

（4）滑利关节：患者取坐位，医生站于患侧，一手扶住患肩，另一手握住其腕部或托住肘部。以肩关节为轴心做环转摇动，幅度由小到大，反复10次；然后做肩关节内收、外展、后伸及内旋的扳动各3次。医生施拿捏法于肩部周围。约2分钟，然后握住患者腕部，将患肢慢慢提起，使其上举，并同时做牵拉提抖，反复10次。

（5）松筋整理：患者取坐位，医生站于患侧，以搓法从肩部到前臂反复上下搓动3遍，并牵抖患肢半分钟，自肩部沿上臂外侧向下掌根推2次，结束治疗。

4．其他疗法

（1）针刀：肩关节出现粘连时，局部麻醉下将针刀刺入痛点，可触及硬结和条索，顺肌纤维走行方向分离松解粘连。

（2）拔罐：取穴肩髎、肩贞、天宗、曲池、肩髃。在上述穴位，针刺后加拔罐。每日或隔日1次，10次为1个疗程。

（3）电针：取穴参考基本治疗之主穴。局部、远端各取一组穴，选用密波或疏密波。

【按语】

1．本病早期针灸治疗效果较好。经较长时间治疗无明显缓解时应排除肩关节结核、肿瘤等疾病。

2．本病治疗期间患者应配合肩关节功能锻炼，例如爬墙、拉绳等动作，并注意肩部保暖。

四、肘劳

肘劳是指肘部疼痛，伴有伸腕和前臂旋转功能障碍的慢性劳损性疾病。本病属中医学"伤筋"范畴，一般起病缓慢，常反复发作，无明显外伤史，多见于从事旋转前臂和屈伸肘关节的劳动者。本病与慢性劳损有关，病位在肘部手三阳经筋。基本病机为经筋受损，筋脉不通，气血阻滞。

肘劳多见于西医学中的肱骨外上髁炎、肱骨内上髁炎和尺骨鹰嘴炎等疾病。

【临床表现】

本病主要表现为肘关节活动时疼痛，有时可向前臂、腕部和上肢放射，局部肿痛不明显，有明显而固定的压痛点，肘关节活动不受限。

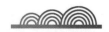

1. 手阳明经筋证　肘关节外上方（肱骨外上髁周围）明显压痛者，俗称网球肘。

2. 手太阳经筋证　肘关节内下方（肱骨内上髁周围）明显压痛者，俗称高尔夫球肘。

3. 手少阳经筋证　肘关节外部（尺骨鹰嘴处）明显压痛者，俗称学生肘或矿工肘。

【治疗】

1. 针灸

[主穴] 阿是穴。

[配穴] 手阳明经筋证，配曲池、手三里；手太阳经筋证，配小海、阳谷；手少阳经筋证，配天井、外关。

[操作] 毫针泻法。压痛点局部采用多向透刺法，或行齐刺法，局部可温针灸或电针。

2. 热敏灸

[取穴] 热敏高发部位局部压痛点、厥阴俞、手三里、阳陵泉（健侧）等。

[操作] 被灸者取合适体位，辨证辨敏后，每次选取 1～2 个热敏腧穴施灸，施灸时艾热在施灸穴区附近缓慢移动，找到热感有渗透、远传、扩散、舒适等艾灸得气热感的部位，进行重点循经往返施灸。每次每穴施灸 40～45 分钟。

3. 推拿

（1）肱骨外上髁炎：

[取穴及部位] 曲池、手三里、外关、阿是穴、前臂、肱骨外上髁处、上臂肌群。

[手法] 㨰法、按法、揉法、一指禅推法、弹拨法、拿法、拔伸法、推法、擦法、搓法、抖法。

[操作]

1）㨰揉肘及前臂部：患者坐位或仰卧，将前臂旋前屈肘放于软枕上。医者用㨰法、按揉法在患侧肘部至前臂桡侧往返施术，时间约 5 分钟，以舒筋通络。

2）弹拨肱骨外上髁处：医者用一指禅推法和弹拨法重点在肱骨外上髁处

交替施术，时间约 2 分钟，以活血通络，松解粘连。

3）揉穴拿臂：医者按揉曲池、手三里、外关、阿是穴，然后拿前臂桡侧一线，时间约 3 分钟，以舒筋活血，通络止痛。

4）牵伸、顿拉肘关节：医者一手拇指按于肱骨外上髁处，其余四指握住肘关节内侧部，另一手握住其腕部做对抗牵伸肘关节；然后让患者屈肘，前臂旋前至最大限度时，快速向后伸直肘关节形成顿拉，连续操作 3 次，可使假性滑囊撕破。

5）推擦前臂：医者用拇指自肱骨外上髁沿前臂桡侧伸腕肌群做直线推动 3～5 次，然后用掌擦法沿患肘至前臂桡侧一线施术，以透热为度，以舒筋理筋、温经通络。

6）搓抖揉肘：医者搓揉肘部，然后牵抖肘部，最后掌揉患侧肱骨外上髁处，时间约 1 分钟，以舒筋活血。

（2）肱骨内上髁炎：

［取穴及部位］小海、少海、阿是穴、肘内侧部、前臂尺侧部。

［手法］滚法、按法、揉法、拿法、弹拨法、擦法。

［操作］

1）滚揉肘内侧部：患者仰卧，患肢上举并放在治疗床上，医者用滚法、按揉法自肘内侧至前臂尺侧往返施术，手法宜轻柔，时间约 5 分钟，以舒筋活血。

2）揉穴拿臂：患者坐位，医者用中指勾揉小海、少海、阿是穴，然后揉拿肘内侧部和前臂尺侧，手法宜缓和，时间约 5 分钟，以舒筋活血，通络止痛。

3）弹拨肱骨内上髁处：医者用弹拨法于肱骨内上髁及前臂尺侧部往返施术，手法宜轻柔缓和，以免损伤尺神经，时间约 3 分钟，以松解粘连。

4）擦肱骨内上髁处：医者用掌擦法在肱骨内上髁及前臂尺侧处施术，以透热为度，以温经通络。

（3）尺骨鹰嘴滑囊炎：

［取穴及部位］天井、曲池、肘髎、四渎、尺骨鹰嘴部。

［手法］按法、揉法、摩法、点法、擦法。

［操作］

1）揉摩尺骨鹰嘴部：患者坐位，屈肘。医者站其患侧，按揉尺骨鹰嘴部，

然后以囊肿高点为中心，由里向外进行螺旋形摩动，时间约 5 分钟，以舒筋活血，散瘀消肿。

2）点按穴位：医者点按天井、曲池、肘髎及四渎等穴。以酸胀为度，时间约 3 分钟，以活血通络。

3）被动屈伸肘关节：医者一手托肘，另一手握住患者前臂的下端，做肘关节的被动屈伸运动 30 余次，以松解粘连。

4）擦肘后部：患者伸肘位，医者用掌擦法于其肘后部施术，以透热为度，以温经通络。

4. 其他治疗

（1）穴位注射法：取阿是穴，选当归注射液或 1% 利多卡因注射液、维生素 B_{12} 注射液，每穴注射 0.5～1 ml，每日或隔日 1 次。

（2）火针法：将火针烧至白炽后，焠刺肘劳疼痛局部，深度为 3～5 分，隔日治疗 1 次。

（3）小针刀法：用小针刀松解肱骨外上髁、肱骨内上髁等部位肌腱附着点处，剥离其中的粘连组织。

（4）刺络拔罐：先用皮肤针在局部扣刺至局部皮肤渗血，再用小火罐拔 5 分钟左右，使之出血少许。隔日 1 次。

（5）电针：选 1～2 组腧穴，针刺后接通电针仪，用连续波或疏密波强刺激 10～15 分钟。

（6）耳针：取相应部位敏感点、神门、皮质下、肾上腺等。针刺并留针 15～30 分钟；或埋针 24 小时；疼痛剧烈者，也可用粗毫针或三棱针点刺耳尖和相应部位敏感点出血。

【按语】

1. 针灸治疗肘劳有较好的临床疗效，治疗期间应避免肘部过度用力，急性发作者应绝对禁止肘关节运动。

2. 注意肘部保暖，避免风寒湿邪的侵袭。

五、腱鞘囊肿

【概述】

腱鞘囊肿是筋膜部位发生的囊性肿物。以腕关节多见，也可发生于手掌指关节和足趾的背面、腘窝等处。属于中医学"筋瘤""筋结"等范畴。多见于

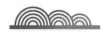

青壮年女性。病因尚不完全明了，但与外伤、劳损有关。若腱鞘、关节囊受损，引起局部炎性肿胀，腱鞘和关节囊积液、变薄、扩张而逐渐形成囊肿。

中医学认为本病多由劳作伤筋、经气阻滞、血行不畅、瘀血内停或遭受外伤、经脉受损、气血凝滞而逐渐形成。

【临床表现】

腕关节、手指背侧或掌面、足及趾的背面、腘窝出现圆形肿块，突出体表，大小不一，小如黄豆，大如核桃，表面光滑，边界清楚，与皮肤无粘连，推之能活动，触之有囊性感或较硬，压之稍有酸痛感。患肢可有轻度酸痛及乏力感。除局部症状外，一般无全身症状，关节功能不受限或轻度受限。

【治疗】

1. 针灸

［取穴］囊肿局部（阿是穴）。

［配穴］上、下肢酸痛无力者可按酸痛部位循经选取相应腧穴，以活血通络、舒筋止痛。

［操作］用毫针在囊肿四周呈45°角分别向囊底刺入，穿透囊壁，留针10分钟；或用三棱针在囊肿高点处进针，直刺穿透囊壁，出针时摇大针孔，用手指由轻而重挤压囊肿片刻，将囊液尽可能全部挤出，最后在局部置一消毒的硬币，用消毒纱布加压敷盖。

2. 热敏灸

［取穴］热敏高发部位囊肿局部等。

［操作］被灸者取合适体位，辨证辨敏后，每次选取1～2个热敏腧穴施灸，施灸时艾热在施灸穴区附近缓慢移动，找到热感有渗透、远传、扩散、舒适等艾灸得气热感的部位，进行重点循经往返施灸。每次每穴施灸40～45分钟。

3. 推拿

［取穴及部位］以囊肿局部为主。

［手法］拿法、揉法、拔伸法、摇法、按法、叩击法、推法。

［操作］

（1）拿揉前臂：患者坐位或仰卧，医者站其患侧。以右侧腕背部腱鞘囊肿为例，首先拿揉前臂肌群，视囊肿所在部位，选择伸肌群或屈肌群进行重点施术，以舒筋活血。

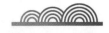

（2）拔伸摇腕：医者拔伸并摇转患侧腕关节，以松解肌筋。

（3）按压囊肿：医者将患者腕部固定并略呈掌屈，然后用右指用力持续按压囊肿，直至挤破囊肿，以利于囊内液体流出而吸收。

（4）敲击囊肿：患者将患腕平置于软枕上，腕背向上并略呈掌屈，医者一手握其患手，以维持其位置稳定，另一手持叩诊锤，迅速而准确地用力将囊肿击破，使囊内液体流出而吸收。

（5）推挤囊肿：医者用拇指将囊肿沿肌腱鞘管方向做向心性推挤，将囊内液体推回腱鞘管内，待囊肿变小后，用软纸片叠成钱币大小置于囊肿处，再加压包扎，以防再渗出。

4. 其他疗法

（1）火针：在囊肿上选 2～3 个点作标记，待火针烧红后，迅速点刺。出针后，用手指由轻而重挤出囊液，并用消毒纱布加压敷盖。

（2）温针：于囊肿中央直刺 1 针，施以温针灸法。针后于囊肿处加压，挤出囊液，加压包扎。

【按语】

1. 避免腕关节外伤或过度活动。

2. 治疗期间发生囊肿的关节应避免用力，注意保暖。

六、腰痛

【概述】

腰痛又称"腰脊痛"，以自觉腰部疼痛为主症。腰痛的病因非常复杂，临床上常见于西医学的腰部软组织损伤、肌肉风湿、腰椎病变、椎间盘病变及部分内脏病变等。

中医学认为，腰痛主要与感受外邪、跌仆损伤和劳欲太过等因素有关。感受风寒，或坐卧湿地。或长期从事较重的体力劳动，或腰部闪挫撞击伤未完全恢复，均可导致腰部经络气血阻滞，不通则痛。素体禀赋不足，或年老精血亏衰，或房劳过度，损伤肾气，"腰为肾之府"，腰部脉络失于温煦、濡养，可致腰痛。从经脉循行上看，主要归足太阳膀胱经、督脉、带脉和肾经（贯脊属肾）。故腰脊部经脉、经筋、络脉的不通和失荣是腰痛的主要病机。

【临床表现】

以腰部疼痛为主要表现。疼痛在腰脊正中部，为督脉病症；疼痛部位在腰

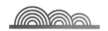

脊两侧，为足太阳经病症。

腰椎 X 线片及 CT、妇科相关检查有助于本病的诊断。

1. 寒湿腰痛　腰部有受寒史，天气变化或阴雨风冷时加重，腰部冷痛重着、酸麻，或拘挛不可俯仰，或疼痛连及下肢。

2. 瘀血腰痛　腰部有劳损或陈伤史，晨起、劳累、久坐时加重，腰部两侧肌肉触之有僵硬感，痛处固定不移。

3. 肾虚腰痛　起病缓慢，腰部隐隐作痛（以酸痛为主），乏力易倦，脉细。

【治疗】

1. 针灸

［取穴］委中、脊中、腰阳关、肾俞、大肠俞、阿是穴。

［配穴］寒湿腰痛加灸腰俞；瘀血腰痛加膈俞；肾虚腰痛加灸命门。

［操作］诸穴均常规操作；寒湿腰痛和瘀血腰痛可于局部拔罐或刺络拔罐；肾虚腰痛者，命门穴以隔附子灸法为佳。

2. 热敏灸

［取穴］热敏高发部位腰俞、命门、至阳、关元俞、腰部压痛点、委中、承扶、阳陵泉、昆仑等。

［操作］被灸者取合适体位，辨证辨敏后，每次选取 1～2 个热敏腧穴施灸，施灸时艾热在施灸穴区附近缓慢移动，找到热感有渗透、远传、扩散、舒适等艾灸得气热感的部位，进行重点循经往返施灸。每次每穴施灸 40～45 分钟。

3. 推拿

［取穴及部位］阿是穴、肾俞、命门、大肠俞、关元俞、秩边、环跳、委中；腰背部、腰骶部。

［手法］㨰法、推法、按法、揉法、弹拨法、擦法、扳法、拍法等法。

［操作］

（1）㨰推腰部：患者俯卧，医者用㨰法在腰部两侧膀胱经往返施术 3 分钟，然后用双手掌沿脊柱向两侧分推腰部 3 遍，最后用掌根直推两侧骶棘肌 3 遍，手法宜深沉缓和，时间约 5 分钟，以舒筋活血，解除痉挛。

（2）按揉腰骶部：医者用掌根按揉腰部两侧膀胱经，往返操作 3 遍；然后按揉腰骶部，以局部有温热感为度，时间约 5 分钟，以温经通络，活血止痛。

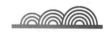

（3）按揉穴位：医者用拇指端重点按揉阿是穴、肾俞、命门、大肠俞、关元俞、秩边、环跳及委中等穴，以局部有酸胀感为度，时间约5分钟，以舒筋通络，活血止痛。

（4）弹拨竖脊肌：医者用拇指或肘部弹拨患侧竖脊肌3～5遍。

（5）擦腰骶部：医者在腰部涂上介质，直擦腰部督脉及两侧膀胱经，横擦腰骶部，以透热为度。

（6）斜扳腰椎：患者侧卧，医者行腰椎斜扳法操作，左、右各1次。

（7）拍叩腰骶部：患者俯卧，医者先拍打两侧骶棘肌，然后叩击腰骶部，以解痉止痛，舒筋通络。

4. 其他疗法

（1）皮肤针：在腰痛局部用皮肤针叩刺出血，并加拔火罐。适用于寒湿腰痛和瘀血腰痛。

（2）耳针：取患侧腰骶椎、肾、神门。毫针刺并嘱患者活动腰部；或用揿针埋藏；或用王不留行贴压。

（3）电针：在针刺的基础上，接电针治疗仪，连续波刺激20～30分钟。

（4）穴位注射：取地塞米松5 ml和普鲁卡因2 ml混合液于痛点注射，每穴0.5～1 ml。每日1次。

【按语】

1. 针灸治疗腰痛因病因不同，疗效常有差异。风湿性腰痛和腰肌劳损疗效最好；腰椎病变和椎间盘突出引起的腰痛，针灸可明显缓解症状；腰部小关节周围的韧带撕裂疗效较差；内脏疾病引起的腰痛要以治疗原发病为主；因脊柱结核、肿瘤等引起的腰痛，则不属针灸治疗范围。

2. 平时常用两手掌根部揉按腰部，早、晚各1次，可减轻和防止腰痛。

3. 对于椎间盘突出引起的腰痛可配合推拿、牵引等疗法。

七、坐骨神经痛

【概述】

坐骨神经痛是指沿坐骨神经通路（腰部、臀部、大腿后侧、小腿后外侧及足外侧）以放射性疼痛为主要特点的综合征。

中医学对本病早有认识，古代文献中称为"坐臀风""腿股风""腰腿痛"等。在《灵枢·经脉》记载足太阳膀胱经的病候中有"脊痛，腰似折，髀不

可以曲，䐃如结，腨如裂……"，形象地描述了本病的临床表现。腰部闪挫、劳损、外伤等原因可损伤筋脉，导致气血瘀滞，不通则痛；久居湿地，或涉水、冒雨，衣着单薄、汗出当风，风寒湿邪入侵，痹阻腰腿部；或湿热邪气浸淫，或湿浊郁久化热，或机体内蕴湿热，流注足太阳、少阳经脉，均可导致腰腿痛。本病主要属足太阳、足少阳经脉及经筋病症。

【临床表现】

以腰部或臀部、大腿后侧、小腿后外侧及足外侧出现放射性、电击样、烧灼样疼痛为主症。患肢不敢伸直，常呈保护性体位，身体向健侧倾斜，直腿抬高试验阳性。通常分为根性坐骨神经痛和干性坐骨神经痛两种，临床上以根性坐骨神经痛多见。

根性坐骨神经痛的病位在椎管内脊神经根处，常继发于腰椎管狭窄、腰椎间盘突出症、脊柱炎、脊柱裂（结核）等。主要表现为自腰部向一侧臀部、大腿后侧、小腿后外侧直至足背外侧放射，腰骶部、脊柱部有固定而明显的压痛、叩痛，小腿外侧、足背感觉减退，膝腱、跟腱反射减退或消失，咳嗽或打喷嚏等导致腹压增加时疼痛加重。

干性坐骨神经痛的病变部位在椎管外沿坐骨神经分布区，常见于髋关节炎、骶髂关节炎、臀部损伤、盆腔炎及肿物、梨状肌综合征等疾病。腰痛不明显，臀部以下沿坐骨神经分布区疼痛，在坐骨孔上缘、坐骨结节与大转子之间、腘窝中央、腓骨小头下、外踝后等处有压痛，小腿外侧、足背感觉减退，跟腱反射减退或消失，腹压增加时无影响。

腰椎 X 线片、肌电图、CT 等检查有助于本病的诊断。

【治疗】

1. 针灸

［取穴］

（1）足太阳经型：环跳、阳陵泉、秩边、承扶、殷门、委中、承山、昆仑。

（2）足少阳经型：环跳、阳陵泉、风市、膝阳关、阳辅、悬钟、足临泣。

［配穴］有腰骶疼痛者，加肾俞、大肠俞、腰阳关、腰夹脊、阿是穴；与天气变化有关者，加灸大椎、阿是穴；气滞血瘀者加膈俞、合谷、太冲。

［操作］诸穴均常规针刺，用提插捻转泻法，以出现沿腰腿部足太阳经、足少阳经向下放射感为佳。

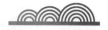

2. 热敏灸

［取穴］热敏高发部位腰俞、命门、至阳、关元俞、腰部压痛点、委中、承扶、阳陵泉、昆仑等。

［操作］被灸者取合适体位，辨证辨敏后，每次选取 1～2 个热敏腧穴施灸，施灸时艾热在施灸穴区附近缓慢移动，找到热感有渗透、远传、扩散、舒适等艾灸得气热感的部位，进行重点循经往返施灸。每次每穴施灸 40～45 分钟。

3. 推拿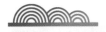

［取穴及部位］背腰部、下肢部；肾俞、大肠俞、腰阳关、环跳、承扶、殷门、委中、承山、昆仑穴等穴位。

［手法］㨰、按、揉、拔伸、弹拨、扳、擦、运动关节等手法。

［操作］

（1）疏经通络：患者取俯卧位，医生站于一侧，先以㨰法在脊柱两侧膀胱经施术 3～5 分钟，以腰部为重点；然后再以㨰法在患侧臀部及下肢后外侧部施术 3～5 分钟。

（2）解痉止痛：患者取俯卧位，医生站于一侧，分别以按揉、弹拨等法在患侧腰臀部及下肢后外侧施术 5～7 分钟，以改善肌肉紧张痉挛状态。

（3）行气活血：患者取俯卧位，医生站于一侧，以拇指或肘尖点压腰阳关、肾俞、居髎、环跳、承扶、委中、阿是穴等穴位；横擦腰骶部，以透热为度。

（4）增宽间隙：患者取俯卧位，医生站于一侧，在助手配合拔伸牵引的情况下，医生以拇指顶推或肘尖按压患处，使椎间隙增宽，增加盘外压力，降低盘内压力，促使突出的髓核回纳，减轻突出物对神经根的压迫，并且增强腰部肌肉组织的痛阈。

（5）调整关节：患者取侧卧位，医生站于一侧，以腰部斜扳法，左右各一次，以调整后关节紊乱，松解粘连，改变突出物与神经根的位置。然后再嘱患者仰卧位，强制直腿抬高以牵拉坐骨神经与腘绳肌，可起到松解粘连的作用，并可使脊椎后部和后纵韧带牵拉，增加椎间盘外周的压力，相对减轻了盘内的压力，从而迫使髓核变位或复位。

4. 其他疗法

（1）拔罐：膀胱经腧穴为主，配合其他阿是穴。操作：一手以持针器或血管钳夹住95%的医用乙醇棉球，另一手持罐，罐口朝下，点燃后将火深入罐内后退出，迅速将罐扣在选定部位。切勿较长时间停留于罐口及罐内，以免烫伤皮肤。

（2）电针：根性取腰4～5夹脊、阳陵泉或委中；干性取秩边或环跳、阳陵泉或委中。针刺得气后接通电针仪，用密波或疏密波，刺激量逐渐由中度到强度。

（3）梨状肌阻滞术 0.25%利多卡因、维生素 B_{12} 500 μg（或加氟美松 5 mg），10～15 ml。每周1次，2～3次。

【按语】

1. 急性期患者应卧床休息1～2周。

2. 局部应注意保暖。

3. 配合热敷。

八、痹证

【概述】

痹证是以肢体关节及肌肉酸痛、麻木、重着、屈伸不利，甚或关节肿大灼热等为主症的病证。其发生与外感风、寒、湿、热等邪气及人体正气不足有关。外邪侵入机体，痹阻关节肌肉经络，导致气血运行不畅而发病。基本病机是经络不通，气血痹阻。

本病可见于西医学的风湿性关节炎、类风湿关节炎、骨性关节炎等疾病中。

【临床表现】

肌肉关节疼痛，屈伸不利。

1. 行痹　疼痛游走，痛无定处，恶风发热，舌淡苔薄白，脉浮。

2. 痛痹　疼痛较剧，痛有定处，遇寒痛增，得热痛减，局部皮色不红，触之不热，苔薄白，脉弦紧。

3. 着痹　肢体关节酸痛，重着不移，或有肿胀，肌肤麻木不仁，阴雨天发作或加重，苔白腻，脉濡缓。

4. 热痹　关节疼痛，局部红肿灼热，痛不可触，常累及多个关节，伴发热恶风，口渴烦闷，苔黄燥，脉滑数。

【治疗】

1. 针灸

[主穴] 阿是穴、局部经穴。

[配穴] 行痹配膈俞、血海；痛痹配肾俞、腰阳关；着痹配阴陵泉、足三里；热痹配大椎、曲池。

[操作] 毫针常规刺，可加电针，或加灸，或温针灸。

2. 热敏灸

[取穴] 热敏高发部位阿是穴、局部经穴等。

[操作] 被灸者取合适体位，辨证辨敏后，每次选取1～2个热敏腧穴施灸，施灸时艾热在施灸穴区附近缓慢移动，找到热感有渗透、远传、扩散、舒适等艾灸得气热感的部位，进行重点循经往返施灸。每次每穴施灸40～45分钟。

3. 推拿

[取穴及部位] 脾俞、肾俞、膈俞；病变关节、背部督脉及膀胱经。

[手法] 推法、按法、揉法、𢫐法、拿法、点法、搓法、一指禅推法、捻法、摇法、擦法。

[操作]

(1) 腰背部操作：患者俯卧，医者站其体侧，用推法在背部督脉、膀胱经操作3～5遍；然后按揉脾俞、肾俞、膈俞穴，以酸胀为度，每穴1分钟。

(2) 病变局部操作：①大关节病变。患者取合适的体位，医者用𢫐法、拿法、按揉法在大关节周围施术，时间约5分钟；然后点按病变关节周围的穴位，以酸胀为度，每穴1分钟；最后用搓法在局部操作5～10遍。②小关节病变。患者取合适的体位，医者用一指禅推法在小关节周围施术，时间约5分钟；然后点按病变关节周围的穴位，以酸胀为度，每穴1分钟；最后用捻法在局部操作2～3遍。

(3) 摇、擦关节：患者取合适的体位，医者屈伸摇动受限关节5～10遍，幅度由小渐大；然后用擦法在关节周围施术，以透热为度。

4. 其他疗法

(1) 皮肤针：用皮肤针重叩脊柱两侧和关节病痛部位，使出血少许并拔罐。

(2) 穴位注射：以上主穴每次取2～3穴。选用当归注射液或威灵仙注射液，常规穴位注射。

【按语】

1. 注意保暖，避寒湿，增强机体御邪能力；忌食生冷辛辣，调畅情志。

2. 改善阴冷潮湿等不良的工作、生活环境，避免外邪入侵。

3. 有关节运动功能障碍者，配合相应肌肉关节的功能康复锻炼。

九、痿证

痿证是以肢体筋脉弛缓、软弱无力，日久因不能随意运动而致肌肉萎缩的一种病症。临床上以下肢痿弱较为多见，故称为"痿躄"。"痿"指肢体痿弱不用，"躄"指下肢软弱无力，不能步履之意。中医学认为本病与外邪侵袭（湿热毒邪）、饮食不节、久病体虚等因素有关。外感湿热毒邪，或高热不退，或病后余热燔灼，伤津耗气，使肺热叶焦，不能输布津液；坐卧湿地或冒雨、涉水，湿邪浸淫，郁而化热，湿热阻闭经络；饮食不节，脾胃虚弱，气血津液生化不足；或久病体虚，或劳伤过度，精血亏虚均可使经络阻滞，筋脉功能失调，筋肉失于气血津液的濡养而成痿证。

本病主要见于西医学的运动神经元病、周围神经损伤、急性感染性多发性神经根炎、脑瘫、外伤性截瘫等。

【临床表现】

以肢体软弱无力、筋脉弛缓，甚则瘫痪或肌肉萎缩为主症。

1. 肺热津伤　发热多汗，热退后突然出现肢体软弱无力，心烦口渴，小便短黄，舌红、苔黄，脉细数。

2. 湿热浸淫　肢体逐渐痿软无力，下肢为重，微肿而麻木不仁，或足胫热感，小便赤涩，舌红、苔黄腻，脉滑数。

3. 脾胃虚弱　肢体痿软无力日久，食少纳呆。腹胀便溏，面浮不华，神疲乏力，舌淡或有齿印、苔腻，脉细无力。

4. 肝肾亏虚　起病缓慢，下肢痿软无力，腰脊酸软，不能久立，或伴眩晕耳鸣，甚至步履全废，腿胫肌肉萎缩严重，舌红、少苔，脉沉细。

【治疗】

1. 针灸

[主穴]

（1）上肢：颈、胸夹脊、肩髃、曲池、手三里、合谷、外关。

（2）下肢：腰夹脊、髀关、伏兔、足三里、丰隆、风市、阳陵泉、三

阴交。

[配穴] 肺热津伤加鱼际、尺泽、肺俞；湿热浸淫加阴陵泉、中极；脾胃虚弱加脾俞、胃俞、章门、中脘；肝肾亏虚加肝俞、肾俞、太冲、太溪。

[操作] 鱼际、尺泽针用泻法，或三棱针点刺出血；上肢肌肉萎缩手阳明经排刺；下肢肌肉萎缩足阳明经排刺；余穴均常规操作。

2. 热敏灸

[取穴] 热敏高发部位颈、胸、腰夹脊、中脘、天枢、关元、足三里等。

[操作] 被灸者取合适体位，辨证辨敏后，每次选取 1～2 个热敏腧穴施灸，施灸时艾热在施灸穴区附近缓慢移动，找到热感有渗透、远传、扩散、舒适等艾灸得气热感的部位，进行重点循经往返施灸。每次每穴施灸 40～45 分钟。

3. 推拿

[取穴及部位] 中府、云门、膻中、中脘、气海、关元、肩髃、臂臑、尺泽、曲池、手三里、外关、列缺、合谷、肺俞、肝俞、胆俞、脾俞、胃俞、肾俞、命门、环跳、居髎、承扶、风市、委中、承山、阳陵泉、解溪；肩关节、四肢部、督脉、膀胱经、脊柱。

[手法] 一指禅推法、按法、揉法、𢷏法、摇法、拿法、捻法、擦法、捏脊法、推法。

[操作]

（1）胸腹部操作：患者仰卧，医者用一指禅推法、按揉法于中府、云门、膻中、中脘、气海、关元穴施术，每穴 1 分钟。

（2）上肢部操作：患者坐位，医者用𢷏法在患侧上肢操作，配合上肢关节摇法施术，时间约 5 分钟；再用拇指按揉肩髃、臂臑、尺泽、曲池、手三里、外关、列缺、合谷穴，每穴 1 分钟；然后捻掌指关节、指间关节 3～5 遍；最后擦患侧上肢，以透热为度。

（3）背腰部操作：患者俯卧，医者用拇指按揉肺俞、肝俞、胆俞、脾俞、胃俞、肾俞、命门穴，每穴 1 分钟；然后用小鱼际擦背部督脉、膀胱经，以透热为度；最后自长强至大椎捏脊 5～10 遍。

（4）下肢后部操作：患者俯卧，医者用𢷏法在患侧下肢后面自臀部至小腿部操作约 3 分钟，同时配合患侧下肢被动运动；然后按揉环跳、居髎、承扶、风市、委中、承山穴，每穴 1 分钟；最后掌推患侧下肢后面 3～5 遍。

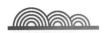

（5）下肢前部操作：患者仰卧，医者用滚法、拿法在下肢前面施术约3分钟；然后按揉阳陵泉、解溪穴，以酸胀为度，每穴1分钟。

4. 其他疗法

（1）皮肤针：用皮肤针反复叩刺背部肺俞、脾俞、胃俞、膈俞和手、足阳明经线，以微出血为度。隔日1次。

（2）电针：在瘫痪肌肉处选取穴位，针刺得气后接电针仪，用断续波中强度刺激，以患肢出现规律性收缩为佳。每次20～30分钟。

（3）头针法：上肢选用顶颞前斜线中2/5、顶旁2线；下肢选用顶颞前斜线上1/5、顶中线、顶旁1线，留针期间配合患肢的活动。

（4）穴位注射法：上肢选肩髃、曲池、外关、合谷；下肢选环跳、髀关、足三里、阳陵泉、悬钟、解溪，用维生素 B_1 注射液或维生素 B_{12} 注射液，每次取2～4穴，每穴0.5～1 ml，隔日1次。

【按语】

1. 针灸治疗痿证有一定的疗效，但疗程较长，配合推拿、理疗可提高疗效。

2. 古代医家治疗痿证以阳经和四肢部腧穴为主，多采用针、灸及放血等方法。

3. 应加强功能锻炼。卧床患者应保持四肢功能体位，同时注意预防褥疮发生。

第三节　心血管疾病及功能障碍

一、高血压

【概述】

高血压属中医学"头痛""眩晕""肝风"等范畴，其发生常与情志失调、饮食失节、内伤虚损等因素有关。本病与肝、肾关系密切。基本病机是肾阴不足，肝阳偏亢。

高血压是以安静状态下持续性动脉血压增高（收缩压≥140 mmHg 和/或舒张压≥90 mmHg）为主要临床表现的一种常见的慢性疾病。高血压临床上可分为原发性和继发性两类，病因不明者称为原发性高血压；若高血压是某一种明

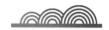

确而独立的疾病所引起者，称为继发性高血压。

【临床表现】

头痛，头晕，头胀，眼花，耳鸣，心悸，失眠，健忘。重则出现脑、心、肾、眼底等器质性损害和功能障碍。

1. 肝火亢盛　心烦易怒，面红目赤，口苦。舌红，苔黄，脉弦。

2. 阴虚阳亢　头重脚轻，耳鸣，五心烦热，失眠，健忘。舌红，苔少，脉弦细而数。

3. 痰湿壅盛　头重如蒙，食少脘痞，呕恶痰涎。舌淡，白腻，脉弦滑。

4. 气虚血瘀　面色萎黄，心悸怔忡，气短乏力，唇甲青紫。舌质紫暗或有瘀点，脉细涩。

5. 阴阳两虚　面色晦暗，耳鸣，腰腿酸软，夜间多尿，时有浮肿。舌淡或红，苔薄，脉沉细。

【治疗】

1. 针灸

[主穴] 风池、太冲、百会、合谷、曲池、三阴交

[配穴] 肝火亢盛配行间、曲泉；阴虚阳亢配肾俞、肝俞；痰湿壅盛配丰隆、中脘；气虚血瘀配足三里、膈俞；阴阳两虚配关元、肾俞。

[操作] 太冲可向涌泉透刺，以增滋阴潜阳之力；其他穴位常规针刺；痰湿壅盛、气虚血瘀、阴阳两虚者，百会可加灸。

2. 热敏灸

[取穴] 热敏高发部位涌泉、风池、太冲、百会、合谷、曲池、三阴交等。

[操作] 被灸者取合适体位，辨证辨敏后，每次选取1～2个热敏腧穴施灸，艾条高度距皮肤3～5 cm，以患者自觉舒适的温度为宜，在施灸穴区附近缓慢移动，找到热感有渗透、远传、扩散、舒适等艾灸得气的部位，进行重点循经往返或回旋施灸。每次每穴施灸40～45分钟。

3. 推拿

[取穴及部位] 前额、巅顶、眼眶等部位，如印堂、攒竹、鱼腰、睛明、四白、百会、太阳穴；项肩部太阳经、少阳经及督脉循行部位，如风府、风池、肩井、大椎。

[手法] 按法、揉法、抹法、扫散法。

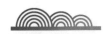

［操作］

（1）患者坐位，医者站于患者身侧，采用抹法，自印堂穴向上抹至神庭穴，再从印堂向两侧沿眉弓抹至太阳穴，反复5～6遍。

（2）用拇指或中指按揉印堂、神庭、睛明、攒竹、鱼腰、太阳、翳风、听宫、率谷穴，每穴1分钟；拇指按揉百会穴2分钟。

（3）自头维穴沿足少阳胆经头颞部循行线至风池穴施扫散法，两侧交替进行，时间1～2分钟。

（4）自前额经头顶向后至后枕部做五指拿五经法，反复5～6遍。

（5）用双手拇指按揉双侧内关、神门穴，拿合谷穴，时间2～3分钟。

4．其他疗法

（1）三棱针：取耳尖、百会、大椎、肝俞、太冲、曲池。每次选1～2穴，点刺出血3～5滴。

（2）耳针：取降压沟、肾上腺、耳尖、交感、神门、心。每次选3～4穴，毫针刺法，或埋针法或压丸法；血压过高还可在降压沟和耳尖点刺出血。

（3）皮肤针：取项后、腰骶部和气管两侧，叩刺以皮肤潮红或微出血为度。

（4）穴位敷贴：取涌泉。吴茱萸适量研细末，醋调成膏，医用无菌敷贴固定，12～24小时取下。

【按语】

高血压治疗过程中需辨清标本虚实、轻重缓急。针灸对Ⅰ期高血压有较好的效果，对Ⅱ、Ⅲ期高血压可改善症状，但应配合降压药物治疗。高血压危象时慎用针灸。长期服用降压药物者，针灸治疗时不要突然停药。经治一段时间，待血压降至正常或接近正常，自觉症状明显好转或基本消失后，再逐渐调整药量。

二、胸痹

【概述】

胸痹是以胸部闷痛甚则胸痛彻背、喘息不得卧为主症的疾病。轻者仅感胸闷如窒，呼吸欠畅，重者则有胸痛，严重者心痛彻背，背痛彻心。真心痛，是胸痹进一步发展的严重病证，其特点为剧烈而持久的胸骨后疼痛，伴心悸、喘促、肢冷、汗出、面色苍白等症状，甚至可危及生命。

常见于西医学的冠心病范畴，临床表现主要取决于受累心脏缺血程度。轻者胸闷气憋，重者则胸痛，或胸痛彻背，或突然剧痛，面色苍白，四肢厥冷，大汗淋漓，脉微欲绝。

【临床表现】

主症：突发胸闷及胸骨后或心前区压榨性或窒息性疼痛，或心痛如绞，心痛彻背。伴心悸、胸闷、气短、出汗、面色苍白、焦虑或恐惧感。

1. 气滞血瘀　七情诱发，胸闷及心前区压榨性疼痛，烦躁不宁，舌质紫暗或有瘀斑，脉弦紧。

2. 寒邪凝滞　遇寒诱发，唇甲青紫，心痛如刺，心痛彻背，舌质紫暗，脉涩。

3. 痰浊阻络　胸中痞闷而痛，痛彻肩背，喘不得卧，喉中痰鸣，舌胖，苔腻，脉滑。

4. 阳气虚衰　面色苍白或表情淡漠，甚至心痛彻背，大汗淋漓，气促息微，四肢厥冷，唇甲青紫或淡白，舌淡，苔薄白，脉沉细微。

【治疗】

1. 针灸

[主穴] 膻中、心俞、厥阴俞、巨阙、神门、内关。

[配穴] 气滞血瘀配太冲、血海；寒邪凝滞配神阙、至阳；痰浊阻络配丰隆、中脘；阳气虚衰配心俞、至阳。

[操作] 心俞、厥阴俞、巨阙不可深刺，以免伤及内脏。余穴均常规针刺。除阴虚火旺外，可加灸。一般以得气为度。虚证刺激强度宜弱，实证刺激强度宜强。

2. 热敏灸

[取穴] 热敏高发部位百会、心俞、至阳、神阙等。

[操作] 患者选择合适体位，辨证辨敏后，每次选取1～2个热敏腧穴施灸，艾条高度距皮肤3～5 cm，以患者自觉舒适的温度为宜，在施灸穴区附近缓慢移动，找到热感有渗透、远传、扩散、舒适等艾灸得气的部位，进行重点循经往返或回旋施灸。每次每穴施灸40～45分钟。

3. 推拿

[取穴及部位] 膻中、心俞、厥阴俞、肺俞、膈俞、内关、郄门、肩井；背部、胸部、上肢部。

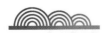

［手法］一指禅推法、滚法、抹法、推法、按法、揉法、平推法、拿法、拨法、扫散法。

［操作］

（1）患者俯卧位，医者坐于患者一侧，用一指禅推法施于背部两侧膀胱经约3分钟，其中肺俞、心俞、厥阴俞、膈俞及背部阿是穴（压痛点）应重点操作，或结合穴位按揉；然后横擦上述背俞穴，以透热为度。

（2）患者仰卧位，医者站于患者一侧，先用分推法施于膻中穴5～10遍，再掌擦胸部；然后按揉内关、郄门等穴，时间3分钟。

（3）患者坐位，医者站于患者身侧，拿肩井，摇肩关节，搓抖双上肢。

4. 其他疗法

（1）耳针：取心、胆、脾、肾、交感、神门、皮质下、小肠。毫针刺法或压丸法。

（2）皮肤针：取心俞、厥阴俞、巨阙、膻中。叩至局部出现红晕略有出血点为度。

（3）穴位注射：取心俞、厥阴俞、内关、膻中。每次选1～2穴，选用生脉注射液或丹参注射液、参附注射液等，常规穴位注射。

【按语】

胸痹的预后，由于病程较长，反复发作，如治疗及时，坚持用药，轻者可以治愈，或带病延年；若失治或误治，病情发展可成为真心痛，危及生命。

三、心悸

【概述】

心悸是以自觉心中悸动、惊惕不安，甚则不能自主为主症的病证，又称"惊悸""怔忡"。心悸的发生常与体虚劳倦、七情所伤、感受外邪、药食不当等因素有关。本病病位在心，与胆、脾、肾等关系密切。基本病机是气血阴阳亏虚，心失濡养，或邪扰心神，心神不宁。

常见于西医学的心脏神经症、风湿性心脏病、冠状动脉粥样硬化性心脏病、肺源性心脏病、贫血、甲状腺功能亢进症等疾病中。

【临床表现】

患者自觉心中悸动、惊惕不安，甚则不能自主。

1. 心虚胆怯　常因惊恐而发，兼见气短自汗，神倦乏力，少寐多梦。舌

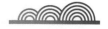

淡，苔薄白，脉弦细。

2. 心血不足　头晕，失眠健忘，面色不华。舌淡，苔薄白，脉细弱。

3. 心阳不振　胸闷气短，面色苍白，形寒肢冷。舌淡，苔白，脉沉细或结代。

4. 阴虚火旺　心烦少寐，头晕目眩，五心烦热，耳鸣腰酸。舌红，少苔或无苔，脉细数。

5. 心血瘀阻　胸闷不舒，胸痛时作，或唇甲青紫。舌紫暗或有瘀斑，脉涩或结代。

6. 水气凌心　眩晕脘痞，形寒肢冷，或下肢水肿，渴不欲饮，恶心吐涎，小便短少。苔白腻或白滑，脉弦细。

【治疗】

1. 针灸

［主穴］心俞、厥阴俞、巨阙、膻中、神门、内关。

［配穴］心虚胆怯配胆俞、日月；心血不足配脾俞、足三里；心阳不振配至阳、关元；阴虚火旺配太溪、三阴交；心血瘀阻配膈俞；水气凌心配水分、阴陵泉。

［操作］心俞、厥阴俞、巨阙不可深刺，以免伤及内脏。余穴均常规针刺。除阴虚火旺外，可加灸。

2. 热敏灸

［取穴］热敏高发部位心俞、厥阴俞、巨阙、膻中等。

［操作］患者选择合适体位，辨证辨敏后，每次选取 1～2 个热敏腧穴施灸，艾条高度距皮肤 3～5 cm，以患者自觉舒适的温度为宜，在施灸穴区附近缓慢移动，找到热感有渗透、远传、扩散、舒适等艾灸得气的部位，进行重点循经往返或回旋施灸。每次每穴施灸 40～45 分钟。

3. 推拿

［取穴及部位］太阳、神庭、头维、百会、风池、膻中、巨阙、鸠尾、璇玑、玉堂、内关、神门等穴；头部、胸腹部等部位。

［手法］一指禅推法、滚法、揉法、点法、搓法、推法、摩法、抹法。

［操作］

（1）头部操作：患者仰卧位，医者站在患者头顶侧。开天门、分推前额各 7 遍；一指禅推太阳、神庭、头维、百会各 1 分钟；鱼际揉前额、推桥弓、

拿风池穴各 1 分钟。

（2）胸腹部操作：患者仰卧位，医者立其侧，用摩法在胸腹部放松 2 分钟；然后分推胸腹部阴阳；点膻中、巨阙、鸠尾、璇玑、玉堂穴各 1 分钟；用一指禅推法施于中府、云门各 1 分钟；最后搓两胁 1 分钟。

（3）上肢部操作：患者仰卧位，按揉双侧内关、神门、合谷、通里、阴郄，每穴 1 分钟；搓上肢 1 分钟。

（4）背部操作：患者俯卧位，用揉法、㨰法放松背腰部肌肉；点按心俞、厥阴俞、肺俞、脾俞、膏肓俞、肾俞各 1 分钟；推膀胱经 10 遍。

4. 其他疗法

（1）耳针：取心、胆、脾、肾、交感、神门、皮质下、小肠。毫针刺法或压丸法。

（2）皮肤针：取心俞、厥阴俞、巨阙、膻中。叩至局部出现红晕略有出血点为度。

【按语】

1. 针灸治疗心悸有较好疗效。心悸可因多种疾病引起，在针灸治疗的同时应积极查找原发病，针对病因进行治疗。

2. 在器质性心脏病出现心力衰竭倾向时，应及时采用综合治疗措施，以免延误病情。

第四节　呼吸系统疾病及功能障碍

一、哮喘

【概述】

哮喘是一种发作性的痰鸣气喘疾病，发作时喉中哮鸣有声，呼吸气促困难，甚则喘息不能平卧。"哮"为呼吸急促，喉间哮鸣；"喘"为呼吸困难，甚则张口抬肩，鼻翼扇动。临床上哮必兼喘，喘未必兼哮。本病有反复发作的特点，可发于任何年龄和季节，尤以寒冷季节和气候骤变时多发。哮喘以宿痰伏肺为主因，外邪侵袭、饮食不当、情志刺激、体虚劳倦为诱因。本病病位在肺，与肾、脾、心等密切相关。基本病机是痰气搏结，壅阻气道，肺失宣降。

哮喘多见于支气管哮喘、喘息性支气管炎、肺炎、慢性阻塞性肺疾病、心

 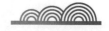

源性哮喘等疾病中。

【临床表现】

呼吸急促，喉中哮鸣，甚则张口抬肩，鼻翼扇动，不能平卧。

1. 实证：病程短，或当哮喘发作期，哮喘声高气粗，呼吸深长有余，以深呼为快，体质较强，胸闷或胀，气粗声高，咳痰稀薄或黏稠，可伴寒热表证。苔薄，脉浮。

2. 虚证：病程长，反复发作或当哮喘缓解期，哮喘声低气怯，动则喘甚，呼吸短促难续，以深吸为快，体质虚弱，气怯声低，汗出肢冷，形瘦神疲。舌淡，脉沉细或细数。

【治疗】

1. 针灸

［主穴］肺俞、中府、太渊、定喘、膻中。

［配穴］实证配尺泽、鱼际；虚证配膏肓、肾俞；喘甚配天突、孔最；痰多配中脘、丰隆。

［操作］毫针常规针刺，可加灸。发作期每日治疗 1～2 次，缓解期每日或隔日治疗 1 次。

2. 热敏灸

［取穴］热敏高发部位印堂、肺俞、中府、太渊、定喘、膻中等。

［操作］患者选择合适体位，辨证辨敏后，每次选取 1～2 个热敏腧穴施灸，艾条高度距皮肤 3～5 cm，以患者自觉舒适的温度为宜，在施灸穴区附近缓慢移动，找到热感有渗透、远传、扩散、舒适等艾灸得气热感的部位，进行重点循经往返或回旋施灸。每次每穴施灸 40～45 分钟。

3. 推拿

［取穴及部位］膻中、肺俞、中府、膈俞、肾俞、膏肓、脾俞等穴位；头部、两肋部等。

［手法］一指禅推法、揉法、抹法、按法、扫散法、擦法等。

［操作］

（1）患者坐位，医者站于患者身侧，用拇指分别推左、右桥弓，由上而下 20 次；五指拿头顶，三指拿颈项，重复 5 遍；于头部两侧足少阳经分布区域施扫散法，由前向后，反复操作 10 遍。

（2）患者仰卧位，医者站于患者身侧，用一指禅推法从天突推向膻中，

从膻中向两旁胁肋部分推20遍；按揉中府，再从锁骨下缘至季胁横擦前胸，以透热为度。

（3）患者俯卧位，医者站于患者身侧，先按揉定喘、风门、肺俞、膏肓、膈俞、脾俞、肾俞，时间约5分钟；再直擦脊柱，由大椎至腰骶，横擦肺俞、膈俞、脾俞、肾俞，以透热为度。

（4）患者坐位，医者站于患者身侧，先掌擦两胁，以透热为度；再拿上肢，重点在极泉、曲池、合谷、内关、外关；然后理手指，搓、抖上肢；最后直擦双上肢内外侧，以透热为度。

4. 其他疗法

（1）皮肤针：取鱼际至尺泽穴手太阴肺经循行部、第1胸椎至第5腰椎足太阳膀胱经第1侧线，循经叩刺，以皮肤潮红或微渗血为度。

（2）穴位敷贴：取肺俞、膏肓、膻中、定喘。用白芥子30 g，甘遂15 g，细辛15 g，共为细末，用生姜汁调成膏状，30～90分钟后去掉，以局部红晕微痛为度。三伏天敷贴为佳。

（3）耳针：取对屏尖、肾上腺、气管、肺、皮质下、交感。每次选用3～5穴，毫针刺法。发作期每日1～2次；缓解期用弱刺激，每周2次。

（4）拔罐：取肺俞、中府、大椎、定喘、膏肓、肾俞、膻中，常规拔罐。

【按语】

哮喘可见于多种疾病，发作缓解后，应积极治疗原发病。针刺对缓解哮喘发作有一定疗效，对于发作严重或哮喘持续状态，经针灸治疗不能及时缓解者需配合西医治疗。

二、感冒

【概述】

感冒是以鼻塞、流涕、恶寒发热、咳嗽、头痛、全身不适等为主症的常见外感病证，又称"伤风"。全年均可发病，尤以冬、春两季多见。感冒的发生常与六淫、时行疫毒之邪、体虚等因素有关。以风邪为主因，每与当令之气（寒、热、暑湿）或非时之气（时行疫毒）夹杂为患。本病病位在肺卫。基本病机为卫表失和，肺失宣肃。

常见于西医学中的上呼吸道感染、流行性感冒等病范畴。

【临床表现】

鼻塞、流涕、恶寒发热、咳嗽、头痛、周身酸楚不适。

1. 风寒证　恶寒重，发热轻，肢节酸痛，鼻塞声重，时流清涕，咽痒作咳，痰液清稀色白，口不渴或渴喜热饮。苔薄白而润，脉浮或浮紧。

2. 风热证　发热重，恶寒轻，咽喉肿痛，鼻流浊涕，咳痰色黄而黏，口渴。苔薄黄，脉浮数。

3. 暑湿证　身热，咳嗽痰黏，汗出不畅，肢体酸重或疼痛，头昏重胀痛，心烦口渴或渴不多饮，胸脘痞闷，泛恶，大便溏泄。苔薄黄而腻，脉濡数。

【治疗】

1. 针灸

[主穴]　列缺、合谷、风池、大椎、外关

[配穴]　风寒证配风门、肺俞；风热证配曲池、尺泽；暑湿证配足三里、中脘。素体气虚配足三里、气海；头痛配印堂、太阳；鼻塞流涕配迎香；咳嗽配肺俞、天突；咽喉肿痛配少商、商阳；全身酸痛配身柱。

[操作]　诸穴均宜浅刺。风寒证可加灸法；风热证大椎可行刺络拔罐。少商、商阳用点刺放血法。

2. 热敏灸

[取穴]　热敏高发部位列缺、合谷、风池、大椎等。

[操作]　患者选择合适体位，辨证辨敏后，每次选取1～2个热敏腧穴施灸，艾条高度距皮肤3～5 cm，以患者自觉舒适的温度为宜，在施灸穴区附近缓慢移动，找到热感有渗透、远传、扩散、舒适等艾灸得气热感的部位，进行重点循经往返或回旋施灸。每次每穴施灸40～45分钟。

3. 推拿

[取穴及部位]　风府、大杼、风池、肺俞、太阳、风门；头部、颈部等。

[手法]　揉法、抹法、按法、扫散法、拿法、擦法等。

[操作]

(1) 患者坐位，医者站于患者对面，用双手拇指自下而上由印堂推至前发际，再分推前额，分抹眼眶，按揉太阳穴，反复10～20遍。

(2) 患者坐位，医者站于患者身侧，由上而下拿颈项，反复5～10遍；按揉风池、风府、大杼、风门、肺俞穴，每穴1分钟；拿头部五经，反复5～8遍。

(3) 患者坐位，医者站于患者身侧，头部两侧施扫散法约5分钟。

（4）患者坐位，医者站于患者身后，拿肩井1分钟。

（5）患者俯卧，医者站于患者身侧，用小鱼际或手掌直擦背部督脉及膀胱经，以透热为度。

4. 其他疗法

（1）拔罐：取大椎、风门、肺俞、身柱。每次选2～3穴，留罐法，或背部膀胱经走罐法。

（2）三棱针：取耳尖、尺泽、太阳、关冲。每次选1～2穴，点刺出血。适用于风热证。

（3）耳针：取肺、内鼻、气管、咽喉、额、三焦。每次选2～3穴，毫针刺法，或压丸法。

（4）穴位敷贴：取外关、大椎、风门、肺俞。生姜切片敷贴。用于风寒感冒。

【按语】

针灸治疗感冒效果较好，若患者出现高热持续不退、咳嗽加剧等症时，应采取综合治疗措施。感冒与流行性脑脊髓膜炎、流行性乙型脑炎、流行性腮腺炎等传染病的早期症状相似，应注意鉴别。注意保持居室内空气流通。感冒流行期间可灸大椎、足三里等穴进行预防。

三、咳嗽

【概述】

咳嗽是以肺失宣肃，肺气上逆，以发出咳声或咳吐痰液为主症的病证。"咳"指有声无痰；"嗽"指有痰无声，临床一般多声痰并见，故并称为咳嗽。咳嗽的病因可分为外感、内伤两大类。外感咳嗽为六淫外邪侵袭于肺；内伤咳嗽为脏腑功能失调累及于肺。本病病位在肺，基本病机是肺失宣降。

咳嗽多见于上呼吸道感染、急慢性支气管炎、慢性阻塞性肺疾病、部分支气管扩张、肺炎、肺结核、肺源性心脏病、肺癌等疾病中。

【临床表现】

咳逆有声，或伴咳痰。

1. 外感咳嗽　若起病急骤，病程较短，伴肺卫表证者。

2. 内伤咳嗽　咳嗽起病缓慢，病程较长，可兼脏腑功能失调症状。

【治疗】

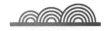

1. 针灸

[主穴]

（1）外感：肺俞、列缺、合谷。

（2）内伤：肺俞、中府、太渊、三阴交。

[配穴] 风寒束肺配风门、外关；风热犯肺配大椎、尺泽；痰湿蕴肺配丰隆、阴陵泉；肝火犯肺配行间、鱼际；肺阴亏耗配膏肓、太溪；痰中带血配孔最。

[操作] 针刺太渊注意避开桡动脉；肺俞、中府不可直刺、深刺，以免伤及内脏；其他穴位规操作。外感咳嗽针用泻法，肺俞可配闪罐，每日治疗 1～2 次；内伤咳嗽针用平补平泻或补法，每日或隔日治疗 1 次。

2. 热敏灸

[取穴] 热敏高发部位肺俞、太渊、列缺、合谷等。

[操作] 患者选择合适体位，辨证辨敏后，每次选取 1～2 个热敏腧穴施灸，艾条高度距皮肤 3～5 cm，以患者自觉舒适的温度为宜，在施灸穴区附近缓慢移动，找到热感有渗透、远传、扩散、舒适等艾灸得气的部位，进行重点循经往返或回旋施灸。每次每穴施灸 40～45 分钟。

3. 推拿

[取穴及部位] 天突、中府、膻中、大杼、风门、肺俞；胸胁部。

[手法] 一指禅推法、揉法、推法、按法、拿法等。

[操作]

（1）患者仰卧位，医者站于其身侧，以双手拇指或双掌分推胸胁部，自上向下，依次移动，反复 5～8 遍；继之以中指揉天突、中府，一指禅推膻中，每穴 1 分钟。

（2）患者俯卧位，医者站于其身侧，双手拇指揉大杼、风门、肺俞穴，每穴 1 分钟；再横擦肺俞穴，以透热为度。

4. 其他疗法

（1）皮肤针：取项后、背部第 1 胸椎至第 2 腰椎两侧足太阳膀胱经、颈前喉结两侧足阳明胃经。外感咳嗽者叩至皮肤隐隐出血，每日 1～2 次；内伤咳嗽者叩至皮肤潮红，每日或隔日 1 次。

（2）拔罐：取肺俞、风门、大椎、膻中、中府。常规拔罐。

（3）耳针：取肺、脾、肝、气管、神门，每次选 2～3 穴，毫针刺法，或压丸法。

（4）穴位敷贴：取肺俞、中府、大椎、风门、膻中。用白芥子、紫苏子、干姜、细辛、五味子等份研末，用生姜汁调成膏状，敷贴穴位上，30～90分钟后去掉，局部红晕微痛为度。多用于内伤咳嗽。

【按语】

针灸对本病发作期或初发期疗效较满意。若出现高热、咳吐脓痰、胸闷喘促气短等重症时，应采取综合治疗措施。内伤咳嗽病程较长，易反复发作，应坚持长期治疗。急性发作时宜标本兼顾；缓解期需从调整肺、脾、肝等脏功能入手，重在治本。积极进行心肺功能锻炼，提高机体防病、抗病的能力。戒烟对本病的恢复有重要意义。

四、鼻鼽

【概述】

鼻鼽是指突然和反复发作的以鼻痒、打喷嚏、流清涕、鼻塞等为主要特征的鼻病。呈季节性、阵发性发作，亦可常年发病。

鼻鼽的发生常与正气不足、外邪侵袭等因素有关。本病病位在鼻，与肺、脾、肾三脏关系密切。基本病机是脾肾亏虚，肺气不固，邪聚鼻窍。

西医学中，鼻鼽多见于变应性鼻炎、血管运动性鼻炎、嗜酸性粒细胞增多性非变应性鼻炎等疾病中。

【临床表现】

鼻痒，打喷嚏，流清涕，鼻塞。

1. 肺气虚寒　遇风冷易发，气短懒言，语声低怯，自汗，面色苍白，舌质淡，苔薄白，脉虚弱。

2. 脾气虚弱　患病日久，鼻塞鼻胀较重，四肢倦怠，面色萎黄，食少便溏，舌淡胖，边有齿痕，苔薄白，脉虚弱无力。

3. 肾阳亏虚　病久体弱，神疲倦怠，形寒肢冷，面色苍白，小便清长，舌质淡，苔白，脉沉细无力。

【治疗】

1. 针灸

［主穴］上迎香、印堂、风池、合谷、足三里。

［配穴］肺气虚寒配肺俞、气海；脾气虚弱配脾俞、胃俞、气海；肾阳亏虚配肾俞、命门、关元。

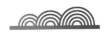

［操作］一般以得气为度。虚证刺激强度宜弱，实证刺激强度宜强。

2. 热敏灸

［取穴］热敏高发部位上迎香、印堂、风池、合谷、足三里等。

［操作］患者选择合适体位，辨证辨敏后，每次选取1～2个热敏腧穴施灸，艾条高度距皮肤3～5 cm，以患者自觉舒适的温度为宜，在施灸穴区附近缓慢移动，找到热感有渗透、远传、扩散、舒适等艾灸得气热感的部位，进行重点循经往返或回旋施灸。每次每穴施灸40～45分钟。

3. 推拿

［取穴及部位］迎香、山根、印堂、神庭、风池、太阳；头面部。

［手法］一指禅推法、揉法、擦法、按法、拿法等。

［操作］

（1）患者取坐位，医者立于其侧后方，按揉或拿风池1～2分钟；拿头部五经、颈项、肩井，自上而下操作3～5遍

（2）患者取仰卧位，医者立或坐于其头侧方，用一指禅推法沿山根推到神庭，再推至百会穴，自下而上，反复操作3～5遍；按揉迎香、印堂、攒竹、太阳等穴，每穴1分钟；用双手拇指或食、中两指指腹擦鼻旁，自鼻根至两鼻翼，以鼻腔内有温热感为度。

（3）患者取俯卧位或坐位，用大鱼际或掌根擦大椎，以透热为度。

4. 其他疗法　耳针：选用内分泌、皮质下、肺、气管、脾、胃、肾等。

【按语】

鼻鼽病情迁延反复需积极体育锻炼、增强身体抵抗力，注意增添衣被。

第五节　消化系统疾病及功能障碍

一、胃痛

【概述】

胃痛是指因外邪犯胃、饮食不节、情志不畅或脾胃虚弱等导致胃气失和、胃络不通或胃失温养而引起的以胃脘部近心窝处疼痛为主要临床表现的一种病证。本病在脾胃病证中最为多见，常反复发作，久治难愈。

常见于西医学的急慢性胃炎、胃及十二指肠溃疡、胃痉挛、胃下垂、胃黏

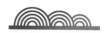

膜脱垂症、胃神经症等疾病。

【临床表现】

上腹胃脘部疼痛。若暴发疼痛，痛势较剧，痛处拒按，饥时痛减，纳后痛增者为实证；痛势隐隐，痛处喜按，空腹痛甚，纳后痛减者为虚证。

1. 寒邪犯胃　胃痛暴作，得温痛减，遇寒痛增。恶寒喜暖，口不渴，喜热饮。苔薄白，脉弦紧。

2. 饮食伤胃　胃脘胀满疼痛，嗳腐吞酸，嘈杂不舒，呕吐或矢气后痛减，大便不爽。苔厚腻，脉滑。

3. 肝气犯胃　胃脘胀满，脘痛连胁，嗳气频频，吞酸，大便不畅，每因情志不畅而诱发，心烦易怒，喜太息。苔薄白，脉弦。

4. 瘀血停胃　胃痛拒按，痛有定处，或有呕血黑便。舌质紫暗或有瘀斑，脉细涩。

5. 脾胃虚寒　泛吐清水，喜暖畏寒，大便溏薄，神疲乏力，或手足不温。舌淡，苔薄，脉虚弱或迟缓。

6. 胃阴不足　胃脘灼热隐痛，似饥而不欲食，口燥咽干，大便干结。舌红少津，脉弦细或细数。

【治疗】

1. 针灸

[主穴] 中脘、足三里、内关、公孙。

[配穴] 寒邪犯胃配梁丘、胃俞；饮食伤胃配下脘、梁门；肝气犯胃配太冲、期门；瘀血停胃配三阴交、膈俞；脾胃虚寒配脾俞、关元；胃阴不足配胃俞、内庭。

[操作] 毫针常规刺。寒邪犯胃和脾胃虚寒者，可加用灸法。急性胃痛每日治疗1～2次，慢性胃痛每日或隔日治疗1次。

2. 热敏灸

[取穴] 热敏高发部位中脘、天枢、足三里、胃俞等。

[操作] 被灸者取合适体位，辨证辨敏后，每次选取1～2个热敏腧穴施灸，施灸时艾热在施灸穴区附近缓慢移动，找到热感有渗透、远传、扩散、舒适等艾灸得气热感的部位，进行重点循经往返施灸。每次每穴施灸40～45分钟。

3. 推拿

[取穴及部位] 中脘、气海、天枢、足三里、膈俞、肝俞、脾俞、胃俞、

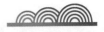

三焦俞；胃脘部、背部膀胱经。

［手法］一指禅推法、摩法、按法、揉法、滚法、擦法。

［操作］

（1）患者仰卧位，医生以一指禅推法作用于中脘、气海、天枢穴，每穴1～2分钟。

（2）掌摩胃脘部5分钟，使热量渗透于胃腑。

（3）中指揉中脘、气海、天枢穴，每穴1分钟，按揉足三里1～2分钟。

（4）患者俯卧位，医生以一指禅推法作用于背部脊柱两旁膀胱经第一侧线，从肝俞至三焦俞，往返3遍。

（5）按揉肝俞、脾俞、胃俞、三焦俞穴，每穴1～2分钟；拇指弹拨脾俞、胃俞穴，以左侧为主，以患者能忍受为度，每穴1分钟。

（6）患者坐位，医生以拿法作用于肩臂部，从肩井穴循臂肘而下至腕部2遍。

（7）按揉手三里、内关、合谷穴，每穴1分钟。

（8）搓肩臂，从肩部至腕部2遍；搓两胁，由上而下3遍；抹两胁，由上而下3遍。

4. 其他疗法

（1）穴位按压：取至阳、灵台。俯伏位，用双手拇指按揉3～5分钟。用于急性胃痛。

（2）耳针：取胃、十二指肠、脾、肝、神门、交感。每次选3～5穴，毫针刺法或压丸法。

（3）拔罐：取中脘、脾俞、胃俞、肝俞、至阳。每日治疗1次。

（4）穴位注射：取中脘、足三里、胃俞、脾俞。根据中医辨证，每次选2～3穴，选用当归注射液或丹参注射液、参附注射液或生脉注射液等，也可选用维生素 B_1 或维生素 B_{12} 注射液。每次取2～3穴，常规穴位注射。

【按语】

1. 养成良好的生活与饮食习惯，忌暴饮暴食、饥饱不均。

2. 胃痛持续不已者，宜进流质或半流质饮食，少食多餐，宜食清淡易消化的食物，忌食烈酒及辛辣刺激性食物。

3. 避免情志刺激与过度疲劳，要保持心情舒畅。

4. 对一些可诱发、加重或引起胃出血的药物（如肾上腺皮质类固醇、阿

司匹林和咖啡因等）应忌用或慎用。

二、泄泻

【概述】

泄泻是指以排便次数增多，粪质稀薄，甚至泻出如水样为主要临床表现的一种病证。以大便溏薄而势缓者为泄，大便清稀如水而直下者为泻。《黄帝内经》称为"泄"，有"濡泄""洞泄""飧泄""注泄"等名称。汉唐时代称为"下利"，宋代以后统称为"泄泻"。泄泻一年四季均可发生，但以夏秋两季较为多见。

常见于西医学的急慢性肠炎、肠结核、肠易激综合征、吸收不良综合征等疾病。

【临床表现】

大便次数增多，便质清稀或完谷不化，甚至如水样。

1. 寒湿内盛　大便清稀或如水样，腹痛肠鸣，得热则舒，脘闷食少，或兼见恶寒、发热等。苔白滑，脉濡缓。

2. 肠腑湿热　腹痛即泻，泻下急迫，大便黄褐臭秽，肛门灼热，发热，口渴喜冷饮，小便短赤。舌红，苔黄腻，脉濡数。

3. 食滞肠胃　暴饮暴食后腹满胀痛、拒按，泻后痛减，大便臭如败卵，纳呆，嗳腐吞酸。苔垢或厚腻，脉滑。

4. 肝气乘脾　素有胸胁胀闷，嗳气食少，泄泻、腹痛、肠鸣每因情志不畅而发作或加重，攻窜作痛，矢气频作。舌红，苔薄白，脉弦。

5. 脾胃虚弱　大便溏薄，或完谷不化，迁延反复，稍进油腻食物则便次增多，腹部隐痛喜按，神疲乏力，面色萎黄。舌淡，苔薄白，脉细。

6. 肾阳虚衰　晨起泄泻，泻下完谷，泻后则安，脐腹冷痛，喜暖喜按，形寒肢冷，面色惨白。舌胖而淡，苔白，脉沉细。

【治疗】

1. 针灸

［主穴］大肠俞、天枢、上巨虚、三阴交、神阙。

［配穴］寒湿内盛配阴陵泉、脾俞；肠腑湿热配曲池、下巨虚；食滞肠胃配下脘、梁门；肝气乘脾配期门、太冲；脾胃虚弱配脾俞、足三里；肾阳虚衰配肾俞、命门；水样便配关元、下巨虚。

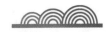

［操作］神阙用灸，余穴毫针常规刺。寒湿内盛、脾胃虚弱可用隔姜灸、温和灸或温针灸；肾阳虚衰可用隔附子饼灸。急性泄泻每日治疗1～2次，慢性泄泻每日或隔日治疗1次。

2. 热敏灸

［取穴］热敏高发部位神阙、气海、关元、天枢、大肠俞等。

［操作］被灸者取合适体位，辨证辨敏后，每次选取1～2个热敏腧穴施灸，施灸时艾热在施灸穴区附近缓慢移动，找到热感有渗透、远传、扩散、舒适等艾灸得气热感的部位，进行重点循经往返施灸。每次每穴施灸40～45分钟。

3. 推拿

［取穴及部位］中脘、气海、关元、天枢、足三里、脾俞、胃俞、大肠俞、次髎等穴；腹部、背部等部位。

［手法］一指禅推法、摩法、按法、揉法、振法、擦法、拿法。

［操作］

（1）患者仰卧位，医者站于患者一侧，用沉着缓慢的一指禅推法、摩法，由中脘慢慢向下移动至气海、关元穴，往复数次，再按中、天枢、气海及足三里，用振法振腹部，时间约5分钟。

（2）患者俯卧位，一指禅推脾俞、胃俞、大肠俞、次髎约5分钟，然后按揉上述诸穴，以酸胀为度，横擦大肠俞、八髎，以透热为度。

（3）患者坐位，拿肩井及曲池、合谷等穴，结束治疗。

4. 其他疗法

（1）耳针：取大肠、小肠、腹、胃、脾、神门。每次选用3～5穴，毫针刺法，或压丸法。

（2）穴位敷贴：取神阙。用五倍子适量，研末，食醋调成膏状敷脐，2～3日更换1次。用于慢性泄泻。

（3）穴位注射：取天枢、上巨虚。选用维生素 B_1 或维生素 B_{12} 注射液，常规穴位注射。

【按语】

1. 养成良好的生活习惯，起居有常，调畅情志，避风寒。

2. 饮食有节，清淡饮食，忌食生冷。

3. 一些急性泄泻患者可暂禁食，以利于病情的恢复；对重度泄泻者，应

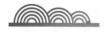

注意防止津液亏损，及时补充体液。一般情况下可给予流质或半流质饮食。

三、呕吐

【概述】

呕吐是指胃失和降、气逆于上而致的以胃的内容物从口中吐出为主要临床表现的病症。有物有声为"呕"，有物无声为"吐"，无物有声为"干呕"。因呕与吐常同时出现，故并称为"呕吐"。呕吐的病因虽多，但无外乎虚实两端，虚者因胃腑自虚，胃失和降；实者因外邪、饮食、痰饮、郁气、瘀血等邪气犯胃，胃气上逆。基本病机是胃失和降，胃气上逆。呕吐病变部位在胃，病变脏腑除胃外，还与脾、肝有关，虚证多涉及脾，实证常责之于肝。多由饮食不慎、寒暖失宜、情志不畅、闻及特殊气味、晕车晕船、药物反应、妊娠等因素而诱发。

常见于西医学的急性胃炎、幽门痉挛（或梗阻）、胃下垂、十二指肠壅积症、胃神经症、胆囊炎、胰腺炎等病。

【临床表现】

以呕吐食物、痰涎、水液、胆汁诸物或干呕无物为主症。常伴有脘腹不适、恶心纳呆、吞酸嘈杂等症状。

1. 外邪犯胃　突发呕吐，呕吐量多。伴有发热恶寒、头身疼痛等表证。舌苔白，脉濡缓。

2. 饮食停滞　因暴饮暴食或饮食不洁而呕吐酸腐，脘腹胀满，吐后反快，苔厚腻，脉滑实。

3. 肝气犯胃　每因情志不畅而呕吐或吐甚，嗳气吞酸，胸胁胀满，脉弦。

4. 痰饮内停　呕吐清水痰涎，脘痞纳呆，眩晕心悸，苔白滑或白腻，脉滑。

5. 脾胃虚弱　素来脾虚胃弱，饮食稍有不慎即发呕吐，时作时止，呕而无力，面色无华，少气懒言，纳呆便溏，舌淡、苔薄，脉弱。

6. 胃阴不足　呕吐反复发作，呕量不多或时作干呕，饥不欲食，咽干口燥，舌红少津，脉细数。

【治疗】

1. 针灸

［主穴］中脘、胃俞、内关、足三里。

［配穴］外邪犯胃加外关、大椎；饮食停滞加梁门、天枢；肝气犯胃加太冲、期门；痰饮内停加丰隆、公孙；脾胃虚弱加脾俞、公孙；胃阴不足加脾俞、三阴交。

［操作］诸穴均常规针刺；脾胃虚弱者可行艾条灸、隔姜灸或温针灸；上腹部穴和背俞穴针后可加拔罐。每日 1 次，呕吐甚者每日可治疗 2 次。

2. 热敏灸

［取穴］热敏高发部位天枢、中脘、关元、足三里、胃俞等。

［操作］被灸者取合适体位，辨证辨敏后，每次选取 1～2 个热敏腧穴施灸，施灸时艾热在施灸穴区附近缓慢移动，找到热感有渗透、远传、扩散、舒适等艾灸得气热感的部位，进行重点循经往返施灸。每次每穴施灸 40～45 分钟。

3. 推拿

［取穴及部位］中脘、天枢、神阙、内关、足三里、脾俞、胃俞、膈俞；腹部及背部膀胱经。

［手法］一指禅推法、摩法、点法、按法、揉法。

［操作］

（1）腹部及下肢部操作：患者仰卧位，医者站其体侧，用轻快的一指禅推法沿腹部任脉自上而下往返施术，重点在中脘穴，时间约 5 分钟；然后在上腹部做顺时针方向摩腹，时间约 3 分钟；最后点按中脘、天枢、神阙穴、内关、足三里穴，每穴 1 分钟。

（2）背部操作：患者俯卧，医者站其体侧，用一指禅推法沿背部两侧膀胱经往返施术 3～5 遍；然后用拇指按揉脾俞、胃俞、膈俞穴，每穴 1 分钟，以有酸胀感为度。

4. 其他疗法

（1）耳针：根据病变部位取胃、贲门、幽门、十二指肠、胆、肝、脾、神门、交感。每次选用 2～4 穴，毫针浅刺；也可埋针或用王不留行贴压。

（2）穴位注射：取足三里、至阳、灵台等穴。每穴注射生理盐水 1～2 ml。

（3）穴位敷贴：取神阙、中脘、内关、足三里等穴。切 2～3 分厚生姜片如硬币大，贴于穴上，用伤湿止痛膏固定。本法也可预防晕车、晕船引起的呕吐，临乘车船前半小时贴药。

【按语】

1. 针灸治疗呕吐有确切疗效。由上消化道严重梗阻、癌肿引起的呕吐以

及脑源性呕吐，针灸只能对症处理，应积极治疗原发病。

2. 古代医家治疗呕吐，多以俞募穴为主，在针法上急则用泻法，缓则采用虚补实泻方法，并配合点刺放血等方法。

3. 平时注意饮食调养，保持情志舒畅。

四、肠易激综合征

【概述】

肠易激综合征是一种以腹痛或腹部不适、伴排便习惯改变为特征而无器质性病变的常见功能性肠病。临床症状表现为持续存在或间歇发作的排便习惯改变（腹泻或便秘）、粪便性状异常（稀便或黏液便等）、腹痛及腹胀等，其中以腹泻最为多见。患者以中青年居多，老年人初次发病者少见，男女比例约1：2。

【临床表现】

反复或交替出现的腹泻、便秘伴腹胀、腹痛及大便性状异常。

1. 脾虚湿滞　腹痛隐隐，大便时溏时泻，劳累或受凉后发作或加重，神疲纳呆，四肢倦怠。舌淡有齿痕，苔白腻，脉虚弱。

2. 肝郁脾虚　腹痛则泻，泻后痛减，发作多与情绪相关，平素急躁易怒，善叹息，或两胁胀满。舌淡胖有齿痕，脉弦细。

3. 脾肾阳虚　晨起腹痛即泻，腹部冷痛，得温痛减，形寒肢冷，腰膝酸软，纳差。舌淡，苔白滑，脉沉细。

4. 脾胃湿热　腹痛泄泻，泄下急迫或不爽，肛门灼热，烦渴欲饮，口干口苦。舌红，苔黄腻，脉滑数。

5. 肝郁气滞　大便干结，腹痛腹胀，每遇情志不舒时加重，善太息，嗳气频作。舌淡红，苔薄白或黄，脉弦。

6. 肠道燥热　大便秘结难下，少腹胀痛，口干口臭。舌红，苔黄燥少津，脉数。

【治疗】

1. 针灸

[主穴] 天枢、大肠俞、上巨虚、足三里。

[配穴] 脾虚湿滞配脾俞、章门；肝郁脾虚配太冲、公孙；脾肾阳虚配肾俞、关元；脾胃湿热配内庭、曲池；肝郁气滞配肝俞、行间；肠道燥热配合

 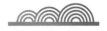

谷、曲池。腹胀明显配中脘、内关；腹泻明显配关元、神阙；便秘明显配支沟、照海；情绪症状明显配神庭、神门。

［操作］毫针常规刺。实证用泻法，虚证用补法，也可加用灸法。

2. 热敏灸

［取穴］热敏高发部位天枢、额旁2线等。

［操作］被灸者取合适体位，辨证辨敏后，每次选取1～2个热敏腧穴施灸，施灸时艾热在施灸穴区附近缓慢移动，找到热感有渗透、远传、扩散、舒适等艾灸得气热感的部位，进行重点循经往返施灸。每次每穴施灸40～45分钟。

在热敏高发区域腹部天枢穴、头部额旁2线等穴区进行穴位热敏探查，出现透热、扩热、传热等热敏现象，即可选取。灸至热敏灸感消失。

3. 其他疗法

（1）指压：腹部脐周阿是穴、相应背俞穴或其他阳性反应。可行指压法。

（2）耳针：取交感、肝、脾、胃、大肠、皮质下。每次选3～5穴，毫针刺法或压丸法。

（3）穴位埋线：取中脘、天枢、关元、足三里、上巨虚、大肠俞、肝俞、脾俞、胃俞。每次选1～3穴，每2～4周1次。

【按语】

1. 病情较重者需配合中药或西药治疗。

2. 对初诊的患者应有针对性地选择辅助检查，排除器质性病变。

3. 平时要注意生活及饮食规律，忌食刺激食物，调畅情志，适当运动锻炼。

五、便秘

【概述】

便秘是指以大便秘结不通为主症的一种病证，临床以排便间隔时间延长，或虽不延长而排便困难为特征。便秘既是一种独立的病证，也是一个在多种急慢性疾病过程中经常出现的症状。

常见于西医学的功能性便秘、肠易激综合征、肠炎恢复期、直肠及肛门疾病所致之便秘，药物性便秘，内分泌及代谢性疾病所致的便秘，以及肌力减退所致的便秘等疾病。

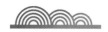

【临床表现】

大便秘结不通，排便艰涩难解。

1. 热秘　大便干结，腹胀，口干口臭，尿赤。舌红，苔黄燥，脉滑数。

2. 气秘　欲便不得，腹中胀痛，嗳气频作，胸胁胀满。苔薄腻，脉弦。

3. 冷秘　大便艰涩，排出困难，腹中冷痛，面色惨白，四肢不温，小便清长。舌淡，苔白，脉沉迟。

4. 虚秘　虽有便意，但排出不畅，便质不干硬，神疲气怯，面色无华，头晕心悸。舌淡嫩，苔薄，脉细弱。

【治疗】

1. 针灸

［主穴］天枢、大肠俞、上巨虚、支沟、照海。

［配穴］热秘配合谷、腹结；气秘配中脘、太冲；冷秘配关元、神阙；虚秘配关元、脾俞。大便干结配关元、下巨虚。

［操作］毫针常规刺。冷秘、虚秘可加用灸法。

2. 热敏灸

［取穴］热敏高发部位中脘、天枢、大横、上巨虚等。

［操作］被灸者取合适体位，辨证辨敏后，每次选取1～2个热敏腧穴施灸，施灸时艾热在施灸穴区附近缓慢移动，找到热感有渗透、远传、扩散、舒适等艾灸得气热感的部位，进行重点循经往返施灸。每次每穴施灸40～45分钟。

3. 推拿

［取穴及部位］中脘、天枢、大横、支沟、上巨虚、照海、肝俞、脾俞、肾俞、大肠俞、八髎、长强；腹部及背腰部。

［手法］一指禅推法、摩法、㨰法、按法、揉法。

［操作］

（1）患者仰卧位，医生以一指禅推法作用于中脘、天枢、大横穴，每穴2～3分钟。

（2）顺时针方向摩腹8分钟。

（3）患者俯卧位，医生以一指禅推法作用于肝俞、脾俞、胃俞、肾俞、大肠俞、八髎，每穴1～2分钟。

（4）沿脊柱两侧从肝俞、脾俞到八髎施以㨰法，往返治疗约5分钟。

（5）按揉肾俞、大肠俞、八髎、长强穴，每穴1分钟。

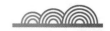

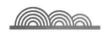

4. 其他疗法

（1）耳针：取大肠、直肠、交感、皮质下。毫针刺法，或埋针法、压丸法。

（2）穴位注射：取大肠俞、上巨虚。选用生理盐水或维生素 B_1、维生素 B_{12} 注射液，常规穴位注射。

（3）穴位埋线：取天枢、大肠俞、气海、足三里。每次选 1～3 穴，每 2～4 周 1 次。

（4）穴位敷贴：取神阙。芒硝 30 g，冰片 10 g，研末布包敷于穴位，医用胶带固定。1～2 日一换，用于实证便秘。

（5）皮内针：取左腹结。皮内针常规操作。

【按语】

1. 养成定时排便的习惯，注意饮食调理，以清淡饮食为主，忌食生冷辛辣食物。

2. 调畅情志，保持良好的情绪。

3. 适当进行体育锻炼，尤其是加强腹肌的锻炼，有利于胃肠功能的改善，避免久坐少动。

第六节　内分泌系统疾病及功能障碍

一、消渴

【概述】

消渴是以多饮、多食、多尿、形体消瘦，或尿浊、尿有甜味为主症的病证。

消渴的发生常与禀赋不足、饮食不节、情志失调、劳欲过度等因素有关。本病病变脏腑主要在肺、胃、肾，又以肾为关键。基本病机是阴虚燥热。临床上根据患者的症状，可分为上、中、下三消。其中，上消属肺燥，中消属胃热，下消属肾虚。肺燥、胃热、肾虚亦可同时存在。

常见于西医学的糖尿病等疾病。

【临床表现】

多饮、多食、多尿、形体消瘦，或尿有甜味。

1. 上消证　口渴多饮，口干舌燥，尿频量多。舌边尖红，苔薄黄，脉洪数。

2. 中消证　多食易饥，形体消瘦，大便干燥。舌苔黄，脉滑实有力。

3. 下消证　尿频量多，浑浊如脂膏，或尿甜，口干舌燥。舌红，脉细数。

【治疗】

1. 针灸

[主穴] 肺俞、胃俞、肾俞、胃脘下俞、三阴交、太溪。

[配穴] 上消证配太渊、少府；中消证配内庭、地机；下消证配复溜、太冲。视物模糊配太冲、光明；肌肤瘙痒配膈俞、血海；上肢疼痛或麻木配肩髃、曲池；下肢疼痛或麻木配阳陵泉、八风。

[操作] 毫针刺，中度刺激，用补法或平补平泻法，配穴按虚补实泻法操作。每日或隔日1次，每次留针15分钟，出针前重复运针1次。10次为1个疗程，疗程间隔3～5日。阴阳两虚者可配合灸法。

2. 热敏灸

[取穴] 热敏高发部位胃脘下俞、脾俞、三阴交等。

[操作] 被灸者取合适体位，辨证辨敏后，每次选取1～2个热敏腧穴施灸，施灸时艾热在施灸穴区附近缓慢移动，找到热感有渗透、远传、扩散、舒适等艾热得气感的部位，进行重点循经往返施灸。每次每穴施灸40～45分钟。

3. 推拿

[取穴及部位] 肺俞、胰俞、脾俞、胃俞、肾俞、三焦俞、命门、八髎、鸠尾、中极、中脘、气海、关元等穴；背部、腹部等部位。

[手法] 一指禅推法、捏脊法、按法、揉法、拿法、点法、振法、擦法、摇法、抖法。

[操作]

（1）患者俯卧位，医者站于患者身侧，捏脊5～7遍；用按揉法在背部膀胱经第一侧线治疗，重点在肺俞、胰俞、脾俞、胃俞、肾俞、三焦俞治疗，时间约3分钟。

（2）继上势，用小鱼际横擦法在肾俞、命门、八髎穴治疗，以透热为度。

（3）继上势，用拿法、掌推法在双下肢后侧至跟腱处治疗，各操作3～5遍；按揉涌泉穴，以酸胀为度；再配合擦法，以透热为度。

（4）患者仰卧位，医者站于患者身侧，用一指禅推法在鸠尾至中极穴操

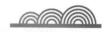

作 3～5 遍，重点在鸠尾、上脘、中脘、气海、关元穴治疗；用掌振法在神阙穴治疗 1 分钟；用揉法沿顺时针方向在腹部治疗约 5 分钟。

（5）继上势，用拿法在双下肢前侧至踝关节操作 2～3 遍；用点按法在阳陵泉、足三里、三阴交治疗，每穴 1 分钟，以酸胀为度。

（6）患者坐位，医者站其身后，用拇指点揉法在风池、风府、百会治疗，每穴 1 分钟；用拿法在颈部、肩井治疗 1 分钟；最后用叩击法在肩背部治疗数次结束治疗。

4．其他疗法

（1）耳针：取胰胆、内分泌、肾、三焦、神门、心、肝、肺、屏尖，每次选 3～4 穴，毫针刺，轻刺激。

（2）穴位注射：取心俞、肺俞、脾俞、胃俞、肾俞、三焦俞或相应夹脊穴、曲池、足三里、三阴交、关元、太溪。每次选 2～3 穴，选当归、黄芪注射液或维生素 B_{12} 注射液，每次每穴注射 0.5～2 ml。

（3）皮肤针：取胸 6～12 夹脊，腰 1～6 夹脊部，用皮肤针轻叩或中等强度叩刺，每次 5～10 分钟，隔日 1 次，10 次为 1 个疗程。

【按语】

1．调节脾胃、保护胃气对消渴的预防十分重要。平日应注意饮食，不饮酒，少食肥甘，并适当多食健脾利湿的食物。日常生活中注意情志的舒畅，保持精神乐观。对于中年肥胖之人，加强运动，改善痰湿体质，对消渴的预防也具有积极的意义。

2．既已发病，宜注重生活调摄，要长期坚持合理的饮食控制并结合饮食疗法，要养成正确、有规律的饮食习惯，不偏食，不挑食。副食荤素搭配，种类要多；主食粗细搭配，数量应少。少食多餐，不饮酒，不吃零食。平素应适当多食用豆类和新鲜蔬菜等食物。适当运动，保持情志平和。

二、绝经前后诸证

【概述】

绝经前后诸证是以绝经期前后出现月经停止或月经紊乱、忧郁或烦躁易怒、情绪不定、潮热汗出、心悸失眠、头晕耳鸣等为主症的病证。

绝经前后诸证的发生常与先天禀赋、情志所伤、劳逸失度、经孕产乳所伤等因素有关。本病病位主要在肾，与肝、脾、心关系密切。基本病机是肾精不

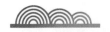

足，冲任亏虚。

西医学中，围绝经期综合征、双侧卵巢手术切除或放疗后双侧卵巢功能衰竭也可出现类似症状。

【临床表现】

月经紊乱，如月经先期、量多或少、经期延长、崩漏等；阵发性潮热汗出、耳鸣、眼花、眩晕、心悸等；精神神经症状：性格改变、注意力不集中、烦躁易怒、情绪抑郁、失眠多梦、健忘多疑等；绝经后期可出现肌肉、关节疼痛，腰背、足跟酸痛，易骨折、指甲变脆等。

1. 心肾不交　心悸失眠，气短，潮热汗出，五心烦热，情绪不稳，喜怒无常，腰膝酸软，头晕耳鸣，舌红苔少，脉细数。

2. 肝肾阴虚　头晕目眩，心烦易怒，胸胁灼痛，口干舌燥，舌红，苔少，脉沉弦。

3. 脾肾阳虚　健忘，情绪低落，面色㿠白，畏寒肢冷，脘腹胀满，嗳气吞酸，不欲饮食，神疲乏力，大便溏，夜尿频繁，舌淡，苔白润，脉细滑。

【治疗】

1. 针灸

［主穴］百会、神庭、关元、太冲、三阴交、肾俞、脾俞、华佗夹脊等穴。

［配穴］心肾不交，加心俞、神门、内劳宫；肝肾阴虚，加肝俞、风池、涌泉；脾肾阳虚，加足三里、太溪。

［操作］常规针刺，脾肾阳虚者可用隔姜灸或隔附子饼灸。

2. 热敏灸

［取穴］热敏高发部位百会、神庭、三阴交、肾俞等

［操作］被灸者取合适体位，辨证辨敏后，每次选取 1～2 个热敏腧穴施灸，施灸时艾热在施灸穴区附近缓慢移动，找到热感有渗透、远传、扩散、舒适等艾热得气感的部位，进行重点循经往返施灸，每次每穴施灸 40～45 分钟。

3. 推拿

［取穴及部位］膻中、中脘、气海、关元、厥阴俞、膈俞、肝俞、脾俞、肾俞等穴；腹部、背部等部位。

［手法］摩法、一指禅推法、点法、按揉法、拿法、推法、擦法。

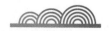

［操作］

（1）患者仰卧位，医者坐于患者身侧，用掌摩法在腹部顺时针方向操作，手法由轻到重，以腹部透热为佳。

（2）继上势，用一指禅推法或点法在膻中、中脘、气海、关元穴操作，每穴1分钟。

（3）患者俯卧位，医者站于患者身侧，用按揉法在脊柱两侧膀胱经操作2～3遍。

（4）继上势，用一指禅推法或拇指按揉法在厥阴俞、膈俞、肝俞、脾俞、肾俞穴操作，每穴1分钟。

（5）继上势，用擦法在背部督脉、膀胱经和腰骶部操作，以透热为度。

（6）患者坐位，医者站于患者身侧，用拿法在颈项部操作，时间约2分钟。

（7）继上势，用推法从印堂至神庭穴、印堂至太阳穴各推5～10遍；点按百会、印堂、太阳穴，每穴1分钟。

4. 其他疗法

（1）耳针：取内分泌、内生殖器、皮质下、神门、心、肝、脾、肾、交感，每次选2～3个穴位，用王不留行或压磁法。每日1次，连续7日为1个疗程。

（2）电针：取卵巢、血海、三阴交、太溪，针刺得气后接电针仪，以患者稍有刺激感为度，每次通电20分钟，每日1次，每周3次，每月1个疗程。

【按语】

1. 围绝经期是女性最为脆弱的人生阶段，家人应及时关心、照顾、理解和包容此期女性出现的身心变化。

2. 合理饮食，尽量避免食用生冷、肥甘厚味、油炸等食物；作息规律，多参加体育锻炼，改善全身血液循环，提高身体素质；积极参与健康的文娱活动，陶冶情操，增加与亲属、同事、邻里的交流互动，形成良好的人际关系。

3. 定期体检，警惕妇科肿瘤和心脑血管疾病的发生，提高自我监测的能力。

三、肥胖

【概述】

肥胖症是人体脂肪积聚过多，体重超过标准体重的20%以上的症候群。

肥胖症分为单纯性和继发性两类，前者不伴有明显神经或内分泌系统功能变化，临床上最为常见；后者常继发于神经、内分泌和代谢疾病，或与遗传、药物有关。

肥胖症的发生常与暴饮暴食、过食肥甘、安逸少动、情志不舒、先天禀赋等因素有关。本病与胃、肠、脾、肾关系密切。基本病机是痰湿浊脂滞留。无论是胃肠积聚的痰热还是脾肾不能运化的痰浊，停滞于全身或局部都可造成肥胖。形体肥胖，面肥颈壅，项厚背宽，腹大腰粗，臀丰腿圆。

【临床表现】

1. 胃肠积热　消谷善饥，食欲亢进，口干欲饮，怕热多汗，腹胀便秘，小便短黄，舌质红，苔黄腻，脉滑数。

2. 脾胃虚弱　食欲不振，心悸气短，嗜睡懒言，面唇少华，大便溏薄，舌淡，苔薄，脉细弱。

3. 肾阳亏虚　畏寒怕冷，面色㿠白，头晕腰酸，月经不调或阳痿早泄，舌淡，苔薄，脉沉细。

【治疗】

1. 针灸

［取穴］曲池、天枢、大横、阴陵泉、丰隆。

［配穴］胃肠积热配上巨虚、内庭；脾胃虚弱配脾俞、足三里；肾阳亏虚配肾俞、关元；心悸配神门、内关；胸闷配膻中、内关；嗜睡配照海、申脉。

［操作］一般以得气为度。虚证刺激强度宜弱，实证刺激强度宜强。

2. 热敏灸

［取穴］热敏高发部位天枢、大横、阴陵泉、脾俞等。

［操作］被灸者取合适体位，辨证辨敏后，每次选取1～2个热敏腧穴施灸，施灸时艾热在施灸穴区附近缓慢移动，找到热感有渗透、远传、扩散、舒适等艾灸得气热感的部位，进行重点循经往返施灸。每次每穴施灸40～45分钟。

3. 其他疗法

（1）皮肤针：按针灸主方或加减选穴，或取肥胖局部阿是穴。用皮肤针叩刺。实证重刺激，以皮肤渗血为度；虚证中等刺激，以皮肤潮红为度。

（2）耳针：取口、胃、脾、肺、三焦、内分泌、皮质下。每次选3～5穴，毫针刺法，或埋针法、压丸法，其间嘱患者餐前或有饥饿感时，自行按压穴位2～3分钟，以增强刺激。

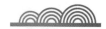

【按语】

1. 针灸对单纯性肥胖症有较好疗效。在取得疗效后仍应调控饮食，坚持运动，以防体重回升。

2. 食物宜清淡，少食肥甘厚腻及煎炸之品，忌过度睡眠。

第七节　泌尿生殖系统疾病及功能障碍

一、痛经

【概述】

痛经是指妇女正值经期或者行经前后，出现周期性小腹部疼痛，或者痛引腰骶骨，甚至剧痛晕厥的一种病症，又称"经行腹痛"，以青年妇女较为多见。原发性痛经无盆腔器质性病变，又称功能性痛经，常见于年轻未产女性。

继发性痛经是指盆腔器质性病变导致的痛经，如盆腔炎、子宫内膜异位症、子宫腺肌病、宫腔粘连、宫颈狭窄、宫内异物引起的月经期疼痛，多发生于育龄期妇女。中医传统的病名概念是概括了原发性痛经与继发性痛经。本节仅就原发性痛经进行阐述。

【临床表现】

小腹痛伴随月经周期发作，甚则疼痛难忍，多发生于经期第 1～2 日，持续 2～3 日后缓解，疼痛可呈阵发性痉挛，痛甚时波及腰骶或者全腹，可伴有恶心、呕吐、腹泻等症状，严重者面色青紫、肢冷汗出，甚则晕厥。偶有腹痛延续至经净，或为经血将净时始觉小腹隐痛。

1. 实证　经前或行经期小腹剧烈疼痛，痛处拒按。

（1）寒凝血瘀：小腹冷痛，可放射到股内侧及阴道和肛门，得热则舒，经血量少，色紫暗有血块，舌淡胖苔白，脉沉紧。

（2）气滞血瘀：小腹胀痛，可放射到胸胁、乳房，经行不畅，经色紫暗有血块，块下后痛减，舌紫暗或有瘀斑，脉沉弦或涩。

2. 虚证　行经期或经后小腹或腰骶部绵绵隐痛，痛处喜按。

（1）肾气亏损：腰骶部隐痛，经行量少、色红，伴头晕耳鸣，舌淡苔薄，脉沉细。

（2）气血不足：小腹绵绵作痛，空坠不适，月经量少、色淡，伴神疲乏

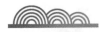

力，头晕眼花，心悸气短，舌淡苔薄，脉细弱。

【治疗】

1. 针灸

［主穴］

（1）实证：中极、三阴交、地机、次髎、十七椎。

（2）虚证：关元、足三里、三阴交、次髎、十七椎。

［配穴］寒凝血瘀配关元、归来；气滞血瘀配太冲、血海；肾气亏损，配太溪、肾俞；气血不足，配气海、脾俞。

［操作］毫针补法，可加灸。

2. 热敏灸

［取穴］热敏高发部位关元、三阴交、次髎等。

［操作］被灸者取合适体位，辨证辨敏后，每次选取1～2个热敏腧穴施灸，施灸时艾热在施灸穴区附近附近缓慢移动，找到热感有渗透、远传、扩散舒适等艾热得气感的部位，进行重点循经往返施灸。每次每穴施灸约40～45分钟。

3. 推拿

［取穴及部位］气海、关元、章门、期门、足三里、地机、肾俞、八髎、肝俞、膈俞、脾俞、胃俞等。

［手法］一指禅推法、摩法、按法、揉法、擦法等。

［操作］

（1）患者仰卧位，医生以掌摩法顺时针方向摩小腹部5分钟。

（2）一指禅推气海、关元穴，每穴约2分钟。继而按揉章门、期门、足三里、地机等穴。

（3）患者俯卧位，医生以擦法作用于腰部脊柱两旁及骶部5分钟。

（4）按揉肾俞、八髎穴，每次1～2分钟。

（5）掌擦法横擦八髎穴，使之有温热感。

4. 其他疗法

（1）耳针法：选用内生殖器、内分泌、神门、交感、肾等穴位。每次选2～4穴，毫针刺用中等刺激，也可用压丸法。

（2）皮肤针法：选用背腰部夹脊穴或者背俞穴，下腹部任脉、肾经、脾经、胃经，用皮肤针叩刺，中等刺激至皮肤潮红，隔日1次。

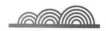

（3）穴位注射：关元、气海、足三里、三阴交、地机。每次选2～3穴，用利多卡因或者当归注射液，每穴每次注入药液2 ml，隔日1次。

【按语】

1. 嘱患者注意经期保暖，避免寒冷，注意经期卫生。

2. 嘱患者适当休息，调节情绪，避免过度疲劳。

3. 经期禁房事，以免发生子宫内膜异位症及盆腔感染。

4. 不宜食用生冷、寒凉、油腻之品，以免妨碍气血畅行。

5. 避免行经期间剧烈运动和过重体力劳动。

二、月经不调

【概述】

月经不调是指月经的周期异常，常伴有月经量、质、色异常的一种病证，是妇科的一种常见病，临床上根据周期的改变可分为月经先期、月经后期、月经先后不定期。

许多全身性疾病如血液病、高血压、肝病、内分泌病、流产、宫外孕、葡萄胎、生殖道感染、肿瘤（如卵巢肿瘤、子宫肌瘤）等均可引起月经失调。

【临床表现】

1. 月经先期　月经周期提前7日以上，甚至10余日一行，经期正常，连续2个月经周期以上。

（1）实热证：月经量多，色深红，质黏稠，舌红，苔黄，脉数者。

（2）虚热证：月经量少或多，色红质稠，舌红，苔少，脉细数者。

（3）气虚证：月经量多，色淡质稀，神疲肢倦，舌淡，脉细者。

2. 月经后期　月经周期推迟7日以上，甚至3～5个月一行，经期正常，连续2个月经周期以上。

（1）实寒证：月经量少，色淡或暗有血块，小腹冷痛或胀痛，舌暗或胖，苔薄白，脉沉紧或弦滑。

（2）虚寒证：月经量少，色淡而质稀，腰酸乏力，小腹隐痛，舌淡苔白，脉沉迟。

3. 月经先后无定期　月经周期或提前或错后1～2周，经期正常，且连续3个月经周期以上。

（1）肝郁证：经量或多或少，色暗有块，胸胁、乳房、小腹作胀，喜太

息，苔薄，脉弦。

（2）肾虚证：经量少，色淡质稀，腰骶酸痛，舌淡，苔白，脉沉细弱。

（3）脾虚证：经量多，色淡质稀，神疲乏力，纳少腹胀，舌淡，苔白，脉缓。

【治疗】

1. 针灸

（1）月经先期：

［主穴］关元、血海、三阴交、地机。

［配穴］实热配行间；虚热配太溪；气虚配足三里、脾俞；月经过多配隐白。

［操作］毫针常规刺。实热、虚热只针不灸，气虚可加灸。

（2）月经后期：

［主穴］气海、归来、三阴交。

［配穴］实寒证配天枢、神阙、子宫；虚寒证配命门、关元。

［操作］毫针常规刺。配穴按虚补实泻法操作，可用灸法或温针灸。神阙用灸法。

（3）月经先后无定期：

［主穴］关元、三阴交、肝俞

［配穴］肝郁配期门、太冲；肾虚配肾俞、太溪；脾虚配脾俞、足三里；胸胁胀痛配膻中、内关。

［操作］毫针常规刺。虚可加灸。

2. 热敏灸

［取穴］热敏高发部位关元、三阴交等。

［操作］被灸者取合适体位，辨证辨敏后，每次选取1～2个热敏腧穴施灸，施灸时艾热在施灸穴区附近缓慢移动，找到热感有渗透、远传、扩散、舒适等艾灸得气热感的部位，进行重点循经往返施灸。每次每穴施灸40～45分钟。

3. 推拿

（1）月经先期：

［取穴及部位］关元、中极、子宫、血海、三阴交、太冲、太溪、肝俞、脾俞、肾俞、腹部；腰骶部。

［手法］一指禅推法、按法、揉法、摩法、擦法。

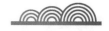

［操作］

1）腹部操作：患者仰卧，医者用一指禅推法或按揉法在关元、中极、子宫穴施术，每穴1分钟；然后顺时针摩小腹5～8分钟。

2）下肢部操作：患者仰卧，医者按揉血海、三阴交、太冲、太溪穴，每穴1分钟。

3）腰部操作：患者俯卧，医者按揉肝俞、脾俞、肾俞穴，每穴1分钟，然后横擦腰部，以透热为度。

（2）月经后期：

［取穴及部位］关元、气海、归来、中极、子宫、三阴交；腹部、脊柱、背部膀胱经及督脉。

［手法］一指禅推法、按法、揉法、摩法、捏脊法、擦法。

［操作］

1）腹部操作：患者仰卧，医者以一指禅推法或按揉法在关元、气海、归来、中极、子宫穴施术，每穴1分钟，然后顺时针摩小腹5～8分钟。

2）下肢部操作：患者仰卧，医者按揉三阴交穴2分钟。

3）腰部操作：患者俯卧，医者捏脊3～5遍，然后直擦背部膀胱经、督脉，均以透热为度。

（3）月经先后无定期：

［取穴及部位］关元、气海、子宫、冲门、三阴交、章门、期门；腹部、胁肋部。

［手法］一指禅推法、按法、揉法、摩法、搓法。

［操作］

1）腹部操作：患者仰卧，医者用一指禅推法或按揉法在关元、气海、子宫、冲门穴施术，每穴1分钟，然后顺时针摩小腹5～8分钟。

2）下肢部操作：患者仰卧，医者按揉三阴交穴2分钟。

3）胁肋部操作：患者坐位，医者按揉章门、期门穴每穴1分钟；然后搓揉胁肋部，以透热为度。

4. 其他疗法

（1）耳针法：子宫、内分泌、卵巢、皮质下、肾、肝、脾。每次选2～4穴，毫针刺用中等刺激，或用压丸法或埋针法。

（2）皮肤针法：选背腰部夹脊穴或背俞穴，下腹部任脉、肾经、脾经、

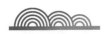

胃经，下肢足三阴经。用皮肤针叩刺，至局部皮肤潮红，隔日 1 次。

（3）穴位注射法：选三阴交、血海、阴陵泉、足三里、气海、关元。每次选 2～3 穴，用 5% 当归注射液或 10% 丹参注射液，每穴注入药液 0.5 ml，隔日 1 次。

（4）头针法：取双侧生殖区，用毫针刺，间歇运针，留针 30 分钟，隔日 1 次。

【按语】

1. 月经不调需要重视情志及生活方面的调摄，适当休息，调节情绪，心情愉快，避免忧郁、恼怒和过度疲劳，在经期注意卫生，少进生冷及刺激性饮食。

2. 针灸对月经不调有较好的疗效，但首先要对器质性病变引起的月经不调加以鉴别，若是生殖系统器质性病变引起的月经不调，要针对病因处理。

3. 针灸治疗一般多在经前 5～7 日开始，至月经来潮停止，连续治疗 3 个月为 1 个疗程。若经行时间不能掌握，可于月经净止之日起针灸，隔日 1 次，直到月经来潮为止，连续治疗 3～5 个月。

三、癃闭

【概述】

癃闭是以排尿困难，点滴而下，甚至小便闭塞不通为主症的一种病证。"癃"是指小便不利，点滴而下，病势较缓；"闭"是指小便不通，欲溲不下，病势较急。癃与闭虽有区别，但都是指排尿困难，只是程度上的不同，故常合称为癃闭。其发生主要与外邪侵袭、瘀浊内停、久病体虚有关。病位在膀胱，与肺、脾、肾、三焦关系密切。基本病机是膀胱气化功能失调。

癃闭可见于西医学的膀胱、尿道、前列腺疾病等所致的排尿困难和尿潴留。

【临床表现】

排尿困难，或点滴而出，或小便闭塞不通。

1. 膀胱湿热　口渴不欲饮，或大便不畅，舌红，苔黄腻，脉数。

2. 肝郁气滞　多烦善怒，胁腹胀满，舌红，苔黄，脉弦。

3. 瘀血阻滞　有外伤或损伤病史，小腹满痛，舌紫暗或有瘀点，脉涩。

4. 脾气虚弱　气短纳差，小腹坠胀，舌淡，苔白，脉细弱。

5. 肾阳亏虚　腰膝酸软，畏寒乏力，舌淡，苔白，脉沉细无力。

【治疗】

1. 针灸

[主穴] 中极、膀胱俞、秩边、三阴交、阴陵泉。

[配穴] 膀胱湿热配委中、行间；肝郁气滞配蠡沟、太冲；瘀血阻滞配膈俞、血海；脾气虚弱配脾俞、足三里；肾阳亏虚配肾俞、命门。

[操作] 毫针刺，按虚补实泻操作。针刺中极时针尖向下，使针感能到达会阴并引起小腹收缩、抽动为佳，若膀胱充盈，针刺不可过深，以免伤及膀胱；秩边透向水道。肾阳亏虚、脾气虚弱者可温针灸。

2. 热敏灸

[取穴] 热敏高发部位关元、中极、肾俞、命门等。

[操作] 被灸者取合适体位，辨证辨敏后，每次选取1～2个热敏腧穴施灸，施灸时艾热在施灸穴区附近缓慢移动，找到热感有渗透、远传、扩散、舒适等艾灸得气热感的部位，进行重点循经往返施灸。每次每穴施灸40～45分钟。

3. 推拿

[取穴及部位] 中极、关元、气海、髀关、足五里、委阳、三阴交、肺俞、脾俞、三焦俞、肾俞、膀胱俞、八髎；小腹部、大腿内侧、腰骶部。

[手法] 摩法、按法、揉法、拿法、一指禅推法、擦法。

[操作]

(1) 小腹部操作：患者仰卧，医者用掌摩法在小腹部沿顺时针方向操作约5分钟，然后按揉中极、关元、气海穴，每穴1分钟。

(2) 下肢部操作：患者仰卧，医者用拿法、摩法在两大腿内侧施术约5分钟，然后用一指禅推法、拇指按揉法在髀关、足五里、委阳、三阴交穴施术，每穴1分钟。

(3) 背部操作：患者俯卧，医者用一指禅推法、按揉法在肺俞、脾俞、三焦俞、肾俞、膀胱俞施术，每穴1分钟。

(4) 腰骶部操作：患者俯卧，医者横擦其腰骶部、八髎穴，以透热为度。

4. 其他疗法

(1) 耳针：肾、膀胱、肺、脾、三焦、交感、尿道。每次选3～5穴，毫针刺，中强刺激。可用埋针法或压丸法。

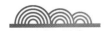

（2）电针：取双侧维道，沿皮刺，针尖向曲骨透刺约2～3寸。得气后接电针仪，以疏密波刺激。

（3）穴位敷贴：神阙。用葱白、冰片、田螺或鲜青蒿、甘草、甘遂各适量，混合捣烂后敷于脐部，外用纱布固定，加热敷。

【按语】

1. 针灸治疗癃闭有一定的效果，尤其对于功能性尿潴留，疗效更好。如属机械性梗阻或神经损伤引起者，须明确发病原因，采取相应措施。

2. 癃闭患者往往精神紧张，在针灸治疗的同时，应消除紧张情绪，反复做腹肌收缩、松弛的交替锻炼。

四、经闭

【概述】

经闭又称闭经，是指女子年过16周岁而月经尚未来潮，或经行又复中断3个周期以上的病证（妊娠或哺乳期除外）。其发生常与禀赋不足、七情所伤、感受寒邪、房事不节、过度节食、产育或失血过多等因素有关。本病病位主要在胞宫，与肝、肾、脾、胃有关。基本病机是血海空虚或脉道不通，前者为"血枯经闭"，后者为"血滞经闭"。

西医学中，经闭多见于下丘脑、垂体、卵巢、子宫等功能失调，或甲状腺、肾上腺等疾病中，消耗性疾病、过度节食导致的营养不良也会引起经闭。

【临床表现】

女子年逾16周岁尚未初潮或经行又复中断3个月经周期以上。

1. 血枯经闭

（1）肝肾不足：头晕耳鸣，腰膝酸软，口干咽燥，五心烦热，潮热盗汗，舌红，苔少，脉弦细。

（2）气血亏虚：头晕目眩，心悸气短，神疲肢倦，食欲不振，舌淡，苔薄白，脉沉缓。

2. 血滞经闭

（1）气滞血瘀：情志抑郁，或烦躁易怒，胸胁胀满，小腹胀痛拒按，舌质紫暗或有瘀斑，脉沉弦。

（2）寒凝胞宫：小腹冷痛，形寒肢冷，喜温暖，苔白，脉沉迟。

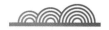

（3）痰湿阻滞：形体肥胖，胸胁满闷，神疲倦怠，白带量多，苔腻，脉滑。

【治疗】

1. 针灸

（1）血枯经闭：

[主穴] 关元、足三里、归来。

[配穴] 肝肾不足配太溪、肝俞；气血亏虚配气海、脾俞。

[操作] 毫针补法，可灸。

（2）血滞经闭：

[主穴] 中极、血海、三阴交、合谷。

[配穴] 气滞血瘀配膈俞、太冲；寒凝胞宫配子宫、命门、神阙；痰湿阻滞配阴陵泉、丰隆。

[操作] 毫针泻法。

2. 热敏灸

[取穴] 热敏高发部位关元、归来、肾俞、三阴交等。

[操作] 被灸者取合适体位，辨证辨敏后，每次选取1～2个热敏腧穴施灸，施灸时艾热在施灸穴区附近缓慢移动，找到热感有渗透、远传、扩散、舒适等艾灸得气热感的部位，进行重点循经往返施灸。每次每穴施灸40～45分钟。

3. 推拿

[取穴及部位] 关元、中极、气海、关元、子宫、归来、血海、三阴交、足三里、太溪、肝俞、肾俞；腹部、腰部膀胱经、腰部。

[手法] 一指禅推法、按法、揉法、点法、擦法。

[操作]

（1）腹部操作：患者仰卧，医者掌揉小腹部，以小腹内有温热感为度，然后用一指禅推法或按揉法在关元、中极、气海、关元、子宫、归来穴施术，每穴1分钟。

（2）下肢部操作：医者点按血海、三阴交、足三里、太溪穴，每穴约1分钟。

（3）腰骶部操作：患者俯卧，医者揉腰部膀胱经2～3分钟，然后用一指禅推法、按揉法在肝俞、肾俞施术，每穴1分钟，最后横擦腰部，以透热为度。

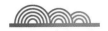

4. 其他疗法

（1）耳针：内分泌、内生殖器、皮质下、肝、肾、脾。每次选 2～4 穴，毫针刺用中等刺激，也可用压丸法或埋针法。

（2）皮肤针法：腰骶部相应背俞穴及夹脊穴，下腹部任脉、肾经、胃经、脾经、带脉等。用皮肤针从上而下，用轻刺激或中等刺激，循经每隔 1 cm 叩刺一处，反复叩刺 3 遍，隔日 1 次。

（3）穴位注射法：关元、归来、足三里、三阴交、血海、肾俞。每次选 2～3 穴，用黄芪、当归、红花等注射液，或用维生素 B_1 注射液，每穴每次注入药液 1～2 ml，隔日 1 次。

【按语】

1. 针灸对精神因素所致的经闭疗效较好，对严重营养不良、子宫发育不良等其他原因引起的经闭，应采取综合治疗方法。

2. 应进行认真检查，以明确发病原因，注意有无生殖器官发育异常，尤其要注意与早期妊娠的鉴别诊断。

3. 注意情绪调节，保持乐观豁达心态，加强体育锻炼，增强体质，劳逸结合及生活起居有规律。

第八节　精神情志疾病及功能障碍

一、郁证

【概述】

郁证是以心情抑郁，情绪不宁，胸部满闷，胁肋胀满，或易怒易哭，或咽中如有异物哽塞等为主症的一类病证。古代文献中记载的"梅核气""脏躁""百合病"等都属本病范畴。郁证的病因总属情志所伤，发病与肝的关系最为密切，其次涉及心、脾、肾。基本病机是气机郁滞，脏腑阴阳气血失调。

郁证多见于西医学的抑郁症、癔症及焦虑症、围绝经期综合征等疾病中。

【临床表现】

精神抑郁，情绪不宁或易怒易哭。

1. 肝气郁结　精神抑郁，善太息，胸胁胀痛，痛无定处，或脘腹痞闷，嗳气频作，女子月事不调，舌淡，苔薄白，脉弦。

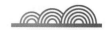

2. 气郁化火　急躁易怒，胸闷胁胀，头痛目赤，耳鸣，口干而苦，小便黄赤，舌红，苔黄，脉弦数。

3. 痰气郁结　咽中不适，如有物梗阻，吞之不下，咳之不出，胸部窒塞，胁肋胀满，舌淡，苔白腻，脉弦滑。

4. 心神失养　心神不宁，失眠，多疑易惊，悲忧善哭，喜怒无常，舌淡，苔薄，脉弦细。

5. 心脾两虚　多思善虑，心悸胆怯，失眠健忘，面色萎黄，头晕目眩，神疲倦怠，食欲不振，舌淡，脉细弱。

6. 心肾阴虚　病程日久，虚烦少寐，烦躁易怒，口干咽燥，或遗精腰酸，女子月经不调。舌红，脉细数。

【治疗】

1. 针灸

[主穴] 百会、印堂、太冲、神门、内关、膻中。

[配穴] 肝气郁结配肝俞、期门；气郁化火配行间、侠溪；痰气郁结配丰隆、中脘；心神失养配心俞、少海；心脾两虚配心俞、脾俞；心肾阴虚配心俞、肾俞。

[操作] 毫针常规刺，按虚补实泻操作。

2. 热敏灸

[取穴] 热敏高发部位百会、膈俞、胆俞等。

[操作] 被灸者取合适体位，辨证辨敏后，每次选取1～2个热敏腧穴施灸，施灸时艾热在施灸穴区附近缓慢移动，找到热感有渗透、远传、扩散、舒适等艾灸得气热感的部位，进行重点循经往返施灸。每次每穴施灸40～45分钟。

3. 推拿

[取穴及部位] 印堂、太阳、攒竹、四白、迎香、百会、风池、肩井、中脘、大陵、神门、内关、合谷、足三里、太冲、心俞、肝俞、胆俞、脾俞、胃俞；头面部、颈项部、腹部、背部。

[手法] 推法、揉法、抹法、按法、拿法、摩法。

[操作]

（1）头面及颈项部操作：①患者坐位，医者站其前方，以两拇指分推印堂至太阳穴3～5遍；然后揉眉弓3遍；最后分抹眼眶及鼻翼两旁5～10遍。

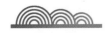

②医者用拇指按揉太阳、攒竹、四白、迎香穴，每穴1分钟；然后医者站其身后，双手五指分开，拿揉头部两侧，使其头部有热胀感。③医者用拇指按揉百会穴1分钟；然后拿风池颈项部2分钟；最后拿五经5～10遍，拿风池、肩井穴各1分钟。

（2）腹部操作：患者仰卧，医者用掌摩法顺时针摩腹3分钟；然后掌按中脘穴2分钟，以患者感觉腹部温热舒适为度。

（3）四肢部操作：患者仰卧，医者用拇指按揉大陵、神门、内关、合谷、足三里穴、太冲，每穴1分钟。

（4）背部操作：患者俯卧，医者掌揉背部两侧膀胱经3～5遍，然后用拇指重点按揉心俞、肝俞、胆俞、脾俞、胃俞穴，每穴1分钟。

4. 其他疗法

（1）耳针：取肝、心、胆、脾、肾、枕、缘中、内分泌、神门。每次选3～5穴，毫针刺法或埋针法、压丸法。

（2）穴位注射：取风池、肝俞、心俞、脾俞、肾俞、足三里。每次选2～3穴，选用丹参注射液或参麦注射液，或维生素B_1、维生素B_{12}注射液，常规穴位注射。

（3）三棱针：取心俞、胆俞、肝俞。点刺出血。

【按语】

1. 针灸对抑郁证的疗效较好。本病是一种心因性疾病，应注重心理治疗，帮助患者正确认识、对待疾病，增强治愈疾病的信心。同时在治疗时，使用一些语言暗示、诱导，可提高疗效。还可让患者多参加户外社交活动及体育锻炼，培养积极向上的精神。病情严重时，应有专人陪护。避免精神刺激。

2. 应做相关检查以排除器质性疾病。注意与癫证、狂证和脑动脉硬化、脑外伤等所产生的精神症状鉴别。

二、不寐

【概述】

不寐是以经常不能获得正常睡眠，或入睡困难，或睡眠不深，或睡眠时间不足，严重者甚至彻夜不眠为特征的病证，又称"失眠""不得卧"。其发生常与饮食不节、情志失常、劳逸失调、病后体虚等因素有关。不寐的病位在心，与肝、脾、肾、胆、胃等脏腑密切相关。基本病机是心神失养或心神被

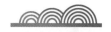

扰，心神不宁，或阴、阳跷脉功能失衡，阳盛阴衰，阴阳失交。

不寐多见于西医学的神经衰弱、围绝经期综合征、焦虑症、抑郁症、贫血等疾病中。

【临床表现】

经常不易入寐，或寐而易醒，醒后不寐，或时寐时醒，寐而不实，甚则彻夜难眠。常伴有头痛、头昏、心悸、健忘、多梦等症。

1. 肝郁化火　心烦难以入寐，少寐即醒，甚至彻夜不寐，急躁易怒，伴有头晕头胀，目赤耳鸣，口干而苦，便秘溲赤，舌红、苔黄，脉弦数。

2. 痰热内扰　睡眠不安，胸闷心烦，脘痞泛恶，口苦，痰多，头晕目眩，舌红，苔黄腻，脉滑数。

3. 阴虚火旺　心烦不寐，入睡困难，心悸多梦，伴头晕耳鸣，腰膝酸软，潮热盗汗，五心烦热，咽干少津，男子遗精，女子月经不调，舌红少苔，脉细而数。

4. 心脾两虚　虚烦不易入寐，或寐而多梦易醒，心悸，健忘，头晕目眩，肢倦神疲，面色少华，舌淡，苔白，脉细弱。

5. 心虚胆怯　心烦不寐，寐则多梦易惊，心悸胆怯，舌淡，苔薄，脉弦细。

【治疗】

1. 针灸

[主穴] 百会、神门、三阴交、申脉、照海、安眠。

[配穴] 肝郁化火者加肝俞、太冲、行间；痰热内扰者加丰隆、内庭、中脘；阴虚火旺者加肾俞、太溪、大陵；心脾两虚者加膈俞、脾俞、足三里；心虚胆怯者加胆俞、大陵、丘墟；眩晕加风池；耳鸣加听宫、翳风；呕恶加内关；多梦加魄户；遗精加志室；健忘加志室、百会。

[操作] 毫针刺，泻申脉，补照海。虚证刺激强度宜弱，实证刺激强度宜强。

2. 热敏灸

[取穴] 热敏高发部位百会、至阳、心俞、脾俞、胆俞、三阴交等。

[操作] 被灸者取合适体位，辨证辨敏后，每次选取1～2个热敏腧穴施灸，施灸时艾热在施灸穴区附近缓慢移动，找到热感有渗透、远传、扩散、舒适等艾灸得气热感的部位，进行重点循经往返施灸。每次每穴施灸40～45

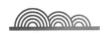

分钟。

3. 推拿

［取穴及部位］印堂、神庭、太阳、睛明、攒竹、鱼腰、角孙、百会、风池、安眠、心俞、肝俞、脾俞、胃俞、肾俞等穴位；背部督脉、华佗夹脊等部位。

［手法］一指禅推法、滚法、抹法、按揉法、扫散法、拿法、捏法、击法、掌推法。

［操作］

（1）患者坐位或仰卧位，医生行一指禅"小∞字"和"大∞字"推法，反复分推3～5遍，继之指按、指揉印堂、攒竹、睛明、鱼腰、太阳、神庭、角孙、百会，每穴1分钟；结合抹前额3～5遍；从前额发际处至风池穴处做五指拿法，反复3～5遍；行双手扫散法约1分钟；指尖击前额部至头顶，反复3～6遍。

（2）患者俯卧位，医生用滚法在患者背部、腰部操作，重点治疗心俞、肝俞、脾俞、胃俞、肾俞、命门等部位，时间约5分钟。自下而上捏，3～4遍。自上而下掌推背部督脉3～4遍。

4. 其他疗法

（1）耳针法：皮质下、心、神门、肝、肾、脾、垂前、交感。毫针刺，或埋针法或压丸法，每次选3～5穴，双耳交替使用。

（2）皮肤针法：从项部至腰部，沿督脉和足太阳膀胱经第1侧线，用皮肤针自上而下叩刺，以皮肤潮红为度。

（3）拔罐法：从项部至腰部，循足太阳膀胱经第1、第2侧线，自上而下行走罐，以背部潮红为度。

【按语】

1. 不寐尤其需要重视情志及生活方面的调摄，避免过度精神紧张；可指导患者养成良好的睡眠习惯，让患者认识导致失眠的原因，以减轻心理压力；同时让患者适当参加体育锻炼，增强体质。

2. 针灸治疗不寐效果良好，尤其是在下午或晚上治疗，效果更好。若在每次治疗前配合梅花针叩打头部诸经，可提高疗效。

3. 治疗前应做相关检查以明确病因，积极治疗原发病。

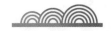

三、狂病

【概述】

狂病以精神亢奋、躁扰不宁、打人毁物、动而多想为特征，多见于青少年。中医学认为狂病的发生是由于阳气暴亢（所谓"重阳则狂"），恼怒悲愤，伤及肝胆，不得宣泄，郁而化火，煎熬津液，结为痰火，痰火上扰，蒙蔽心窍，神志逆乱，狂躁不宁，成为狂病。

相当于西医学的精神分裂症、狂躁型精神病等。多有情志刺激、意愿不遂或脑外伤等诱发因素，或有家族史。

【临床表现】

精神错乱，哭笑失常，妄语高歌，狂躁不安，不避亲疏，打人毁物等。

1. 痰火扰神　彻夜不眠，头痛躁狂，两目怒视，面红目赤，甚则狂乱莫制，打人毁物，逾垣上屋，高歌狂呼，舌质红绛、苔多黄腻或黄燥，脉弦大滑数。

2. 火盛伤阴　狂躁日久，病势较缓，时而烦躁不安，时而多言善惊，恐惧不安，形瘦面红，心烦不寐，口干唇红，舌质红、无苔，脉细数。

3. 气血瘀滞　躁扰不安，恼怒多言，甚则登高而歌，或妄闻妄见，面色暗滞，胸胁满闷，头痛心悸，舌质紫暗或有瘀斑，脉弦数或细涩。

【治疗】

1. 针灸

［主穴］大椎、风池、劳宫、大陵、丰隆。

［配穴］痰火扰神加中脘、神门；火盛伤阴加神门、大钟、三阴交；气血瘀滞加合谷、太冲、血海、膈俞。

［操作］所有腧穴常规针刺（针刺大椎、风池二穴时需控制患者乱动，以免发生意外）。急性发作时针刺可不留针，并可配合刺血治疗。

2. 其他疗法

（1）三棱针：取大椎、水沟、百会、中冲（十宣或十二井），点刺出血。

（2）耳针：取心、皮质下、肾、枕、神门。每次选用3～4穴，强刺激，留针30分钟。

（3）电针：取百会、水沟、通里、丰隆。针后在四肢穴位通以脉冲电流，用连续波作时间较长的刺激。

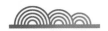

（4）穴位注射：取心俞、膈俞、间使、足三里、三阴交。每次选 1～2 穴，用 25～50 mg 氯丙嗪，每穴注入 0.5～1 ml。每日 1 次。

【按语】

1. 针灸治疗本病有较好的效果。在治疗过程中，要对患者进行严密的监护，防止自杀以及伤人毁物。

2. 本病易复发，应在病症缓解后的间歇期继续治疗，以巩固疗效。

第九节　其他疾病及功能障碍

衰老

【概述】

衰老是指生命周期中随时间进展而表现出结构和机能衰退，适应性和抵抗力减退的现象，包括生理性衰老、病理性衰老。

中医学认为，衰老的发生常与劳逸过度、房事不节、饮食所伤、七情太过等因素有关。主要与肾、胃、脾、肝、肺、心等脏腑关系密切。基本病机是肾精不足，脾胃虚弱，五脏失养，阴阳失调。本病以虚证为主。

【临床表现】

神疲健忘，反应迟钝，形寒肢冷，腰膝无力，动作迟缓，眩晕耳鸣，气短乏力，纳差少眠，甚则颜面浮肿等。常伴有多种老年性疾病。

1. 肾精不足　神情呆钝，耳鸣耳聋，腰膝酸软，发脱齿摇，舌淡，苔薄白，脉细尺弱。

2. 脾胃虚弱　神疲乏力，少气懒言，形体消瘦，腹胀纳少，舌淡，苔白，脉细弱。

3. 心肺气虚　胸闷心悸，咳喘气短，动则尤甚，头晕神疲，语声低怯，舌淡，苔白或唇舌淡暗，脉沉弱或结代。

【治疗】

1. 针灸

[主穴] 百会、神阙、关元、足三里、三阴交。

[配穴] 肾精不足配肾俞、太溪；脾胃虚弱配脾俞、胃俞、太白；心肺气虚配内关、心俞、肺俞。

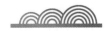

［操作］神阙、关元、足三里用灸法。余穴用毫针补法，或加灸。

2. 热敏灸

［取穴］热敏高发部位百会、神阙、关元、足三里、三阴交等。

［操作］被灸者取合适体位，辨证辨敏后，每次选取1～2个热敏腧穴施灸，施灸时艾热在施灸穴区附近缓慢移动，找到热感有渗透、远传、扩散、舒适等艾灸得气热感的部位，进行重点循经往返施灸。每次每穴施灸40～45分钟。

3. 推拿

［取穴及部位］背腰部、腹部；大椎、关元、中脘、气海、足三里、三阴交等穴位。

［手法］一指禅推、揉、滚、擦、摩等法。

［操作］

（1）患者仰卧位，医生以一指禅推法作用于中脘、气海、天枢穴，每1～2分钟。

（2）掌摩胃脘部5分钟，使热量渗透于胃腑。

（3）中指揉中脘、气海、天枢穴，每穴1分钟，按揉足三里1～2分钟。

（4）患者俯卧位，医生以一指禅推法及滚法作用于背部柱两旁膀胱经第1侧线，重点作用于五脏背俞穴。直擦背部督脉、膀胱经，以透热为度。

3. 其他疗法

（1）耳针：肾、心、脑、内分泌、皮质下、耳迷根。每次选2～4穴，用毫针刺或压丸法。

（2）皮肤针：在头部及督脉、背部膀胱经轻叩，以局部潮红为度。

（3）穴位注射：取脾俞、肝俞、肾俞、足三里。每次取2穴，选用当归注射液或黄芪注射液、胎盘注射液等，常规穴位注射，每日或隔日1次。

【按语】

1. 针灸对于防治衰老有较好的疗效，临床以灸法应用为多，应鼓励患者持之以恒，并注意饮食起居有节。

2. 保持情绪乐观，日常生活规律，同时结合各种养生保健方法，可取得较好的效果。

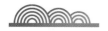

图书在版编目（CIP）数据

中医外治适宜技术 / 付勇，李琳慧主编. -- 长沙 ： 湖南
科学技术出版社，2024.9. -- ISBN 978-7-5710-3104-6

Ⅰ. R244

中国国家版本馆 CIP 数据核字第 2024A5R070 号

ZHONGYI WAIZHI SHIYI JISHU

中医外治适宜技术

顾　　问：皮持衡

主　　编：付　勇　李琳慧

出 版 人：潘晓山

责任编辑：李　忠

出版发行：湖南科学技术出版社

社　　址：长沙市芙蓉中路一段 416 号泊富国际金融中心

网　　址：http://www.hnstp.com

湖南科学技术出版社天猫旗舰店网址：

　　　　　http://hnkjcbs.tmall.com

邮购联系：0731-84375808

印　　刷：长沙鸣翔印务有限公司

　　　　　（印装质量问题请直接与本厂联系）

厂　　址：长沙县黄花工业园扬帆路 8 号

邮　　编：410137

版　　次：2024 年 9 月第 1 版

印　　次：2024 年 9 月第 1 次印刷

开　　本：710mm×1000mm　1/16

印　　张：18.75

字　　数：318 千字

书　　号：ISBN 978-7-5710-3104-6

定　　价：98.00 元